公众健康信息学

名誉主编　王　辰

主　　编　刘　辉

编　　者（以姓氏笔画为序）

王　芳　方　安　刘　辉　刘晓曦

安新颖　李　扬　李　姣　邱五七

胡红濮　唐小利

统　　稿　胡红濮

中国协和医科大学出版社

北　京

图书在版编目（CIP）数据

公众健康信息学 / 刘辉主编. —北京：中国协和医科大学出版社，2021.11
ISBN 978-7-5679-1749-1

Ⅰ.①公…　Ⅱ.①刘…　Ⅲ.①健康状况－医学信息学　Ⅳ.①R194.3

中国版本图书馆CIP数据核字（2021）第110941号

公众健康信息学

主　　编：刘　辉
责任编辑：戴小欢
封面设计：许晓晨
责任校对：张　麓
责任印制：张　岱

出版发行：**中国协和医科大学出版社**
　　　　　（北京市东城区东单三条9号　邮编100730　电话010-65260431）
网　　址：www.pumcp.com
经　　销：新华书店总店北京发行所
印　　刷：北京捷迅佳彩印刷有限公司
开　　本：787mm×1092mm　　1/16
印　　张：18
字　　数：320千字
版　　次：2021年11月第1版
印　　次：2021年11月第1次印刷
定　　价：128.00元
ISBN 978-7-5679-1749-1

名誉主编

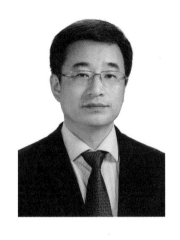

王辰，呼吸病学与危重症医学专家。中国工程院院士，美国国家医学科学院外籍院士，欧洲科学院外籍院士，欧洲科学与艺术学院院士，中国医学科学院学部委员。中国工程院副院长，中国医学科学院院长，北京协和医学院校长。国家呼吸医学中心主任。世界卫生组织结核病战略和技术咨询专家小组成员，全球抗击慢性呼吸疾病联盟副主席，全球慢病联盟董事会成员。《柳叶刀》新型冠状病毒肺炎委员会成员。长期从事呼吸与危重症医学临床、教学与研究工作。主要研究领域包括呼吸病学、公共卫生和卫生政策研究等。在 New Engl J Med、Lancet 等国际权威期刊发表论文260余篇。具有中国医学科学院北京协和医学院、中日友好医院、北京医院、首都医科大学附属北京朝阳医院和北京呼吸疾病研究所的领导和管理工作经验，在学科建设和行政管理上取得显著业绩。

主　　编

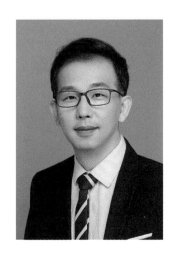

刘辉，博士，中国医学科学院医学信息研究所党委书记、联合实验室主任，曾任北京协和医学院护理学院副院长。长期从事医学信息学、医学伦理学研究，重点关注医学大数据及人工智能治理、健康情报、护理信息学、学科文献计量等领域，以第一作者或通讯作者在科技核心期刊、SCI期刊发表论文20余篇。现兼任中国科技情报学会常务理事、中国伦理学会健康伦理专业委员会常务理事、北京大学医学信息咨询中心特聘研究员，曾任中华护理学会信息产业工作委员会副主任委员。

编　者

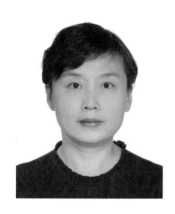

　　王芳，博士，研究员，硕士生导师，中国医学科学院医学信息研究所卫生体系与政策研究中心主任。研究方向为卫生服务体系、重点人群健康政策等。近5年以第一作者、通讯作者发表学术论文60余篇，主编《家庭医生签约服务理论与实践》《妇幼卫生政策研究理论、方法与实践》，参编《中国医改发展报告蓝皮书》等。

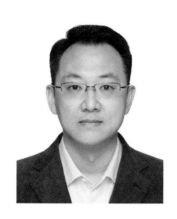

　　方安，博士，研究馆员，中国医学科学院医学信息研究所医学信息创新研究中心副主任、信息技术部主任，国家科技图书文献中心网络系统建设部副主任，国家注册信息安全专业人员。研究方向为医学知识工程、信息安全等。近5年主持、参与课题30余项，发表论文50余篇，参编专著2部，获中华医学科技奖1项。

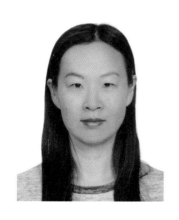

　　刘晓曦，博士，副研究员，中国医学科学院医学信息研究所基层卫生与妇幼保健研究室副主任，党办主任。研究方向为妇幼健康政策、妇幼健康评价等。主持国家卫生健康委员会、联合国儿童基金会等机构资助项目14项，发表学术论文40余篇，作为副主编参编《妇幼卫生政策研究理论、方法与实践》，作为编委参编专著5部。

编　者

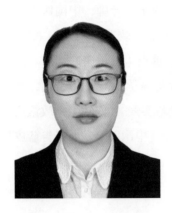

安新颖，博士，研究员，硕士生导师，中国医学科学院医学信息研究所医学科技评价与战略情报研究中心主任，研究方向为医学科技评价。承担国家重点研发计划、国家科技支撑计划、国家自然科学基金项目等30余项。近年带领团队开展中国医院和医学院校科技评价，持续发布《中国医院/医学院校科技量值报告》，受到社会广泛关注。

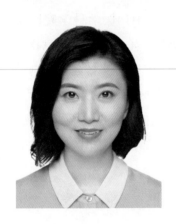

李扬，博士，副研究员。中国医学科学院医学信息研究所期刊出版与信息传播中心副主任，健康信息传播部主任，中国科学技术协会"科普中国"科普专家。研究方向为医学情报、健康信息传播等。主持科研项目14项，发表论文30余篇，参编专著7部，获省部级奖1项。

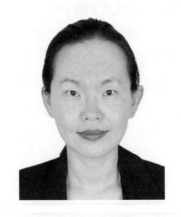

李姣，博士，研究员，博士生导师，中国医学科学院医学信息研究所医学信息创新研究中心主任，医学智能计算研究室主任，医学信息学教研室主任。主持国家重点研发计划和国家自然科学基金医学信息学领域多项课题研究，发表论文80余篇，授权发明专利6项，获北京协和医学院师德先锋和优秀教师荣誉称号。

编　者

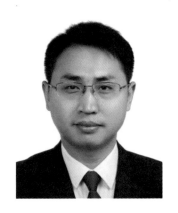

　　邱五七，博士，副研究员，硕士生导师，中国医学科学院医学信息研究所公共卫生战略情报研究室主任、科研教育处处长。研究方向为公共卫生管理与风险沟通、公共卫生体系、卫生规划与评价等。近5年主持/参与课题40余项，以第一作者、通讯作者发表论文61篇（其中SCI/SSCI论文8篇），主编/参编专著5本。

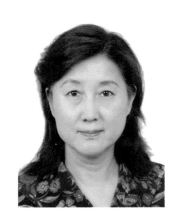

　　唐小利，研究馆员，硕士生导师，中国医学科学院医学信息研究所党委副书记、纪委书记，中国图书馆学会常务理事、中华医学会医学信息学分会常务委员、中国图书馆学会专业图书馆分会副主任委员。研究方向为文献计量学、文本挖掘与创新前沿识别等；以第一作者、通讯作者发表论文90余篇。

统稿、编者

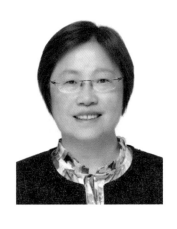

　　胡红濮，博士，研究员，博士生导师，中国医学科学院医学信息研究所卫生信息管理研究室主任。研究方向为健康信息化、智慧公共卫生、决策支持等。近5年主持课题25项，第二个国家社会科学基金被评为优秀，多个课题进行典型发言或经验交流；以第一作者、通讯作者发表论文87篇，出版专著3部。

序

工业化、城镇化、人口老龄化以及人类疾病谱、死因谱的改变给卫生健康事业带来了新的机遇和挑战。党的"十九大"做出了实施"健康中国"战略的重大决策部署，强调"坚持预防"为主，倡导健康文明生活方式。2019年颁布的《国务院关于实施健康中国行动的意见》指出："把提升健康素养作为增进全民健康的前提。"

随着"大健康"观念深入人心，公众越来越意识到自己对健康的责任，意识到可以通过自身的努力，更好地应对疾病威胁、改善身体状态、维护自身健康。同时，信息技术升级换代和信息传播日益便捷，又为满足这些需要提供了重要支撑。通过信息手段提升健康素养、加强健康管理进而助力全民健康已经成为一条切实可行的实施路径。

个人健康需求和信息技术进步相结合，在世界范围内产生了一个专业领域：帮助公众获取所需健康信息，提供个性化健康信息服务，从而增强公众在疾病预防、就医诊疗、病患照护、健康管理上的参与度，达到推动公众践行健康的行为和生活方式、控制疾病危险因素的目的。发展这个专业领域有利于科学、规范地解决两个问题：一是如何建立健康信息资源与个人之间的桥梁，为公众提供个性化的健康信息服务；二是如何利用信息工具方法，推进健康教育，促进健康传播，普及健康生活，优化健康服务，建设健康环境。

"与其救疗于有疾之后，不若摄养于无疾之先"。为推动公众健康信息学研究实践和人才培养，助力"健康中国"行动的实施，中国医学科学院组织研究团队编写了《公众健康信息学》。该专著综合运用医学、信息科学技术、管理学、传播学、教育学、伦理学等多学科方法，梳理研究了公众健康信息学发展历程、健康信息管理、健康信息传播模式、健康信息服务平台、健康信息教育等多方面内容，对有关概念、技术、需求、交流、传播、人才培养等进行系统阐述，努力将信息科学技术与公众健康目标相融合。

希望本书为广大卫生健康工作者和科研教学专业人员开展相关工作提供有价值的理论参考，也希望以此书为开端，共同推动我国公众健康信息学的蓬勃发展，形成科学高效的公众健康信息获取、管理、传播、服务和教育机制，为群众健康幸福生活做出应有贡献。

中国工程院院士、副院长

中国医学科学院院长

北京协和医学院校长

2021 年 8 月 11 日

前　言

　　《"健康中国2030"规划纲要》指出："要持续推进覆盖全生命周期的预防、治疗、康复和自主健康管理一体化的国民健康信息服务，普及健康知识，提高全民健康素养。"2019年发布的《国务院关于实施健康中国行动的意见》提出"普及知识、提升素养"的要求，并将"实施健康知识普及行动"列于主要任务的第一位。在人口构成、疾病谱、公众健康意识等社会因素改变，公众健康信息服务需求日益增长，互联网、大数据、人工智能、可穿戴感知等信息技术广泛应用，各层面卫生健康政策加快实施的时代背景下，开展公众健康信息学研究和实践有利于充分发挥我国互联网的发展优势，推进公众健康信息平台的建立完善，提高健康信息资源的建设质量和利用效率，促进个性化、规范化的健康信息服务，保障公众获取健康信息的科学性、安全性。

　　本书从公众健康信息学的内涵出发，以健康信息资源获取、信息管理、信息需求、信息传播、交流活动、设备技术、平台服务、政策伦理、信息教育为顺序，重点研究介绍了公众健康信息学的概念、研究方法、学科体系的形成及发展历程，公众健康信息的内容、获取和资源建设，公众健康信息需求的特征、影响因素及健康信息的服务对象，信息传播渠道、模式、效果，医患双方、患者之间的交流与互动，公众健康信息相关设备以及产业创新，公众健康信息平台的设计和发展方向，公众健康信息的政策监管、伦理规范以及学科人才培养等内容。本书通过研究总结，为公众健康信息学的专业发展和有关政策制度规范的制订提供参考依据。

　　目前，国内关于公众健康信息学的探讨刚刚起步，相关的科学研究、技术研发和专业服务正在展开。我们希望《公众健康信息学》的出版及使用，能够对公众获取健康信息及相关专业人才培养有所促进，对高校医学信息学科建设有所帮助，对理论研究和技术应用有所启迪。但科学技术发展很快，公众对健康信息需求及形式

1

不尽相同,本书难免存在不足之处,诚恳希望各位同行和使用本书的学者及同学们不吝赐教,帮助我们不断提高本书质量,共同发展具有我国特色的"公众健康信息学"理论和实践,为人民群众的健康与福祉尽一份心力。

刘 辉

2021年8月8日

目　录

第一章 绪 论

第一节 公众健康信息学概述

自20世纪90年代起，随着信息社会的到来，公众参与自我健康管理的需求和潜力不断增大，患者参与自我疾病诊疗的诉求和能力不断增强，医学信息学的研究和实践向个人健康层面持续扩展，产生了新的分支专业领域，也就是公众健康信息学。该专业领域以个人为关注点，实现对社会公众的健康服务，研究如何运用科学技术手段促进公众获取和利用其所需要的疾病与健康信息，进而参与疾病诊疗、患者照护、疾病预防和健康管理。

人口老龄化、疾病谱改变和健康中国行动的实施，共同构成了中国公众健康信息学发展的时代背景与未来方向。当前我国人口老龄化进程加快，慢性病患者和亚健康状态的人群日益增多，公众的健康信息需求不断增长。在这样的背景下，建立和推进我国公众健康信息学的发展，有助于推行健康教育、普及健康知识、提高健康素养、实现健康管理，对推进全生命期健康关怀的目标具有很强的现实意义和学术价值。

一、概念及其演变

公众健康信息学，是指运用现代科学技术手段，研究和促使公众获取、理解并利用其所需健康信息的应用型交叉专业领域，旨在通过建立健康信息资源、健康信息工具与个人之间的桥梁，为公众提供个性化的健康信息服务，提高公众参与疾病诊疗、患者照护、疾病预防和自我健康管理的能力，进而提升公众健康水平。在这里，"公众"是相对医学专业人士而言，包括所有人，如患病人群、健康人群、亚健康人群以及其家人、朋友、同事和关心他们的人群。"健康"是"一种完全的身体、精神和社会健康状态，而不仅是没有疾病或虚弱"。"信息"是指广义的信息概念，包括数据、信息、知识、情报，其形态包括数字、文字、符号、图像等，其载体工具包括纸媒、磁盘、网络、数据库、信息系统等。公众健康信息资源包括共性的健康知识和个性的健康数据。国外学术界将该专业领域称为"Consumer Health Informatics"（CHI），强调该领域关注点在患者或用户（consumer）方，而非卫生服务提供方，因此国内一些文献将其直译为"消费者健康信息学"或"用户健康信息学"。实际上，随着实践深化，该专业领域的研究和实践早已突破患者、用户或消费者的范围，且涵盖了一般社会公众。为便于国际学术交流，本文采用"Consumer Health Informatics"（CHI）作为公众健康信息学的英译名称。

国外学术界对于"Consumer Health Informatics"（CHI）的定义，也随着时代背景的变化而演变。1993年，Ferguson T及其同事首次提出"Consumer Health Informatics"，并将其定义为"通过计算机和无线通信技术的研究、发展和应用，为卫生保健用户建立接口的一门学科"，该定义强调了其信息技术特性。2000年，Eysenbach G将"Consumer Health Informatics"定义为"医学信息学的一个分支，分析公众对信息的需求，作为医学信息学的扩展和分支领域，研究和实施使公众能够获取信息的方法，并将公众的偏好建模整合到医疗信息系统中。'Consumer Health Informatics'站在其他学科的十字路口，如护理信息学、公共卫生、健康促进、健康教育、图书馆学和传播科学，并且它可能是医学信息学中最具挑战性和发展最快的领域；它正在为信息时代的医疗保健铺平道路"。2009年，Gibbons MC等学者将其定义为"任何被设计为直接与公众进行互动的电子工具、技术、电子应用程序，提供或使用个性化（个人）信息，并向公众提供个性化帮助，以帮助患者更好地管理其健康或医疗保健"，该定义强调"Consumer Health Informatics"的个性化特性。2011年，Eyler AA提出"Consumer Health Informatics"的定义包含四个维度："任何旨在与公众互动的电子工具、技术或系统；定制个性化的健康信息或医疗建议；需要公众与医疗保健专业人士共同完成；疾病管理、生活方式管理、日常生活的跟踪观察、自我照顾和护理。"2015年，Wetter T将"Consumer Health Informatics"定义为"一门以信息和通信技术为基础的方法、服务和设备，促使公众能够安全地在其健康与预防保健中发挥积极作用的学科"。在该定义中，远程医疗作为传统医疗实践的延伸，并不作为公众健康信息学的主要内容。2017年，Austin R将"Consumer Health Informatics"定义为"健康信息学的一个专业领域，侧重于针对健康公众的教育、实践、研究和政策"。2018年，美国医学主题词表（Medical Subject Headings，MeSH）纳入"Consumer Health Informatics"，并将其定义为"从多个公众或患者的观点致力于信息学领域"。根据2020年美国医学信息学会（American Medical Informatics

Association，AMIA）对 "Consumer Health Informatics" 的定义，认为其是 "致力于以多个公众或患者观点为中心的医学信息学，包括以患者为中心的信息学、健康知识普及和公众教育。其重点是促使公众进行健康自我管理，内容涉及健康信息素养、公众友好语言、个人健康档案以及基于互联网的策略与资源等"。

尽管不同时期、不同地域、不同学术文献对该专业领域有不同的称谓和概括，但对其特征仍极具共识：以普通个体（而非服务方）的健康信息服务为研究对象，以公众健康为最终目的。

二、时代背景因素

（一）老龄化、疾病谱改变与健康中国行动

随着医疗水平的进步、人均寿命的延长和生育率的下降，全球人口老龄化进程持续加速。根据联合国经济和社会事务部人口司发布的《2020年世界人口老龄化重点》，2020年，全球65岁及以上的老年人口为7.27亿，占总人口比例的9.3%，预计到2050年将有15亿老年人口，占总人口比例为16%。《中国发展报告2020：中国人口老龄化的发展趋势和政策》指出，2019年底，我国65岁及以上老年人口数量达到1.76亿，占总人口的12.6%，预计到2035年与2050年，我国65岁及以上老年人口数量将达到3.1亿和3.8亿，分别占总人口比例为22.3%和27.9%，中国人口老龄化进程也进入高速发展期。与年龄相关的慢性病将会给个人、家庭和社会带来日益严重的负担。2017年，《柳叶刀》发布《1990—2017年中国及其各省份死亡率、发病率和危险因素》，该报告指出，在过去30年间，脑卒中、缺血性心脏病、肺癌、慢性阻塞性肺疾病、肝癌等慢性非传染性疾病患者数量大幅增加。老年人及其照护者，癌症患者、心血管疾病患者、糖尿病患者、高血压患者等各种慢性病患者及其照护者对健康信息的需求更加强烈。除此之外，随着亚健康群体人数的增多，向该群体提供健康信息有利于他们及时做出生活方式的改变，达到预防疾病的目的。为了加快推进《"健康中国2030"规划纲要》，国务院于2019年7月印发《国务院关于实施健康中国行动的意见》，提出 "以治病为中心转变为以人民健康为中心，建立健全健康教育体系，普及健康知识，引导群众建立正确健康观，加强早期干预，形成有利于健康的生活方式"。推进公众健康信息学发展，丰富公众健康知识，提高公众健康意识，有助于深入实施 "健康中国2030" 行动。

（二）循证医学、移动网络、人工智能与大数据的发展

在老龄化和疾病谱改变的背景下，医学的进步、循证医学的兴起和医疗决策模式的转变，进一步扩大了个人对健康信息的需求。一方面，循证医学要求医生

在医疗决策中应结合最佳研究证据、个人的临床经验与患者的价值偏好，这使得医学信息学研究不再仅仅关注临床医生及医药卫生管理者的信息需求，而是逐渐向以患者、其照护者及一般健康公众的信息需求扩展，这一转变促进了公众健康信息学的兴起和发展。另一方面，公众健康信息学的发展能够提升公众的健康信息素养，减少医患之间的信息不对称，提高公众参与临床诊治决策的能力，这又有利于循证医学中关注患者意愿及价值偏好这一理念的实现，促进医患之间共同的循证决策。

普遍可及的移动网络使公众获取信息时不再受时间与空间的限制，可从各种健康信息平台中获取其所需要的信息。21世纪，移动网络技术加速发展，将感应器嵌入手机，使其具有了广泛可用性，移动健康应用（mHealth App）、可穿戴的传感技术与设备、快速兴起的社交媒体都促使公众的个人健康信息能够被方便地跟踪、管理和共享。公众可以通过智能手机App来监测和管理自己的疾病与健康状态，医疗保健逐渐进入家庭与社区，融入公众的日常生活中。互联网、智能手机、移动健康等的迅速普及，使公众有机会获得更加综合与个性化的医疗保健服务，大大增加了通过健康信息平台提升卫生系统能力的潜力。随着健康医疗信息技术的快速发展和广泛应用，在医疗服务、健康保健和卫生管理等过程中产生的海量且类型多样化的医学数据，被越来越广泛地应用于临床诊疗、医学科研、药物研发、公共卫生监测、公众健康管理、政策制定和执行等方面。大数据技术、人工智能、物联网等新技术的发展，将为公众健康信息学提供新的工具，为公众获取符合个体特征与偏好的个性化健康信息提供更多便利。

（三）全生命期健康关怀的倡导

《"健康中国2030"规划纲要》提出"创新互联网健康医疗服务模式，持续推进覆盖全生命周期的预防、治疗、康复和自主健康管理一体化的国民健康信息服务"，同时指出"要实现从胎儿到生命终点的全程健康服务和健康保障"，到2030年实现"全生命周期的慢性病健康管理"。信息技术的快速发展使得公众在促进健康与预防疾病中的潜力和作用越来越明显，而要将这种巨大的潜力转变为现实，可以从3个方面推进。第一，提高公众获取、理解和利用共性的健康知识的能力，包括孕期健康保健知识，育儿知识，自我保健知识，各种疾病相关知识，照护残疾人、患者、失能老年群体等相关知识。第二，积极推进互联网医疗服务，提高远程医疗服务的覆盖率，尤其是提高弱势群体和偏远地区公众获取诊疗与健康咨询建议服务的便利性。第二，积极推进信息技术和科技手段下的数字医疗，发挥数字医疗在辅助诊断、疾病管理和健康促进中的重要作用。要实现全生命周期的健康关怀，需要在提高医院的技术服务水平的基础上，加强临床之外更广泛的公众参与。

（四）健康管理的兴起

影响个人健康的因素可以分为五类：生物学和遗传性因素、个人行为因素、社会环境因素、自然环境因素和医疗健康服务因素。这五类中只有个人行为因素是由个体选择和控制的。随着经济社会的发展与公众生活条件的改善，个人行为因素已经成为当今影响公众健康的主要因素。《柳叶刀》发布的报告指出，2017年中国死亡人数的风险因素中，排名前8位的分别是膳食风险因素、高血压、烟草、空气污染、高血糖、高胆固醇、肥胖和饮酒。其中除了"空气污染"，其余7个因素均与公众的生活方式和健康素养密切相关。慢性病治疗需要医疗保健人员，但更重要的是患者持续并积极地参与到慢性病的自我管理、监测与预防中。随着现代信息技术的发展，普遍可及的移动医疗设备使得患者的充分参与成为可能。对于每个人来说，提高自己健康水平最简单、最经济有效的方式是培养健康的生活方式，每个人都是自己健康的第一责任人，都应积极避免因个人选择而引发的疾病与失能。2019年7月15日，国务院印发的《国务院关于实施健康中国行动的意见》《健康中国行动（2019—2030年）》等文件要求有效地引导公众掌握健康知识，践行健康的生活方式。公众健康信息学将提升公众的健康素养，促使公众对自己及他人进行有效的疾病预防与健康管理。

三、学科交叉特性

公众健康信息学是医学信息学的扩展和分支领域（图1-1）。21世纪以来医学信息学的焦点正逐步由医生为服务对象，向以公众为导向、以服务于健康促进与疾病预防为重点进行拓展，并逐步形成了包括公众健康信息学、公共卫生信息学等多个领域。这样的背景促使公众健康信息学呈现出显著的多学科交叉特性。

迄今已发表的很多文章也明确了CHI的多学科特点。率先定义CHI的Eysenbach G博士在CHI的定义中就明确指出它与护理信息学、公共卫生学、健康促进学、健康教育学、图书馆科学和传播学等多个学科存在交叉部分。美国医学信息学协会成员也一致认为CHI的定义应强调该领域的多学科性质，并指出CHI是医学信息学、护理信息学、社会保健、公共卫生、健康促进、健康教育、传播科学等几个领域的交叉学科。公众健康信息学与信息科学、传播学、通讯科学、软件工程、平面设计等学科的交叉领域包括公众健康信息资源库的信息标准、公众健康信息管理与质量评估、公众健康信息技术与设备、信息安全与隐私

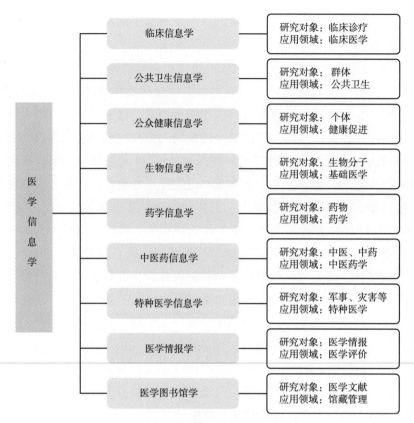

图 1-1　医学信息学研究范围

注：摘自《中华医学百科全书·医学信息学》。

保护等；公众健康信息学与认知学的交叉领域包括公众获取、接受与利用健康信息等；公众健康信息学与生物学、认知学、心理学、社会学、传播学等学科的交叉领域包括公众健康信息需求等；公众健康信息学与健康促进、健康教育、图书馆学的交叉领域包括公众健康信息素养与健康信息教育等。虽然目前学界明确了CHI的多学科性质，但是对CHI有贡献的学科领域并没有具体划定，并且已有学者指出对关键贡献领域（contribution field）的忽视可能会阻碍对CHI定义达成共识。通过分析健康信息学的关键贡献学科在一定程度上能够为CHI的关键贡献领域划分起到参考作用。从健康信息学的关键贡献领域可以发现，临床医学、管理科学、认知科学和决策支持、计算机科学、生物工程、流行病与统计学、基础生物医学等学科都可能成为其关键贡献领域。

第二节 公众健康信息学研究内容与研究方法

公众健康信息学研究的三个侧重点分别是"公众""健康""信息"。侧重"公众"的研究主要包括分析和模拟用户参数，分析公众健康信息需求、偏好、获取方式、影响因素、健康信息素养、健康信息教育等；侧重"健康"的研究主要包括不同群体需求的健康信息内容，评价公众健康信息学实践对促进公众健康产生的效用和影响等；侧重"信息"的研究主要包括开发、建设、管理和传播，针对不同群体的健康信息系统、平台、应用软件和评价系统，信息安全与隐私保护研究等。公众健康信息学伦理与管理政策研究则贯穿其中。

一、研究内容

（一）公众健康信息标准与管理

公众健康信息标准研究包括数据、技术、安全、管理、数字设备等信息标准的制定，主要涉及公众健康术语表、Medline Plus健康主题表、症状本体等。由我国国家卫生健康委员会开发并管理的"卫生健康标准网"是我国最大的标准库和管理系统，相关标准和政策对公众免费开放。此外，2020年，国家卫生健康委员会发布《关于加强全民健康信息标准化体系建设的意见》，对我国健康档案数据库标准化建设提出了具体要求。公众健康信息管理研究包括如何用科学方法、组织原则和组织技术对健康信息进行有序化和系统化管理，帮助公众根据其需要方便、准确地获取有针对性的健康信息。其中，健康信息的质量评估包括评价原则（科学性原则、可信性原则、系统性原则、层次性原则和动态化原则）、评价方法和评价体系的建构。最新研究成果包括2018年中国医学科学院医学信息研究所发表的《挖掘和规范汉语公众健康术语》（Mining and Standardizing Chinese Consumer Health Terms），为汉语公众信息学术语的标准化建设提供了指导依据。国外知名案例如美国健康信息知识库（United States Health Information Knowledgebase，USHIK）汇总了医疗保健相关的数据标准规范。

（二）公众健康信息需求

公众健康信息需求的研究主体包括患者、健康人群和专业人士，内容包括公众健康需求产生原因、公众健康需求内容和特征、影响公众健康需求的因素等。公众主要关注的健康信息包括疾病症状、治疗方案、养生保健、医生水平、医院医疗设施、健康保险及环境健康危害等因素。影响健康公众对健康信息需求的因素包括性别、年龄、经济情况、文化程度等。其中，年轻人、女性、较高学历和较高收入者通过互联网获取健康信息的比重更大；青少年、大学生、孕产妇和老年人的健康信息需求存在明显的特征性。影响患者公众对健康信息需求的因素包括疾病种类、疾病防治阶段、心理状况等。最新研究成果包括2020年德国卫生服务研究和卫生经济学研究所Borgmann SO等研究员发表的《糖尿病患者亚群的不同信息需求：一种潜在分类分析》（Different Information Needs in Subgroups of People with Diabetes Mellitus：A Latent Class Analysis）等。2020年，武汉大学信息管理学院Zhao W等研究者发表《中国公众健康信息需求——基于社会问答社区的抑郁症案例研究》（Consumer Health Information Needs in China—A Case Study of Depression Based on a Social Q&A Community），文章以抑郁症为例分析了中国公众的信息需求，并对改善健康信息环境提出了三个方面建议：应该界定用户感兴趣的主题并提供个性化的信息服务；允许用户更改其感兴趣的标签从而反馈用户的信息需求与变化趋势；增加健康信息与知识的专业性。目前，有关健康信息需求的基础调研大多关注特定的患者群体（尤其是糖尿病和癌症等慢性病患者），国内针对公众健康信息需求的研究主体主要是老年人和大学生，针对健康公众健康信息需求的认识和理解是今后应加强的研究方向。

（三）公众健康信息传播

公众健康信息传播研究是指运用传播学理论、策略和方法，将医学科学转化为公众健康知识、技能和行为实践。公众健康信息传播的主要研究内容包括：①传统媒体、网站和新媒体平台的传播策略；②公众健康传播效果，包括健康信息传播对公众行为的影响及影响方式，以及健康信息传播对社会和文化的影响；③健康信息传播的制约因素，包括健康信息提供者、健康信息传播内容、传播技巧、传播媒介、传播受众与传播效果之间的关系；④健康信息传播效果的测量与评价，包括传播效果的测量标准和传播效果评价指标。2021年Suarez-Lledo V发表《社交媒体上流行的错误健康信息：系统回顾》（Prevalence of Health Misinformation on Social Media：Systematic Review），文章对69篇发表于2019年以前的有关社交媒体中错误健康信息（涉及疫苗、毒品或吸烟、非传染性疾病、流行病、饮食失调和医疗）的研究进行综述，提出描述和评估社交媒体上的信息质量是健康信息传播的最大挑战，强调制定以证据为基础的数字政策行动计划在应对这一挑战中的必要性。国内研究者雷禹在2019年的论文《健康传播视域下新媒介使用对医患行为影响的实证研究》，通过实证调查分析了新媒介的使用对患者就医行为、医生执医行为和医患关系的影响作用与影响路径，探究如何借助新媒介提升医患素养与增进医患信任。

（四）公众获取、接受与利用健康信息

对公众获取、接受和利用健康信息的研究包括公众获取健康信息的途径、方法和影响因素，公众对各类健康信息网络平台、移动健康App、可穿戴健康设备的接受度及其影响因素，以及公众对健康信息利用程度的差异及原因等方面，进而提高健康信息服务的可及性与普及性，优化和改善公众健康信息服务的内容。例如，2015年，西南大学计算机与信息科学学院朱姝蓓等研究者发表《老年人网络健康信息查寻行为影响因素研究》，该研究通过半结构化访谈方法，运用扎根理论分析得出心理、信息、社会因素和实施成本是影响老年人通过网络查询健康信息的主要因素。2015年中国人民大学新闻学院张迪等研究者发表《健康信息获取渠道的聚类分析：主动获取与被动接触》，该文章根据公众获取健康信息的渠道，利用聚类分析法将公众分为"主动搜索类""默然被动类""全社交媒体类"和"全新媒体类"四类。2018年，南京大学信息管理学院宋士杰发表《健康信息获取渠道对健康素养培育的影响——基于城乡异质性视角》，该研究提出，相比大众传媒渠道（电视、电台、书籍、报刊等）、人际关系网络渠道和专题讲座渠道，信息通信技术渠道（互联网、手机短信、手机App）对城乡居民健康素养促进作用最大，并且更有利于缩小城乡居民健康素养的差距。美国密歇根大学Huh J等学者在《2018年IMIA医学信息学年鉴》发表《难以获得服务的人群中的公众健康信息应用：超越数字鸿沟的思考》（Consumer Health Informatics Adoption Among Underserved Populations：Thinking Beyond the Digital Divide），分析了2012—2017年难以获得服务的人群对于健康信息使用的情况，以及提高该人群使用相关服务的有利与不利因素。

（五）公众健康信息素养与健康信息教育

健康信息服务在诊疗疾病与促进健康中的效果，受相关专业人员所提供的信息质量影响，更重要的是取决于公众寻找和获取、分析和理解、利用、决策和认知健康信息的能力，这种能力是通过后天教育和培训获得的。因此，针对公众健康素养与教育的研究是公众健康信息学的重要内容。已有研究发现，文化程度、年龄、性别、职业、经济状况、居住环境和文化背景等都会影响公众的健康信息素养。2011年，Berkman ND等学者发表《卫生知识普及、干预措施和成果：最新的系统综述》（Health Literacy Interventions and Outcomes：An Updated Systematic Review），提出了健康素养促进健康的逻辑模型，为公众健康信息教育提供了重要的理论依据。2016年Jotterand F等学者在《作为赋权与自我纠正偏倚的患者教育》（Patient Education as Empowerment and Self-Rebiasing）一文中指出，通过医学知识教育能够帮助患者合理使用自主权，从而达成医患双方共同促进患者最佳利益的目的。2015年，国家卫生和计划生育委员会发布《中国公民健康素养——基本知识与技能》，提出我国公众应该掌握的健康知识与技能。今后我国应重点研究如何提高弱势群体的健康信息素养。

（六）公众健康信息评价

在公众健康信息评价内容、方法、结果和影响的研究中，以内容作为评价对象的研究主要集中在信息的可信性和准确性上，以健康信息服务平台或工具为评价对象的研究主要关注评价方法。除了包括构建指标体系、评价模型、问卷调查法和文本挖掘法等传统的评价方法之外，一些健康信息服务网站可以让用户参与评价服务，相关研究应关注如何在评价系统中融入更多公众在健康管理中关切的指标与维度。除此之外，公众健康信息学的健康效用评估也是评价研究的重要方面。2018年加拿大麦吉尔大学家庭医学系Sherif RE等学者发表《减少在线公众健康信息的负面影响：与临床医生、图书馆员和公众的定性解释研究》（Reducing Negative Outcomes of Online Consumer Health Information：Qualitative Interpretive Study with Clinicians，Librarians，and Consumers），该文章分析了公众健康信息服务可能产生的负面影响，包括增加焦虑情绪、导致更紧张的医患关系以及导致患者没有选择及时就诊等，指出未来的研究应该关注这些问题的预防与应对策略。2019年，麦吉尔大学家庭医学系Pluye P等学者发表文章《在线公众健康信息的健康结果：框架综合的系统混合研究综述》（Health Outcomes of Online Consumer Health Information：A Systematic Mixed Studies Review with Framework Synthesis），综述了公众健康信息服务的健康结果及相关因素，有助于改进信息评估方法。2019年上海财经大学信息管理与工程学院罗晓兰等学者发表《互联网时代的健康信息与健康焦虑》，分析了公众在获取健康信息时产生焦虑情绪及其影响因素，提出可通过医生引导和患者教育等方式来应对。

（七）公众健康信息技术与设备

公众健康技术与设备研究，主要针对物联网、人工智能、数据分析技术在疾病与健康管理中的应用等内容，包括不同公众对相关设备的需求，促进功能的智能化与个性化、提高测量结果的准确度等。其中，对于可穿戴设备的研究主要集中在以下方面：①针对不同群体，提高产品的舒适性和安全性；②提高设备功能的集成化、智能化和个性化；③提高数据的精准度和临床可信度；④提高产品的适配性与兼容性。

2020年英国剑桥大学代谢科学研究所Strain T等研究者发表《可穿戴设备测量的身体活动和未来的健康风险》（Wearable-Device-Measured Physical Activity and Future Health Risk），该研究探讨了可穿戴设备在老年人个性化风险预防中的应用。对于智能家居健康设备的研究主要集中在以下方面：①生理参数监测，例如2019年美国罗切斯特理工大学Conn NJ等学者发表的《家庭心力衰竭心血管监测系统比较研究》（In-Home Cardiovascular Monitoring System for Heart Failure：Comparative Study），该文章分析了通过智能马桶系统监测患者的心血管健康状况；②日常生活功能监测，例如2018年中国合肥工业大学智能制造研究院姚小慧等学者发表的《基于隐式感知的老人认知健康评估系统》，该文章提供一种结合家居隐藏式传感器与认知评估量表数据分析评估老年人认知能力下降的方法，有利于促进认知障碍的早期诊断与干预；③不良事件监测，例如2016年比利时托马斯·莫尔大学Debard G等学者发表的《基于摄像头的跌倒监测，使用真实世界与模拟数据：我们距离解决方案还有多远》（Camera-Based Fall Detection Using Real-World Versus Simulated Data：How Far Are We from the Solution），该文章分析了通过摄像头监测、评估和预警老年人在家中跌倒风险的不同算法的性能及其面临的挑战；④心理监测，例如2020年巴西联邦大学智能分布式系统实验室Moura I等研究者发表《社会情境意识支持下的无所不在的心理健康监测：一项系统综述》（Mental Health Ubiquitous Monitoring Supported by Social Situation Awareness：A Systematic Review），该文章综述了利用环境传感器对个体心理健康监测与评估的研究成果、方法上的局限性与未来发展方向。2019年国内学者李鸿发表论文《居家健康监护系统中健康评估预警功能设计》，该设计为用户提供定性的健康评估结果和分级预警机制。

（八）电子健康数据

电子健康数据包括电子病历（electronic medical records，EMR）、电子健康档案（electronic health records，EHR）、个人健康档案（personal health record，PHR）和患者/个人生成健康数据（patient/person-generated health data，PGHD）。表1-1呈现4种健康数据的主要区别与联系。

围绕电子健康数据的研究比较多，例如2020年瑞典卡罗林斯卡学院Caccamisi A等研究者发表《通过自然语言处理和机器学习从电子病历中自动提取和分类患者的吸烟状态》（Natural Language Processing and Machine Learning to Enable Automatic Extraction and Classification of Patients' Smoking Status from Electronic Medical Records），该文章探讨了通过机器学习进行文本挖掘进而从EMR数据中对吸烟状态的非结构化信息进行自动分类的算法及其准确度。2020年，科罗拉多大学安舒茨医学院护理学院Coats H等研究者发表《将以个人为中心的叙事整合到电子健康档案中》（Integration of Person-Centered Narratives into the Electronic Health Record），该文章提出将患者叙事整合到EHR中有利于促进

表 1-1　电子健康数据

类　　型	创建、管理、使用权限	主要内容	使用目的	使用情境
电子病历（EMR）	医生创建、管理和使用	为患者诊疗疾病的电子版病历	提高医疗护理的效率和质量	临床情境下主要供医疗保健人员使用
电子健康档案（EHR）	多个医疗机构的医疗保健人员参与创建、管理和使用	患者的诊疗信息、免疫接种信息、家庭病史和联系信息等	实现跨机构与跨区域的数据共享	
个人健康档案（PHR）	患者或健康公众设置、访问和管理		促进和实现患者与健康公众参与疾病与健康的自我管理	医疗机构之外的日常生活场所，例如家庭
患者/个人生成健康数据（PGHD）	手机、可穿戴健康设备、家庭智能设备及系统自动捕获、生成、存储和分析，数据的所有权属于用户	体重、血压、心率、体温、血糖等各项生物数据		

患者和护士的沟通，并为重症患者提供以人为本的护理。近年来，PGHD 相关研究内容包括利用新的数据分析方法、基础设施支持和临床激励措施，促使 PGHD 与 EHR 的集成，帮助患者借助数据分析和可视化工具参与自主决策，并为医生诊疗提供实时可用的纵向监控数据。

（九）公众健康信息学人文、伦理、法律与政策管理

健康人文从种族、性别、阶级、民族和国家等更宽广的视角出发，探究其对健康与疾病理念的塑造以及社会文化对人们健康相关行为的影响。随着健康数据的发展和应用，与数字健康相关的一种新的研究方法被称为"数字健康人文"，主要有两种方式：一种是将非数字的人文资料按照某种逻辑转化为基于数字内容的数据库，帮助研究者进行地理空间分析、社会网络分析、群体分析和统计分析等；另一种是利用关联性分析等数字工具呈现相关研究问题的可视化图谱，这种研究方法将为公众健康信息学中的人文研究提供更客观的视角。公众健康信息学的伦理研究，主要包括公众健康信息研究与服务中的公平问题、隐私保护、从业者的职业伦理准则等内容。隐私保护问题是公众健康信息学面临的最突出挑战，包括个人信息的归属和使用权限，专业人员的职责范围与内容，政策制定者如何权衡隐私保护的风险与信息服务的可及性与便利性，以及风险应对策略的制定等问题。2016 年，国际医学信息协会通过了《IMIA 健康信息从业者伦理准则》（The Imia Code of Ethics for Health Information Professionals），对健康信息专业人员提出了包括 6 项基本伦理原则、7 项中层一般伦理原则以及 6 项针对其在 6 种

不同关系中的具体行为规则。2018年，法国蔚蓝海岸大学医学院视网膜实验室 Staccini P等学者发表《2017年公众健康信息与教育研究成果：健康数据获取与共享》（Findings from 2017 on Consumer Health Informatics and Education：Health Data Access and Sharing），该文章总结了2017年公众健康信息与教育的最新研究进展，其中特别强调患者共享健康数据中的隐私保护议题。2020年，澳大利亚迪肯大学吉隆医学院Reddy S等学者发表《人工智能在医疗保健中的应用的治理模型》（A Governance Model for the Application of AI in Health Care），该研究提出基于医疗人工智能带来的公平性、透明性、安全性、隐私保护、责任归属等伦理监管问题的治理模型。我国今后应重点加强的研究是结合我国的医疗现状与文化背景，充分研究和甄别西方成文立法的伦理规范，结合相关领域专家的讨论形成基本共识，提出适用于我国的伦理准则。

二、研究方法

（一）知识资源整合

知识资源整合是对于某一领域或行业的资源及资源间的多种关系，采用相应的信息集成技术，遵循资源组织的标准规范，对异构数据库资源和网络资源进行采集、选择、描述和组织，并提供浏览、检索、导航等服务的入口，是一种有效组织领域资源、提供高质量信息资源的技术和手段。知识资源整合方法在公众健康信息学中的应用，包括把符合公众健康需求的资源集成到一个统一的门户，公众在一个入口处能够获得该领域所需要的基本信息和关联信息等内容。

（二）健康信息技术

健康信息技术是指医疗保健信息、健康数据以及通信和决策知识的存储、检索、共享和应用，并涉及计算机硬件和软件的信息处理，包括公共卫生数据应用、医疗物联网、慢性病监控管理、便捷式可穿戴监测设备应用、医疗人工智能应用等。健康信息技术将计算机和网络技术应用到卫生健康领域，显著改善公众和社会的卫生健康现状。在公众健康信息化过程中，健康信息技术会贯穿整个健康信息平台建设、服务的过程，并通过计算机系统来获取、存储、管理和传送与公众健康、临床治疗和医疗机构管理有关的信息。

（三）大数据分析

大数据分析包括数据采集、数据存储、数据清洗、数据分析与挖掘、数据可视化。在公众健康信息学的研究中，面对海量的健康信息，大数据分析技术采用系统日志采集法、网络采集法等数据获取方法，利用分布式存储，对健康信息进行清洗、保存，结合统计学、计算机、数学模型等知识分析数据，并将其以直观的方式呈现出来，用于公众健康信息服务。

（四）信息交流与传播

公众健康信息服务通过信息系统、健康平台、健康设备等向公众传播健康信息，通过迅速、广域、交互性丰富的健康信息传播，缩短信息产生者和信息受众者的距离，同时也大大加强健康信息交流与传播的影响力和时效性。公众健康信息交流与传播的方式体现为通过互联网这一传播媒介（网站、论坛、微信、微博、短视频等），为公众获取和交流健康信息提供支持，并通过态度和行为的改变提高社会健康水平。在公众健康服务信息服务中，将传播学的理论基础运用于健康信息传播设计，能够针对性地进行健康信息传播内容设计，精准传播，最大化地满足各类群体的健康信息需要，提高健康信息的普及性与可及性。

（五）公共信息管理与知识管理

公共信息管理是公共部门依法制定与执行公共政策、管理公共事务、提供公共服务和增进公共利益的活动。公共信息管理在公众健康信息学中的应用主要体现在对公众健康信息服务各个环节中的管理制度和政策法规，涉及健康信息质量、信息查询与信息咨询服务过程、隐私管理、版权管理、广告管理等方面。知识管理是以知识创新为目的，包括知识收集、组织、创新、扩散、利用和开发等管理过程。知识管理理论属于一种典型的综合交叉型学科理论，把知识管理理论作为公众健康信息学的理论基础，反映了知识经济时代公众健康信息学的发展需要，符合公众健康信息学的本质。因此可以将知识管理研究方法用于公众健康信息知识管理的相关领域，包括知识素养、知识学习、知识创造、知识支撑和知识工程等。

（六）成本-效益（效果/效用）分析

公众健康信息研究成果和服务方式是否能够进入公众的常规使用中，需要运用卫生经济学理论对相关服务进行成本-效益分析。在医疗实践中，被接受的成本-效益有3种：①更有效和更昂贵；②有效性较低但成本更低；③更低的成本但同样有效。第三种成本-效益通常是最理想的情况。应用经济分析与评价方法对公众健康信息服务实践的资源投入量和资源产出进行科学的分析，能够通过比较公众健康信息服务项目的全部成本和效益来评估项目价值，对备选方案进行评价和选优。

（七）计量学

计量学包括信息计量学、科学计量学、知识计量学和网络计量学等技术研究方法。健康信息的动态性、自由性、格式多样性等特点，加入了健康信息服务评估的难度。计量学研究应用于公众健康信息学中，运用数理统计、信息技术方法对公众健康信息服务的投入、产出和过程进行定量分析，从而找到公众健康信息学的规律性，为公众健康信息服务提供决策服务。对公众健康信息服务的资金投入、公众健康信息学人才培养、公众健康信息服务效果、公众健康信息学研究重点和发展趋势，以及多学科、跨学科、交叉学科之间的关系进行评价，利用计量学方法在信息资源管理、信息检索、信息分析与预测、科学与科学评价等领域的应用，为公众健康信息学研究、发展提供决策支持。

（八）医学情报分析

医学情报是指医药卫生领域可发展与管理决策所需要的知识和智慧，即情报提供者针对用户的特定需要，有意识地收集与医药卫生领域有关的具有现实意义或潜在意义的事实、数据、信息和知识，进行有序化加工处理、深度分析和综合，并通过一定的方式和渠道提供给特定用户的信息或信息产品。医学情报分析在公众健康信息学中的作用主要体现在分析和掌握国内外公众健康信息学相关的研究成果与未来发展趋势，从而明确进一步的研究方向，并为建设相关管理政策和制度提供最新的依据等。

（九）伦理学分析

公众健康信息伦理学分析是应用伦理学的基本理论、原则与方法，结合多学科视角，从理论、实践、法规与政策、文化这4个层面，解释、研究和探讨在公众健康信息研究与实践中产生的各种道德现象、道德问题和道德规范。其目的是调节和规范公众健康信息研究者、生产者、提供者、传播者、处理者和使用者之间的关系，维护和保障个体的基本权益，促进公众健康信息服务的公平性。具体来说，涉及医学伦理、医患关系、医际关系、健康载体与社会公众之间的关系，信息开发、信息传播、信息管理和信息利用等方面的伦理要求、伦理准则、伦理规约，以及在此基础上形成的新型的伦理关系。

第三节　公众健康信息学发展历程及展望

参考国内学者的文献计量研究，结合本领域发展的若干标志性事件的时间节点，本书将公众健康信息学的发展历程分为萌芽、初步形成、加快发展3个阶段，并对未来进行展望。

一、公众健康信息学的萌芽阶段

（一）公众健康信息学的形成背景

20世纪50年代初，计算机与通信技术被应用于医疗学科领域并迅速发展，减少了医疗差错，医学信息学成为独立的学科得以快速发展。20世纪70年代，世界各国开始建立医学信息学机构。公众健康信息学的提出与发展主要源于以下3个方面。第一，20世纪，科研伦理学和生命伦理学开始形成和发展，公众对个人权利的关注使得医患关系中传统的以医生为主导的家长模式，转向医患共同决策模式，患者在医疗决策中的参与权和知情同意权越来越被重视。第二，随着医学与社会的发展，人口老龄化加剧，人们的生活条件在得以显著改善的同时，与生活方式相关的致病因素成为威胁人类健康与生命的主要因素，慢性病成为人类面临的主要疾病，公众对健康信息的需求日益增加。第三，随着社会的进步和教育的普及以及信息传播方式的日益多样化和低成本化，疾病与健康知识也随之方便可及，公众在自我医疗与护理、疾病预防与健康管理中的作用越来越突出。在这些因素的共同影响下，医学信息学从早期阶段的以医务人员为中心转向以患者和公众为中心，即为患者和普通个人赋能，使他们能够有效地参与健康与医疗决策。在上述背景下，20世纪90年代，公众健康信息学应运而生。

（二）公众健康信息学概念的提出

公众健康信息学的正式提出与20世纪90年代的一些学术会议相关。1993年，美国哈佛大学医学院Ferguson T及其同事在美国威斯康星州组织了一场会议，题为"公众健康信息学：让患者入圈"（Consumer Health Informatics：Bringing the Patient into the Loop）。同年，Slack W和Ferguson T在华盛顿举行的AMIA年会上做了同名报告。在这两次的会议手册中，都提到"新一代的医学信息系统将服务于患者，而不仅仅是医生……（专家预测）这些新系统将成为我们当前致力于重塑医疗保健的重要部分，将患者变成提供者，点击一个按钮就可以提供定制的健康信息"。1993年的这两次会议标志着医学信息系统不再仅仅服务于医生，也将服务于患者。1994年，加拿大维多利亚大学健康信息科学学院学者Thornton K在"国际健康信息学协会健康/医学信息学教育第五次工作会议"（5th Working Conference on Health/Medical Informatics Education of the International）中提出了公众健康信息学概念，并探讨了公众健康信息学未来的发展。同年，Thornton K发表文章《不列颠哥伦比亚省卫生信息学的方向和机会》（Directions and Opportunities in Health Informatics in British-Columbia），提出随着社会的发展，人们对医疗保健效力的看法发生了改变，医学信息学的发展重点包括4个方面：互联网发展、患者记录自动化、决策和评价数据建设与公众健康教育。

（三）公众健康信息学研究与实践

1. 远程医疗的形成与发展　公众健康信息学早期实践之一体现在远程医疗

技术的使用和发展。远程医疗概念产生于20世纪60—70年代，这一时期远程医疗主要用于科研和军事领域，例如美国国家航空航天局建立的宇航员生命体征远程监测系统。20世纪80—90年代，个人计算机的出现和使用增加了远程医疗的普及化，但在这一时期，我国的远程医疗实践主要体现在通过电报进行远程会诊。

2. 健康传播学的兴起和发展 公众健康信息学早期理论研究与实践体现在健康传播学的兴起和发展上，主要包括3个方面：①实践的发展，例如20世纪70年代初美国斯坦福大学实施基于社区健康促进的"斯坦福心脏病预防计划"（Stanford Heart Disease Prevention Program），是早期的健康传播研究与实践；②专业机构的建立，例如1986年国际性的健康传播委员会成立，1993年美国疾病控制与预防中心（Centers for Disease Control and Prevention，CDC）成立健康传播办公室；③理论的形成和发展，20世纪80年代出现了一些健康传播学著作，例如《健康传播：理论与实践》，标志着健康传播学的形成和发展。

3. 主要面向患者的健康信息平台与系统 公众健康信息学最突出的早期实践体现在面向患者的健康信息服务平台与系统的研发和使用，以美国为典型代表。例如1977年美国创建癌症综合信息库（physician data query，PDQ），1989年美国威斯康星大学工业工程与预防医学教授Gustafson D及其同事开发了"综合健康增强支持系统"（comprehensive health enhancement support system，CHESS），该系统向艾滋病、癌症、冠心病患者提供信息服务、交流服务、专家分析、日志记录等。20世纪90年代以来，美国远程保健技术在家庭护理中的应用发展迅速，患者和家属可以利用技术监测慢性病患者的生命体征和症状，通过将数据传输到临床网站进而获得量身定制的健康教育资源与咨询建议。

4. 机构和组织提供健康信息服务 1989年，医学信息学领域最具影响力的独立研究机构——国际医学信息学协会（International Medical Informatics Association，IMIA）在瑞士成立，该协会致力于将信息科学技术应用于医学实践中。1988年，美国医疗系统和信息协会（The American Association for Medical Systems and Informatics，AAMSI）、美国医学信息学院（The American College of Medical Informatics，ACMI）和计算机在医疗护理中的应用研讨会（The Symposium on Computer Applications in Medical Care，SCAMC）合并，成立了美国医学信息学会（American Medical Informatics Association，AMIA），AMIA致力于推进转化生物信息学（translational bioinformatics）、临床研究信息学（clinical research informatics）、临床信息学（clinical informatics）、公众健康信息学（consumer health informatics）和公共卫生信息学（public health informatics）

的发展，通过科学、教育和信息学实践引领医疗领域的变革。英国的一些组织或机构，例如"健康学院"（College of Health）、"帮助健康信托基金"（The Help for Health Trust）、"健康教育局"（The Health Education Authority）、"苏格兰健康教育委员会"（The Health Education Board for Scotland）为公众提供医学信息。加拿大、澳大利亚、新西兰与欧洲各国的医学信息部门也为公众提供类似的服务。

二、公众健康信息学的初步形成阶段

（一）公众健康信息学的主要研究成果

1. **公众健康信息学的概念界定**　这一时期，公众健康信息学的研究主要集中在概念界定、内容与发展规划上。1999年健康信息学大挑战会议（Grand Challenges Conference on Health Informatics）和2000年信息时代医学教育与培训的认知及社会学基础研讨会（Workshop on Cognitive and Social Sciences Foundations for Medical Education and Training in the Information Age），两次会议都讨论了公众健康信息学的概念、发展和未来挑战。2000年，Eysenbach G 发表《公众健康学最新进展》，分析了公众健康信息学的背景、定义、发展历程、研究内容和未来发展策略，为公众健康信息学的发展奠定了重要基础。

2. **公众健康信息学的效用研究**　这一阶段，公众健康信息学的研究成果集中体现在公众健康信息学在促进患者参与医疗决策、疾病管理、心理支持和影响医患关系等方面。其中，具有影响力的研究成果如下：1997年，美国卫生和公众服务部Hersey JC等学者发表了题为《公众健康信息学与患者决策制定的报告》（Consumer Health Informatics and Patient Decision-making：Final Report），提出应用公众健康信息学为患者提供决策支持并评估了其效果；1999年，美国华盛顿大学工业工程与预防医学系Gustafson D等发表《基于计算机、以用户为中心的健康信息/支持系统的影响》（Impact of A Patient-Centered，Computer-Based Health Information/Support System），通过随机对照试验证实了CHESS系统能够提高HIV患者用户的生活积极性、认知能力、社会支持和医疗活动的参与度，并减少住院次数；2006年，英国普利茅斯大学卫生和社会工作学院McMullan M教授发表《患者使用互联网获取健康信息：这种情况如何影响医患关系》（Patients Using the Internet to Obtain Health Information：How This Affects the Patient-Health Professional Relationship），探讨了医生对患者从互联网中获取健康信息的态度和回应，考虑到部分医生对此产生防御态度和抵触心理，McMullan M提出应该通过课程培训改变传统的以医生为中心的决策方式和心理，帮助医生实现以患者为中心，与患者讨论和分析患者提供的相关信息，并引导患者进入可靠的健康信息网站；2006年，德国布伦瑞克工业大学医学信息研究所 Haux R 发表《卫生信息系统——过去，现在和将来》（Health Information Systems—Past，Present，Future），提出基于人口老龄化的社会背景，未来信息系统的7个发展方向，其中包括将患者和健康公众作为医学信息系统的用户；2006年，美国加州帕洛阿尔托医疗基金会 Tang PC 等学者发表《个人健康档案：定义，优势，克服应用障碍的策略》（Personal Health Records：Definitions，Benefits，and Strategies for Overcoming Barriers to Adoption），总结了个人健康档案的定义、系统特征、技术架构、优势、应用障碍和提高应用的策略；2007年，联合利华公司 Hurling R 等学者发表《利用互联网和移动电话技术提供自动化物理活动计划：随机对照试验》（Using Internet and Mobile Phone Technology to Deliver An Automated Physical Activity Program：Randomized Controlled Trial），证实发展移动互联网设备能够显著提高公众的体育活动水平。

（二）公众健康信息学的实践扩展

1. 远程医疗技术的发展　进入21世纪以来，信息技术的发展推动了远程医疗技术的便捷化和低成本化，远程医疗得到快速发展，但突出矛盾是网速受限，信息传输成本仍然较高，影响了远程医疗的普及程度。此外，立法进程和研究成果是相关实践发展成熟度的重要标志。而在这一时期，我国在这两方面的进展都相对比较缓慢。

2. 电子健康档案的发展　在以美国为代表的西方国家，这一时期公众健康信息的实践扩展主要体现在电子病历（EMR）、电子健康档案（EHR）和个人健康档案（PHR）的普遍使用上。其中与公众健康信息学实践最为相关的是PHR的使用。PHR是由公众决定访问内容与权限，为公众提供健康信息论坛、网站和数据库的链接功能，使公众能够通过系统获得特定的、个体化的健康信息，并在更宽泛的场景中进行健康自我管理。PHR在医院外的普遍使用标志着公众健康信息服务向个人健康管理层面扩展。

3. 面向公众的健康信息平台　这一时期，伴随着计算机和互联网的普及，互联网成为健康传播的主流形式，面向公众的权威而完善的健康信息平台显著增多，为公众提供了丰富的健康信息资源与渠道。比较有代表性的平台如美国 NIH 健康信息门户、MedlinePlus、BabyCenter、WebMD、Health finder 和 PDQ 癌症综合信息库，欧盟 Health-EU，英国 NHS Choices 和 UK HealthCare，加拿大 Public health，澳大利亚 Health Insite，法国 Orphanet 罕见病知识库，中国公众健康网等。在通过网络查询健康信息方面，1999年，我国400万网民中有10%的用户利用网络寻求健康信息；2007年，我国1.37亿网民中有59.1%的用户通过网络寻求健康信息。

4. 公众健康信息学的教育实践　在公众健康信息学概念提出之后，美国、英国和日本等国家都开设了公众健康信息学课程。以美国为例，公众健康信息学课程主要开设于研究生阶段，作为学位课程、认证课程或继续教育课程，其课程内容主要包括公众健康信息学产生的历史、概况，公众健康信息需求和信息行为，公众健康信息来源、质量，公众健康信息服务，公众健康信息系统以及公众健康信息学领域的文化、伦理和安全问题。我国香港和台湾地区也有涉及公众健康信息学课程的学校，例如香港大学数码港学院在医学信息学高级证书课程计划中将公众健康信息学作为专业课程之一；台湾阳明交通大学提供了包括公众健康信息学内容的课程。

三、公众健康信息学的加快发展阶段

（一）公众健康信息学的主要研究成果

在公众健康信息学的快速发展阶段，相关研究涉及一些经典问题，包括公众健康信息管理与质量评估研究，公众健康信息需求研究，公众获取、接受与利用健康信息研究，公众健康信息素养与健康信息教育研究，公众健康信息评价研究等方面。近年来，公众健康信息学的研究热点包括公众健康信息技术与设备研究（例如人工智能的应用研究）、公众健康信息学在医疗领域中的应用（例如PGHD在临床情境下的使用）、公众健康信息学的伦理与政策研究，以及新型冠状病毒肺炎（COVID-19）疫情期间公众健康信息服务研究等方面。2019年，Lau AYS等学者发表《人工智能在健康领域：新的机遇、挑战和实际意义》（Artificial Intelligence in Health：New Opportunities，Challenges，and Practical Implications），总结了2018年人工智能相关的研究进展。人工智能在公众健康信息学领域的应用主要体现在对社交媒体数据的二次分析上，Lau AYS等学者指出，相比数据和算法的研究，更重要的是在研究初期充分了解公众的需求，进而设计出对公众日常生活产生持续意义的人工智能应用程序；2019年，Wickramasinghe N发表《成功的公众健康信息解决方案的基本考虑》（Essential Considerations for Successful Consumer Health Informatics Solutions），该文章概述了公众健康信息在远程医疗、随机临床试验、家庭监控、个人健康档案、精准医学中的应用，以及公众健康信息学发展的促进因素与阻碍因素；2020年，Staccini P等学者发表《社交媒体、研究和伦理：参与者的意愿重要吗！》（Social Media，Research，and Ethics：Does Participant Willingness Matter？），该文章介绍了2020

年公众健康信息伦理问题成为热点议题；2020年，Parsons JA发表《远程医疗的必要性》（The Telemedical Imperative），提出尽管世界卫生组织（World Health Organization，WHO）倡导推进远程医疗的使用，但各国在相关实践方面进展缓慢。在COVID-19疫情期间，国家在考虑远程医疗的安全性、有效性、可接受性这3项标准之外，还应该考虑其必要性，医疗保健系统有责任积极推进符合这4项标准的远程医疗使用，从而在疫情防控时促进健康公平。

（二）公众健康信息学的实践扩展

1. 移动健康的快速发展 这一时期，公众健康信息学的实践扩展主要体现为移动医疗（mHealth）在慢性病自我监测与公众健康管理中的快速发展与应用。随着信息技术和传感设备的进步，公众健康信息服务从电子健康档案和远程医疗向健康物联的方向扩展，个人日常使用的可穿戴设备和手机成为其个人健康档案数据的主要来源之一。随着生物传感技术的发展，可测量的生理参数和环境变量的范围在不断扩大，包括生命体征、步数、整体活动、热量摄入、睡眠质量、静坐时间、空气质量、空气湿度、光线亮度等。个人健康数据为患者提供辅助诊断和用药指导，为慢性病高危人群提供监控预警和综合干预指导，为健康公众提供健康评估和健康指导，促使公众在健康实践上进行自我监测与自我激励。2014年至2020年5月，至少有62款可穿戴健康设备产品获得美国食品药品监督管理总局（Food and Drug Administration，FDA）认证；2017年，17%的美国人使用可穿戴健康设备；2019年，21%的美国人表示他们会经常佩戴智能手表或可穿戴式健身追踪器。与此同时，智能家居技术的研发和应用正在快速推进中。

2. 公众健康信息学的教育实践 2012年，Arocha JF等学者通过对加拿大74所大学的调查发现，只有1所大学提供了与公众健康信息学相关的课程，考虑到个人的自我健康管理与决策责任日益受到重视，应该对那些引导公众获取健康信息的卫生专业人员提供更多的培训。如今，大部分发达国家在高校开展了公众健康信息教育，其中具代表性的包括美国华盛顿大学、密歇根大学、约翰斯·霍普金斯大学、印第安纳大学。这些高校针对医学信息学、公共卫生学、护理学、信息学与计算机学、医院管理学、图书馆学等不同专业学生开展了公众健康信息学课程。此外，公共图书馆、专业协会和研究机构都为相关专业人员提供不同形式与内容的教育和培训。

3. 我国公众健康信息学现状 我国公众健康信息学快速发展，已形成相当规模。这一时期，随着互联网在医疗领域中应用和实践发展的突飞猛进，我国公众健康信息实践从5个方面迅速赶追西方国家。①面向医疗机构的信息化建设，主要体现在个人健康档案方面。《"健康中国2030"战略》对推进电子健康信息系统建设提出了明确要求。2017年，我国发布《"十三五"全国人口健康信息化发展规划》。2020年，我国发布《关于深入推进"互联网＋医疗健康""五个一"服务行动的通知》，相关文件都在积极推进居民电子健康档案的建立和完善。②基于互联网的健康信息获取与交流平台的广泛应用。例如，在通过互联网查询健康信息方面，2016年，我国17.9%的用户使用App制定个人健康计划，20.1%的用户通过App向医生咨询健康信息；2020年6月，我国网民规模达9.40亿，大部分网民都会通过浏览器、健康网站、手机App、微信、论坛、知识付费平台等搜索其所需要的健康信息。③我国互联网医疗发展迅速，专业人士通过众多健康平台向患者和公众提供付费的诊疗建议和健康咨询。通过互联网医疗可以完成部分常见病和慢性病复诊，为患者提供了便利，也提高了医疗服务在偏远地区的可及性。2018年，国务院发布《关于促进"互联网＋医疗健康"的发展意见》，为互联网在医疗服务、公共卫生服务、基层医疗服务、医疗教育和科普服务等领域中的应用与实践提出了具体要求。④我国使用移动健康和可穿戴健康设备的人群也在迅速增加。2014年至今，我国国家药品监督管理局批准了40余款可穿戴健康设备，可穿戴健康设备正在快速普及，远程智能家居市场规模也在逐年扩大。⑤在信息安全与隐私保护政策方面，我国已出台一系列个人健康数据与隐私保护等政策文件，包括《中华人民共和国民法典》《中华人民共和国数据安全法》《中华人民共和国个人信息保护法（草案）》《中华人民共和国网络安全法》等，为个人信息保护提供了日渐完善的政策依据。综上，我国公众健康信息学的发展已经具有相当规模，未来将继续扩大。

四、学科体系逐步形成：公众健康信息学未来展望

（一）定义与功能

公众健康信息学是利用信息技术与医学科学的发展，研究并实施促使公众获取、理解并利用其所需健康信息的方法的应用型交叉专业领域，是医学信息学的扩展和分支领域，与信息学、传播学、生物学、社会学、教育学、心理学等多个学科交叉。随着信息技术与生物科学的快速发展，公众健康信息学概念的内涵与外延一直发生着动态演变。不过，其本质都是为公众提供个性化的健康信息服务，其根本目的都是提高公众的健康水平。未来，我国公众健康信息学发展应关注以下4个方向。一是面向患者展开的健康信息服务，是传统医疗实践在机构外和线上的延伸，主要包括远程医疗服务，这是公众健康信息学早期的实践方式，也是当前发展比较成熟的实践方式。目前，在欧美国家，互联网医疗服务受到比

较严格的限制，相比之下，我国正在积极发展互联网医疗，未来应加强政策监管。二是个人健康信息系统的建立与完善。目前我国电子档案数据的主要来源仍然是医疗机构提供的个人诊疗信息，对于公众健康信息学的发展来说，未来需要积极促进个人健康档案与电子病历、体检数据、移动健康数据的集成与融合，构建并完善系统、全面的健康信息数据库，推进个人访问和管理健康信息权限的实现。三是继续推进公众健康信息平台的建立和完善，帮助公众获取和利用有质量保障和有针对性的健康信息，提高信息服务质量，减少数字鸿沟，关注弱势群体的健康信息需求。四是推进移动健康的研发、应用与管理。个性化数字健康服务是基于生物传感器和移动网络技术而发展的，具有巨大的潜力，在未来可能成为公众健康信息学的主体内容。

（二）教育实践

教育和人才培养是公众健康信息学知识体系积累和未来发展动力的根本保障，未来应作为发展的重点。在科研层面，我国公众健康信息学还缺乏系统性的理论研究；在教育层面，我国大陆地区尚未开展针对专业人员的教育实践。健康信息专业人员主要包括医疗领域内的医生、护士、医院管理者、政策制定者，以及信息技术领域内的技术专业人员和管理者。教育方式包括针对相关工作人员的短期培训课程，以及针对本科生或研究生的必修或选修课程。高校、医院、研究机构、企业等应根据其特点和需求开展相应的教育和培训。此外，面向公众的教育培训，一方面应按照公众的健康信息需求类型对公众进行区分，从而提供更具针对性的健康信息教育与指导服务；另一方面应充分关照那些对健康信息有需求但因文化水平或经济障碍难以获取或利用信息的人群，主要包括老年人、残疾人、文盲、贫困人群和农村人口，根据他们的特征和需要提供教育与指导服务。

（三）未来展望

随着人口老龄化与疾病谱的改变，新技术的应用和发展，以及公众健康意识的不断提高，我国公众健康信息需求高涨，但公众健康信息学研究与实践远远不能满足公众的健康与决策需求。未来，应充分发挥我国在5G互联网基础建设上的优势，在《"健康中国2030"规划纲要》的指导和推进下，继续扩大公众健康信息学的运用规模。精准医学和医学人工智能的发展将为公众健康信息学在个性化服务方面的功能扩展带来新的契机。与此同时，一个亟须应对的挑战是数据安全与隐私保护等规范制度的建立和完善。让完善的制度建设走在相关技术与服务常规化应用的前面。在COVID-19疫情防控背景下，远程医疗、信息传播和移动健康在应对突发公共卫生事件中的优势和功能得以凸显，但也暴露出一些短板。

公众健康信息学的发展既迎来空前的机会，也面临来自道德、法律和社会方面的挑战。我国应在借鉴各国经验的基础上，紧密结合中国公众的文化心理与现实需求，加快推进强化数据安全和隐私保护政策的制定和实施进程，多学科协作为公众健康信息服务的发展铺平道路。

（刘　辉）

参 考 文 献

［1］兰小筠，梁昌标．用户健康信息学的起源与概念［J］．当代医学，2009，15（16）：21-23.

［2］WHO．What is the WHO definition of health？［EB/OL］．［2021-01-26］．https：//www.who.int/about/who-we-are/frequently-asked-questions.

［3］DEMIRIS G．Consumer health informatics：past，present，and future of a rapidly evolving domain［J］．Yearbook of medical informatics，2016，25（S1）：S42-S47.

［4］EYSENBACH G．Recent advances：consumer health informatics［J］．British medical journal，2000，320（7251）：1713-1716.

［5］GIBBONS M C，WILSON R F，SAMAL L，et al．Impact of consumer health informatics applications［R/OL］．Evidence report/technology assessment，（2009-01-09）［2021-02-23］．https：//www.ncbi.nlm.nih.gov/books/NBK32638/pdf/Bookshelf_NBK32638.pdf.

［6］EYLER A A．Consumer health informatics：improving patient engagement［J］．Translational behavioral medicine，2011，1（1）：10.

［7］The American Medical Informatics Association．Consumer health informatics［EB/OL］．［2021-01-21］．https：//www.amia.org/applications-informatics/consumer-health-informatics.

［8］United Nations Department of Economic and Social Affairs，Population Division．World population ageing 2020 highlights：living arrangements of older person［R/OL］．［2021-02-16］．https：//www.un.org/development/desa/pd/sites/www.un.org.development.desa.pd/files/undesa_pd-2020_world_population_ageing_highlights.pdf.

［9］中文互联网数据资讯网．中国发展报告2020：中国人口老龄化的发展趋势和政策［R/OL］．（2020-06-19）［2021-01-26］．http://www.199it.com/archives/1068230.html.

［10］ZHOU M，WANG H，ZENG X，et al．Mortality，morbidity，and risk factors in China and its provinces，1990-2017：a systematic analysis for the global burden of disease study 2017［J/OL］．The Lancet（British edition），2019，394：1145-1158.

［11］中华人民共和国中央人民政府．国务院关于实施健康中国行动的意见［EB/OL］．（2019-07-15）［2021-01-22］．http://www.gov.cn/zhengce/content/2019-07/15/content_5409492.htm.

［12］代涛．中华医学百科全书·医学信息学［M］．北京：中国协和医科大学出版社，2017.

［13］中华人民共和国中央人民政府．健康中国行动（2019—2030）．健康中国行动推进委员会［EB/OL］．（2019-07-15）［2021-01-28］．http://www.gov.cn/xinwen/2019-07/15/content_5409694.htm.

［14］徐璐璐，杜建，叶鹰．21世纪以来医学信息学研究走向及其健康信息学转向［J］．情报学刊，2020，39（7）：777-786.

［15］唐凤，方向明. 国外消费者健康信息学研究综述［J］. 图书情报工作，2018，62（2）：145.

［16］HOU L，KANG H，LIU Y，et al. Mining and standardizing Chinese consumer health terms［J］. BMC medical informatics and decision making，2018，18（5）：107-117.

［17］ZHAO W，LU P，YU S，et al. Consumer health information needs in China—a case study of depression based on a Social Q&A community［J］. BMC medical informatics and decision making，2020，20：130.

［18］SUAREZ-LLEDO V，ALVAREZ-GALVEZ J. Prevalence of health misinformation on social media：systematic review［J］. Journal of medical Internet research，2021，23（1）：e17187.

［19］闫慧，余章馗，姜怡婷，等. 国内外消费者健康信息学研究进展［J］. 图书情报工作，2017，6（36）：135-142.

［20］宋士杰，赵宇翔，朱庆华. 健康信息获取渠道对健康素养培育的影响——基于城乡异质性视角［J］. 图书与情报，2018（5）：36-43.

［21］HUH J，KOOLA J，CONTRERAS A，et al. Consumer health informatics adoption among underserved populations：thinking beyond the digital divide［J］. Yearbook of medical informatics，2018，27：146-155.

［22］JOTTERAND F，AMODIO A，ELGER B S. Patient education as empowerment and self-rebiasing［J］. Medicine，health care，and philosophy，2016，19：553-561.

［23］PLUYE P，EL SHERIF R，GRANIKOV V，et al. Health outcomes of online consumer health information：A systematic mixed studies review with framework synthesis［J］. Journal of the association for information science and technology，2019，70（7）：643-659.

［24］STRAIN T，WIJNDAELE K，DEMPSEY P C，et al. Wearable-device-measured physical activity and future health risk［J］. Nature medicine，2020，26：1385-1391.

［25］CONN N J，SCHWARZ K Q，BORKHOLDER D A. In-home cardiovascular monitoring system for heart failure：comparative study［J］. JMIR mHealth and uHealth，2019，7（1）：e12419.

［26］姚小慧，邵堃，王雯云，等. 基于隐式感知的老人认知健康评估系统［J］. 计算机应用与软件，2018，35（3）：70-74.

［27］DEBARD G，MERTENS M，DESCHODT M，et al. Camera-based fall detection using real-world versus simulated data：how far are we from the solution?［J］. Journal of ambient intelligence & smart environments，2016，8（2）：149-168.

［28］MOURA I，TELES A，SILVA F，et al. Mental health ubiquitous monitoring supported by social situation awareness：a systematic review［J］. Journal of biomedical informatics，2020，107：103454.

［29］Official Website of The Office of the National Coordinator for Heath Information Technology. EMR vs EHR–What is the Difference?［EB/OL］.（2011-01-04）［2021-03-10］. https：//www.healthit.gov/buzz-blog/electronic-health-and-medical-records/emr-vs-ehr-difference.

［30］Official Website of The Office of the National Coordinator for Heath Information Technology. What are the differences between electronic medical records，electronic health records，and personal health records?［EB/OL］.［2021-03-10］. https：//www.healthit.gov/faq/what-are-differences-between-electronic-medical-records-electronic-health-records-and-personal.

［31］COATS H，SHIVE N，DOORENBOS A Z，et al. Integration of person-centered narratives into the electronic health record：study protocol［J］. Nursing research，2020，69（6）：483-489.

［32］LAI A M，HSUEH P Y S，CHOI Y K，et al. Present and future trends in consumer health informatics and patient-generated health data［J］. Yearbook of medical informatics，2017，26（1）：155-157.

［33］张大庆. 数字健康人文：概念、问题与方法［J］. 医学与哲学，2021，42（3）：10-16.

［34］REDDY S，ALLAN S，COGHLAN S，et al. A governance model for the application of AI in health care［J］. Journal of the American medical informatics association，2020，27（3）：491-497.

［35］陈玲，张凌，张向阳，等. 健康信息技术在医疗中使用的问题及对策［J］. 中国病案，2017，18（1）：37-40.

［36］董学润. 大数据分析及处理综述［J］. 中国新通信，2021，23（1）：67-68.

［37］管理科学技术名词审定委员会. 管理科学技术名词［M］. 北京：科学出版社，2016.

［38］储节旺，郭春侠. 知识管理学科兴起的基础及文献计量分析［J］. 情报理论与实践，2011，34（4）：15-20.

［39］刘志国，于魁，薄建柱. 基于知识管理的医学信息学理论基础研究［J］. 中华医院管理杂志，2008（12）：841-843.

［40］WETTER T. Consumer health informatics：new services，roles，and responsibilities［M］. Cham：Springer International Publishing AG，2015.

［41］杨思洛，王雨. 改革开放以来中国科学计量学研究现状及发展态势［J］. 信息与管理研究，2020，5（Z2）：32-41.

［42］代涛. 中华医学百科全书·医学信息学［M］. 北京：中国协和医科大学出版社，2017.

［43］朱庆华，韩文婷，吴琼，等. 健康信息学研究：起源、现状与未来［J］. 信息资源管理学报，2018，4：4-14，97.

［44］THORNTON K. Directions and opportunities in health informatics in British Columbia［J］. Methods of information in medicine，1994，33（3）：299-301.

［45］鲍玉荣，姜琳琳. 我国远程医疗发展的回顾与展望［J］. 中国数字医学，2019，14（5）：99-102.

［46］MACCOBY N. The Stanford heart disease prevention program［J/OL］. Consumer behavior in the health marketplace：a symposium proceedings，1976.［2021-02-01］. https：//digitalcommons.unl.edu/conhealthsymp/5.

［47］GUSTAFSON D H，HAWKINS R P，BOBERG E W，et al. CHESS：10 years of research and development in consumer health informatics for broad populations，including the underserved［J］. International journal of medical informatics，2002，65（3）：169-177.

［48］International Medical Informatics Association［EB/OL］.［2021-02-16］. https：//imia-medinfo.org/wp/.

［49］American Medical Informatics Association［EB/OL］.［2021-02-16］. https：//www.amia.org/about-amia/mission-and-history.

［50］MOEHR J R, GRANT A. Medical informatics and medical education in Canada in the 21st century［J］. Clinical and investigative medicine, 2000, 23（4）: 275-280.

［51］GUSTAFSON D H, HAWKINS R, BOBERG E, et al. Impact of a patient-centered, computer-based health information/support system［J］. American journal of preventive medicine, 1999, 16: 1-9.

［52］MCMULLAN M. Patients using the Internet to obtain health information: how this affects the patient-health professional relationship［J］. Patient education and counseling, 2006, 63: 24-28.

［53］管鹏程, 许蓉, 雷健波. 消费者健康信息学的发展和进展［J］. 卫生信息化论坛, 2011, 6（4）: 64-66, 70.

［54］彭琰, 严莉, 朱红, 等. 美国用户健康信息学教育模式探析［J］. 医学信息学杂志, 2011, 32（9）: 12-15.

［55］LAU A Y S, STACCINI P. Artificial intelligence in health: new opportunities, challenges, and practical implications［J］. Yearbook of medical informatics, 2019, 28（1）: 174-178.

［56］PARSONS J A. The telemedical imperative［J］. Bioethics, 2021, 35（4）: 298-306.

［57］程小琴. 智能可穿戴: 中美超百款获批医用可穿戴产品名单首次公开［N/OL］. 动脉橙,（2020-06-23）［2021-03-01］. https://www.cn-healthcare.com/articlewm/20200623/content-1124367.html.

［58］中文互联网数据资讯网. 皮尤研究中心: 21%的美国成年人经常使用智能手表或健身追踪器［N/OL］.（2020-01-11）［2021-01-24］. http://www.199it.com/archives/996916.html.

［59］艾媒网. 2016—2017中国移动医疗健康市场研究报告［R/OL］.（2017-03-01）［2021-03-04］. https://www.iimedia.cn/c400/49397.html.

［60］中国互联网络信息中心. 第46次中国互联网络发展状况统计报告［R/OL］.（2020-09-03）［2021-02-23］. http://www.cnnic.cn/gywm/xwzx/rdxw/202009/W020200929343125745019.pdf.

第二章 公众健康信息资源与获取

第一节 公众健康信息内容

在信息化和大健康的背景下，健康信息是公众关注的热点内容，对公众健康行为有深刻影响。梳理公众健康信息包含的内容，明确公众健康信息的范畴，是顺利开展公众健康信息学研究的前提。公众健康信息包括两类，一类是共性的健康知识，另一类是个性的健康数据。公众健康信息内容涉及范围广泛，从健康延伸到疾病，从知识延伸到数据，从日常保健延伸到疾病就诊，从一般常识延伸到个性化健康定制。因此，本节主要涉及生理健康常识及个人数据、心理健康常识及个人数据、日常养生保健方法、疾病常识与就诊知识、管理类健康知识和数据、个性化健康定制。

一、生理健康常识及个人数据

健康是个体在面临社会、生理和心理挑战时的自我管理和适应能力。生理健康常识及个人数据是公众健康信息内容的基本内容。

（一）生理健康范畴

生理健康（physical health），也称躯体健康，是指躯体的结构完好、功能正常，躯体与环境之间保持相对的平衡。生理健康常识包括人体基本生理指标的正常范围、人体各类器官或系统的组成及功能、人体内的主要营养物质，以及人体内常见激素的作用等。人体基本生理指标情况是衡量健康与否的重要标准，公众经常了解的基本生理指标包括心率、体温、血压、体重指数等，例如正常体温为 36～37℃，正常心率为 60～70 次/分等。躯体健康标准包括身材匀称、脏器功能结构良好、体征正常、应变能力强、精力充沛、反应敏锐等。衡量人的生理健康可以用比较客观和具体的形态、生理功能的各项指标。

（二）健康档案与健康体检

1. 健康档案 健康档案是用来记录一个人一生的生命体征变化及自身所从事过的与健康相关的一切行为与事件，具体主要包括每个人的生活习惯、既往病史、诊断治疗情况、家族病史及历次体检结果等。健康档案是一个动态连续且全面的记录过程。健康档案主要包括个人健康档案、家庭健康档案和社区健康档案。生理健康个人数据主要来自个人健康档案，由个人健康问题记录和周期性健康检查记录两部分组成，主要包括个人一般资料、生活习惯及嗜好、既往健康状况、心理健康状况、生活事件、周期性健康检查记录、预防接种记录、健康问题记录。

2. 健康体检 健康体检是指通过医学手段和方法对受检者进行身体检查，目的是了解受检者健康状况、早期发现疾病线索和健康隐患。健康体检项目可根据疾病预测指向的变化和个体差异、地域差异、社会形态差异、个人教育背景差异等因素进行调整。健康体检项目包括血液检查、尿液检查、便检查、医学超声检查、心电图检查、X线检查、红外线乳透检查等。健康体检结果及健康保健指导有助于了解总体的健康状况，有助于指导疾病预防和治疗。

（三）体质测定

体质就是身体质量，而评价身体质量的好坏是一个相当复杂的过程。体质主要包括身体形态发育水平、身体功能、身体素质、心理因素及适应能力。目前体质测定的指标主要包括身体形态、身体功能、身体素质3个方面。体质的测定是根据多项指标综合打分的结果，反映一个人的健康程度、活力，乃至对外界变化和疾病的反应能力。国家和各级政府部门通过科学的体质测定可以了解和掌握国民体质状况，鼓励群众积极参加体育健身活动，指导群众科学健身。

二、心理健康常识及个人数据

心理健康是充分发挥个体潜能，保持内部心理协调与外部行为适应相统一的良好健康状态。

（一）心理健康范畴

心理健康（mental health），也称心理卫生，是指以积极有益的教育和措施，维护和改进人们的心理状态以适应当前和发展的社会环境，使生理、心理和社会功能保持良好或完满的状态。心理健康既表现在个体与环境互动时的适应行为上，也蕴含于相对稳定并处于动态发展和完善中的心理特质内。

（二）心理健康的标准

衡量心理健康，依据的主观因素比较多，标准并不完全统一。世界心理卫生联合会提出心理健康的标志：①身体、智力、情绪十分调和；②适应环境，人际关系中彼此能谦让；③有幸福感；④在工作和职业中，能充分发挥自己的能力，过着有效率的生活。

美国心理学家马斯洛（Maslow）与密特尔曼（Mittelmann）提出10项标准：①充分的安全感；②充分了解自己，对自己的能力可做出恰当的判断；③生活目标能切合实际；④与现实环境保持接触；⑤能保持人格的完整与和谐；⑥具有从经验中学习的能力；⑦能保持良好的人际关系；⑧适度的情绪发泄与控制；⑨在不违背集体意志的前提下，能够有限度地发挥个性；⑩在不违背社会规范的情况下，个人的基本需求能恰当满足。

我国学者对心理健康的标准主要集中在：①智力发展正常；②情绪乐观稳定；③意志品质健全；④人际关系和谐；⑤人格健全完整；⑥适应社会环境。

（三）心理评估与心理咨询

1. 心理评估　心理评估是应用心理学的理论和方法对人的心理品质及其水平作出的鉴定。心理品质包括心理过程和人格特征等内容，如情绪状态、智力水平、性格特征等。在健康心理学领域，心理评估有助于维护和促进公众的心理健康。应用心理评估方法，可以了解不同人群的心理特征。

心理评估的基本程序：首先，要确定评估目的，明确评估希望达到的目标；其次，要详细了解被评估者当前心理问题，了解问题的起因及发展、可能的影响因素、早年生活经历、家庭背景、当前的人际交往等，主要应用调查法、会谈法和观察法；再次，要对被评估者存在的重点问题进行深入了解和评估，这个过程经常要应用心理测验方法，心理测验按测验目的可分为智力测验、人格测验、特殊能力测验、诊断性测验；最后，要对评估获得的资料进行分析、处理，得出评估结论，并对有关人员解释评估结果。

2. 心理咨询　心理咨询是在心理上给予咨询者指导和帮助的过程。通过心理咨询，心理学家能够帮助咨询者解决心理上的疑难问题，解脱心理上的苦恼，改善人际关系，提高应对各种事物的能力，从而促进其主动调节与适应环境的能力，促进身心健康的发展。心理咨询是解决紧张应激压力的手段，可防治心身疾病，促进健康长寿，也是心理卫生知识传播的途径之一。常用的心理咨询方式有门诊咨询、院内咨询或会诊、信件咨询与专栏咨询、电话咨询、访问咨询及网上咨询。心理咨询的手段包括宣泄、领悟、强化自我控制及增强自信心等。

三、日常养生保健方法

近年来，养生保健信息受到广泛关注，在媒体和社会不断被传播，学术领域也不断有新方法被总结提出，但是仍存在一些认知误区。科学证据为养生保健方法提供了有力的鉴别工具，能推广有效的养生保健方法，增强公众接受养生的信息。

（一）养生保健范畴

关于养生的概念，分布在我国传统医学典籍、中医相关教材、科普著作、辞书等书籍中。国家"十三五"规划教材《中医养生学》中指出："养生，又称摄生、道生、卫生、保生等。养生之养，含有保养、修养、培养、调养、补养、护养等意；生，就是指人的生命"。首部《中医大辞典》解释"养生"为："研究增强体质，预防疾病，以达到延年益寿的理论和方法"。《灵枢·本神篇》关于养生的经典论述为："故智者之养生也，必顺四时而适寒暑，和喜怒而安居处，节阴阳而调刚柔。如是则僻邪不至，长生久视。"关于保健一词，有观点认为它是日语外来语，例如在《日语外来语新词典》中，保健有全面健康和公共卫生之意。

（二）传统养生方法

中国传统养生倡导积极养生保健观。《素问·上古天真论》说："上古之人，其知道者，法于阴阳，和于术数，食饮有节，起居有常，不妄作劳，故能形与神俱，而尽终其天年，度百岁乃去。"

养生主要通过修身养性、情志养生、饮食养生、生活起居养生、运动养生等多个方面来增强机体的免疫功能，提高抗病能力，从而达到养生保健的目的。①修身养性：《黄帝内经》认为养生保健要做到恬淡虚元、精神内守、乐天知命，强调了修身养性的重要性。自然界存在着春生、夏长、秋收、冬藏的变化。人们在养生过程中，也应顺应自然界变化，调节脏腑的机能活动，注意保持机体阴阳平衡。精充、气足、神旺为养生之基础。②情志养生：情志是指人的怒、喜、思、悲、恐、忧、惊七种不同的情志变化，是人对周围事物变化所做出的反应。《素问·阴阳应象大论》说："天有四时五行，以生长收藏，以生寒暑燥湿风。人有五脏化五气，以生喜怒忧思恐。故喜怒伤气，寒暑伤形。"心为五脏六腑之大主，七情虽各有脏腑所属。各有偏伤，然统归于心，所以情志养生，重点在于修心、养心。人体的七情变化和调节也要和自然界的变化同步。③饮食养生：《素问·上古天真论》提出"饮食有节"。所谓"饮食有节"，就是饮食要有"度"。饮食失"度"，则可致疾病起。《黄帝内经》提出："五谷为养，五果为助，五畜为益，五菜为充，气和而服之，以补益精气。"主张建立合理的膳食结构。④生活起居养生：《黄帝内经》提到"起居有常"才能"形与神俱"，维持人体的健康长寿。同时，根据自然界阴阳的变化，人们也要相应地进行养生。所谓"春夏养阳，秋冬养阴"即是如此。⑤运动养生：《素问·宣明五气篇》指出："久卧伤气，久坐伤肉"，认为人应当进行适量的运动，而久卧、久坐对人体的健康都是不利的。另外，运动的强度、形式等也要根据四时变化来调整。

（三）国外保健方法

随着世界范围内健康意识的日益增强，国外很多研究提出了规律作息与睡眠、健康饮食、心理健康、体育锻炼和限制久坐等保健方法。①规律作息与睡眠：国外研究显示规律作息与健康之间存在关联。美国国家睡眠基金会对不同年龄段人群的所需睡眠时间进行修改提议，其中成年人（26～64岁）睡眠时间范围为7～9小时。②健康饮食：合理膳食与人类健康息息相关，健康的膳食模式可降低心血管疾病、高血压、2型糖尿病等多种疾病的发病风险。另外，世界卫生组织还建议戒烟戒酒，进一步强调健康饮食应该"减少饮酒，最好滴酒不沾"。③心理健康：2001年世界卫生组织发表了《心理健康：新理解，新希望》的报告，报告提议要正确了解心理疾病是怎样由基因、生物、社会和环境因素共同导致的，理解心理和生理健康是不能真正分开的，它们是相互影响的。世界卫生组织提出，被长久忽略的心理健康对个体的整体良好状态是至关重要的。④体育锻炼和限制久坐：世界卫生组织2020年发布的《体育锻炼和久坐行为指南》中建议成年人（18～64岁）都应定期进行体育锻炼，另外还应该限制久坐的时间，用任何强度的活动（包括轻度运动）来代替久坐行为都可产生益处。

四、疾病常识与就诊知识

疾病常识与就诊知识有助于疾病的预防、早诊早治和恢复健康状况。

（一）疾病范畴

疾病是机体在一定病因的损害性作用下，因自稳调节紊乱而发生的异常生命活动过程。在多数疾病中，机体对病因所引起的损害可产生一系列抗损害反应，表现为疾病发展过程中各种复杂的功能、代谢和形态结构的异常变化，而这些变化又可使机体各器官系统之间，以及机体与外界环境之间的协调关系发生障碍，从而引起各种症状、体征和行为异常，特别是会导致机体对环境适应能力和劳动能力减弱甚至丧失。从身体系统失衡的疾病观来看，疾病不仅是人体内的一种病理过程，而且是身体内外环境不协调、不适应的客观表现。这个不协调、不适应的客观表现，是可以早期发现并调整的，不仅表现在躯体上，也会反映在精神和心理上。在疾病的整个发生、发展过程中，身心因素相互作用、相互影响。

（二）健康危险因素相关知识

健康危险因素是指机体内外存在的使疾病发生和死亡概率增加的诱发因素，

包括个人特征、环境危险因素、生理参数、症状或亚临床疾病状态等。①环境危险因素：分为自然环境危险因素和社会环境危险因素，包括物理、化学、生物等因素以及生态平衡、人口数量和素质、居民文化背景等社会因素；②心理、行为危险因素：吸烟、酗酒、滥用药物、不健康性行为等；③生物遗传危险因素：年龄、性别、遗传、免疫等；④医疗服务中的危险因素。

（三）国际疾病分类

国际疾病分类是为了对世界各国人口的健康状况和死因进行差别分析，面对各种疾病作出的国际通用的统一分类。ICD-10（The International Statistical Classification of Diseases and Related Health Problems 10th Revision）即疾病和有关健康问题的国际统计分类（第10次修订本），或国际疾病与相关健康问题统计分类（第10版），是世界卫生组织（WHO）依据疾病的某些特征，按照规则将疾病分门别类，并用编码的方法来表示的系统。

（四）就诊知识

就诊一般是指患者通过到医院门诊就医完成的一系列诊治活动。掌握就诊知识有助于患者及时有效地从医院得到疾病诊治和健康指导。但是现在医院规模越来越大，医学专业也越分越细，传统的就医方式面临着改变，需要及时了解与医院、医生诊疗行为相关的各种知识，例如对于如何选择就诊医院，各个医院应提供就诊须知或就医指南。到医院门诊看病的过程包括挂号、候诊、医生接诊，各种化验、检查、划价、缴费、取药、治疗等环节。病历是每个人健康状况的历史记录，门诊的各种检验报告、CT等影像检查报告、就诊时病情等都要记录于病历，其可为以后医生接诊时提供重要的参考依据。门诊病历一定要详细填写，如果有药物过敏史，病历上要记录清楚，医生开药时就可以避免发生意外。

五、管理类健康知识和数据

管理类健康知识从社会、立法、金融等方面，对健康与疾病相关因素进行专业化的描述，方便个人得到全面的健康维护和保障服务，以利于健康维护与疾病预防，降低医疗开支，提高生命质量。

（一）健康保险范畴及分类

健康保险（health insurance）是以人的身体健康为标准，对因治疗疾病或意外伤害所发生的医疗费用，或因疾病、意外失能所致收入损失的保险，同时健康保险还包括被保险人因年老、疾病或伤残需要长期护理而给予经济补偿的保险。健康保险可分为社会医疗保险和商业健康保险。

（二）社会医疗保险

社会医疗保险是国家实施的基本医疗保障制度，是为保障人民的基本医疗服务需求，国家通过立法形式强制推行的医疗保险制度。大多数国家的社会医疗保险制度都是通过法律强制实施的，而非个人或者被保险人的自由选择。社会医疗保险采用大数法则分摊风险的机制和社会互助原则。社会医疗保险分为城镇职工医疗保险、城乡居民基本医疗保险。

（三）商业健康保险

商业健康保险是在被保险人自愿的基础上，由商业保险公司提供的健康保险保障形式。被保险人根据自身健康保险的需求，自由选择保险公司，通过与其签订保险合同的方式获得健康保险保障。目前中国的商业健康保险按照保险的责任可划分为四类，即疾病保险、医疗保险、失能收入损失保险和护理保险。

（四）分级诊疗

身体不适需要就医时，首先要选择合理的就医路线。分级诊疗是指按照疾病的轻重缓急及治疗的难易程度进行分级，不同级别的医疗机构承担不同疾病的治疗，逐步实现从全科到专业化的医疗过程。分级诊疗制度的内涵即基层首诊、双向转诊、急慢分治、上下联动。基层首诊就是坚持群众自愿的原则，通过政策引导，鼓励常见病、多发病患者首先到基层医疗卫生机构就诊。建立分级诊疗制度，需实现慢性病、常见病、多发病的基层首诊和转诊，并构建布局合理、层级优化、功能完善、协同联动的城乡医疗卫生服务体系，结合疾病诊疗特点，围绕患者预防、治疗、康复、护理等不同需求提供科学、适宜、连续、高效的诊疗服务。

六、个性化健康定制

个性化健康定制是基于个体的健康现状（个人既往病史、健康体检、医疗信息、遗传基因信息、个人生活饮食习惯和周边环境等信息），对生活方式和行为习惯进行调查，结合个性化的健康体检，建立个人健康档案。在此基础上，提出切合本人的个性化健康管理计划，使个人得到全面的健康维护和保障服务，以利于健康维护与疾病预防，降低医疗开支，提高生命质量。

（一）个性化健康风险评估

健康风险评估是用于描述和估计某一个体未来发生某种特定疾病或因为某种特定疾病导致死亡的可能性。健康风险评估是对个人的健康状况及未来患病和/或死亡危险性的量化评估。通过健康风险评估，能帮助个体综合认识健康危险因素，鼓励和帮助个体纠正不健康的行为，从而制定个体化的健康干预措施并评价其有效性。

（二）个性化健康管理计划定制

个性化健康管理计划是通过健康干预手段，帮助人们建立健康的生活方式和行为习惯，降低发病危险性，进而预防疾病。个性化健康管理计划的主要内容包括综合体检方案、系统养生保健方案、健康教育处方、运动处方、饮食指导处方、个人健康档案管理。

定制个性化健康管理计划主要包括：①收集个人健康信息，并根据收集的信息建立个人健康档案，收集个人健康信息的方式主要是问卷调查和健康体检；②评价个体健康危险因素，根据个人健康档案、问卷调查资料和健康体检资料，运用评价年龄法进行个体健康危险因素的计算，并对个体健康状况进行分析评价；③撰写健康管理计划实施方案，根据健康危险因素评价结果，制定健康管理计划实施方案，包括综合体检方案、综合保健方案、健康教育处方、饮食及运动处方等；④跟踪随访，调整健康管理计划，随时对个体健康管理计划的实施情况进行随访，促进健康管理计划的实施，定期对个体的健康状况和行为方式进行调查，对调查结果和体检结果进行分析评价，并及时更新健康档案中的相应内容，根据个体的反馈情况和检查结果对个体健康管理计划进行适当调整。

第二节　公众健康信息获取

信息获取是指围绕一定的目标，在一定的范围内，通过一定的技术手段和方式方法获得原始信息的活动和过程。在日常生活中，公众获取健康信息的途径是多种多样的，除大众媒体和人际传播等传统媒介外，日益发展的网络媒体、健康互联等新技术为健康信息获取带来了新的手段和方法。公众在主动获取健康信息的过程中，首先会明确信息需求，然后根据需求搜寻目标，选择相应的信息来源和合适的途径，最后通过检索和查询的方式获取和利用健康信息。不同情况下，公众获取健康信息所选择的方式不同，可能在获取信息工具、渠道等方面遇到阻碍。因此，选择恰当的、高效的方法，既可以降低信息获取成本，又可以提高信息利用效率。常见的公众健康信息获取方法与技术包括信息检索、信息浏览和信息挖掘等。

一、获取途径

健康信息具有内容丰富、载体多样的特点，常用的公众健康信息获取途径包括传统媒介、网络媒体和健康物联等平台。

（一）传统媒介

国内外许多学者对公众健康信息获取途径的调查表明，电视、报纸、杂志等大众媒体和人际传播是公众获取健康信息的主要途径，其普及率高、使用方便、受众广泛、获取信息门槛低，可以满足不同层次用户的健康信息需求。通过大众媒体获取的健康信息内容丰富、形式多样，但信息质量参差不齐，往往需要鉴别利用。专业医护人员开展的病患教育可为用户提供科学适用的健康信息，是具有明确信息需求的公众获取健康信息的有效途径之一。

（二）网络媒体

随着信息环境变化，互联网逐渐成为公众获取健康信息的首选途径。与传统健康信息传播途径相比，互联网具有信息量大、内容丰富、更新及时、表现形式多样等特点。常见的互联网健康信息获取渠道包括专业健康网站、门户网站的健康频道、健康论坛、健康博客等。

基于互联网技术的新媒体不受时间和空间的限制，信息的传播更加迅速、便捷，成为新的健康信息获取途径。通过新媒体获取健康信息具有成本低、互动性强的优势。目前新媒体健康信息平台主要有大众传媒的新媒体端、细分垂直类媒体两种类型。社交媒体、个人自媒体、慕课、短视频、知识付费平台等新媒体形式大大促进公众获取健康信息的参与性和互动性，公众通过新媒体不仅能够获取信息还可以传播信息，每个用户既是健康信息的使用者，也是健康信息的传播者。

（三）健康物联

健康物联是移动通信技术、互联网技术和健康服务融合的产物，是电子健康（telemedicine，telehealth）和远程医疗的新扩展，使用户与健康服务提供者可以随时、随地、随身获得相关健康信息（包括个人健康信息和医疗记录），以便加强对疾病的管理和健康促进。人体佩戴或植入体内的生物传感器能够采集身体重要的生命体征信息（如温度、血糖、血压、血氧和心电信号等）、人体活动或状态信息，以及人体所在环境、位置信息，这些信息传输到附近或随身携带的健康网关设备，经处理通过无线链路发送到后台服务中心，从而实现对生命体征状况的远程感知。由生物传感器组成的健康物联设备是直接面向用户并为其提供服务的基础设备，是用户直接获取自身健康数据的途径之一。

常用的可穿戴健康设备包括血糖仪、数字血压计、血气分析仪、数字脉搏和心率监视器等。移动健康App与用户的可穿戴健康设备或其他感知终端保持信息连接，接收其采集到的各类健康医疗和情境数据，并对这些数据进行必要的加工处理和可视化分析，为用户提供便捷的健康信息服务。移动健康App改变了获取健康信息的方式，在保证数据安全和用户隐私的前提下，将数据信息分享到医护团队及医院信息系统、基层医院、社交网络，促进健康医疗效果的改善。此外，移动健康App还可以为专业医疗护理人员提供标准的医护路径、临床管理、医学知识和技能培训等，从而提高医院及专业机构的工作效率及专业能力。

二、获取流程

根据健康信息获取行为的不同阶段，健康信息获取流程基本可以分为明确信息需求、选择合适的途径和来源、获得认证和授权、信息获取和保存以及信息评估利用5个环节。

（一）明确信息需求

个体的健康信息查询行为通常是在健康信息需求的刺激下产生的，个体对健康信息需求的强烈程度决定了健康信息查询行为发生的可能性。明确信息需求对于个体实现更加准确、高效的健康信息查询行为有着重要意义。

不同用户群体所关注的健康信息具有明显的指向性，同时健康信息需求也与信息刺激密切相关。Johnson等学者于1997年提出经典健康信息查询行为通用模型（comprehensive model of information seeking，CMIS），该模型认为，信息查询行为的主要影响因素包括3个方面：背景因素（人口学特征和直接经验）、个人相关因素（对某一主题信息的知觉显著性和既有信念）、对信息渠道相关特征的感知程度。

（二）选择合适的途径和来源

明确信息需求之后，用户可根据所设置的信息搜寻目标，选择合适的信息途径和来源。途径和来源的选取通常伴随搜索成本－效益分析。获取信息的成本一般是指获取健康信息时所耗费的时间、费用和精力，获取信息的收益是指用户在获取信息后对自己的心理健康和生理健康方面产生的影响。研究指出，信息查找遵循"最小努力原则"，即信息查找者是否能够与信息系统交互，在很大程度上取决于用户能否以最小的努力获取最大价值的信息。

（三）获得认证和授权

获取信息认证与授权，指用户需完成某些认证与授权步骤，才可取得部分特定信息的访问权。例如，国家人口健康科学数据中心（PHDA）要求用户申请前必须仔细阅读《国家人口健康科学数据中心数据申请说明》，补充完善用户信息和数据用途信息，签署数据共享使用责任书，用户才能通过协议约定的形式获取相应的数据服务。

（四）信息获取和保存

确定信息采集的途径和来源之后，用户通过检索和浏览的方式查找、获取所需健康信息。查全率、查准率是信息采集的效率指标，如果检索途径和方法选择不当，可能会造成信息漏检或误检。对检索到的原始信息，常常需要运用分析比较法、专家咨询法、数学核算法等判断信息的可信度，以识别和剔除某些虚构或商业误导性不良信息。而后，按照统一性、便利性、有序性和先进性的原则选择合适的储存形式进行保存，实现健康信息资源的集中管理和开发利用。

（五）信息评估利用

对健康信息的全面性和准确性进行评估，需要进一步调整信息来源、采集途径和方法，直至获得科学且适用的健康信息，同时不断提升健康信息素养，以达到健康促进的目的。

三、获取方法与技术

（一）信息检索

信息检索（information retrieval）是指按照一定的方式加工、整理、组织信息并将其存储起来，信息用户根据需要利用检索工具通过一定的途径、方法查找出有关信息的过程，又称信息存储与检索。信息检索是医学领域用户查询和获取医学信息的主要方法和手段。常用的医学信息检索技术有布尔逻辑检索、智能检索、限定检索、截词检索、加权检索、聚类检索等，其中布尔逻辑检索、截词检索等在检索过程中使用较为广泛。

1. **布尔逻辑检索** 在信息检索过程中，检索问题往往涉及多个概念及多个同义词或相关词。为了正确表达信息检索需求，一般通过布尔逻辑运算符对不同检索词或概念进行组配表达。布尔逻辑运算符有逻辑与、逻辑或和逻辑非3种。逻辑与用"*"或"AND"表示，检索结果为既含有检索词A又含有检索词B的文献；逻辑或用"＋"或"OR"表示，检索结果为含有检索词A或含有检索词B的文献；逻辑非用"–"或"NOT"表示，检索结果为含有检索词A，同时不含有检索词B的文献。一个检索式中可同时用多个逻辑运算符构成复合逻辑检索式，其中运算级别由高至低依次是NOT、AND、OR，可用括号改变运算次序，括号的优先级最高。

2. **截词检索** 截词检索是将检索词截断，取其中的一部分片段，与截词符号一起构成检索式系统。按照截词片段，将符合位置要求的含有该截词片段的文献检索出来。常见的截词符号有"*"和"？"两种。"*"常用于无限截词，可以代表多个字符。"？"常用于有限截词，一个"？"代表一个字符。截词检索可以扩大检索范围，提高检全率和检索效率。

（二）信息浏览

当用户获取信息主题和范围不确定时，通常采用信息浏览的方式。信息浏览主要包括扁平浏览、分类浏览和超文本浏览3种类型。

1. 扁平浏览 指用户探索一个以扁平形式组织的文档集合。这种浏览方式较为随机，适用于初始搜索，可根据扁平浏览结果进一步确定新的关键词，再次进行检索，以达到更好的检索效果。

2. 分类浏览 指按信息内容所属的类别进行浏览。这一浏览方式可帮助信息用户更便捷地获取有用信息，其局限性在于，通过分类浏览方式所获取信息的精度完全依赖于分类的精度。

3. 超文本浏览 指用户为满足已知或未知的信息需求，循超链接在不同节点间自由链接的网络信息浏览行为。根据超文本链接技术的不同，可将互联网用户进行网上信息浏览的方式分为页内浏览、页面间浏览、网站间浏览3类。

（三）信息挖掘

信息挖掘是指利用机器学习等信息技术分析信息资源，从信息资源中获取先前未知信息内容的过程。医学信息挖掘技术是指依据用户个性化的医学信息需求，通过信息分析、机器学习等方法获得医学数据对象间的内在特性，进行数据过滤与抓取，获得新的医学知识。医学信息挖掘技术在智慧医疗领域的应用不断深入，为公众获取健康信息提供新的方法。

第三节　公众健康信息资源

近年来，互联网的迅速普及和广泛应用，尤其是公众日益增长的健康信息需求，驱动公众健康信息资源快速蓬勃发展，不仅涵盖内容日趋丰富，在服务方式上也更加多元化。丰富的健康信息资源使公众求医问药、养生保健、心理调节等提升健康的行为更加便捷。关注度较高的健康信息资源库、知识库为满足公众需求，收录了与健康和疾病相关的新闻、常识、政策等多方面内容，涉及药物、生活、孕产、保健等多项主题，具有查询、浏览、互动等多种服务方式，逐渐成为目前公众获取健康相关信息的主要来源。本节重点介绍公众关注度较高的公众健康信息资源库、公众健康信息知识库及支撑健康信息有效组织利用的公众健康信息标准库。

一、公众健康信息资源库

公众健康信息资源库广泛收录与公众健康保健、健康管理、疾病预防、诊疗服务、药品、医疗器械管理相关的各类信息，包括新闻资讯、政策法规、健康常识、医疗卫生资源、服务项目、疾病相关知识等内容，是目前公众获取健康相关信息的主要来源。

（一）区域性健康信息资源

区域性健康信息资源多指由国家、地区各级各类卫生机构及世界卫生组织等国际组织建设发布的在线健康相关信息资源，内容涉及面广，权威动态，但有一定的适用范围，仅对该区域内公众的健康服务活动具有指导作用。

1. 卫生健康管理　卫生健康管理类信息资源主要为国家卫生健康管理机构及省市、州县等各级分支机构的官方网站，侧重区域内全民基本健康服务、管理相关的综合性信息发布，并提供浏览查询服务。

（1）新闻资讯信息：健康卫生服务管理相关的新闻动态、工作动态、疫情播报、公众关切的问题回应等。

（2）健康服务信息：相关政务服务、便民服务（医疗服务、公共卫生服务、计划生育服务、健康科普知识等）、政策法规、通知公告、健康保险、医疗服务数据等。相对而言，便民服务在省市、州县等各级官方网站上体现得更为突出。以北京市卫生健康委员会为例，其便民服务专栏不仅提供医疗健康服务机构、医师与护士执业登记、筛查结果、体检结果、计生政策等信息的查询服务，还提供预约挂号、生育登记、优生检查、健康科普知识等服务。

（3）特色专题信息：主要是围绕重要公共卫生事件及公众关注热点建立专题信息资源。如聚焦新型冠状病毒肺炎这一重大突发公共卫生事件，国家卫生健康委员会及各省市卫生健康委员会官网均设立了"新型冠状病毒肺炎疫情防控工作"专题，及时发布疫情通报、防控动态、通知公告、防控知识、普法知识等信息，并提供相关查询服务。又如美国卫生和公众服务部（HHS）官网，除COVID-19专题外，还设立了老龄化、戒烟、食品安全、健康保健、肝炎、肾脏、艾滋病、精神卫生、疫苗等热点特色专题网站（表2-1），为公众提供该主题的综合性健康信息资源。

表2-1　美国HHS特色专题网站

专题名称	专题中译名	专题网站
Coronavirus（COVID-19）	新型冠状病毒肺炎	cdc.gov/coronavirus/2019-nCoV
Aging	老龄化	Aging.gov
Be Tobacco-Free	戒烟	BeTobaccoFree.gov
Foodsafety	食品安全	Foodsafety.gov
Health Care	健康保健	HcalthCare.gov，HHS.gov/HealthCare
Hepatitis	肝炎	HHS.gov/Hepatitis
Kindney	肾脏	HHS.gov/Kindney
Opioids	阿片类	HHS.gov/Opioids
Zika	寨卡病毒	HHS.gov/Zika
HIV	人类免疫缺陷病毒	HIV.gov
Mental Health	精神卫生	MentalHealth.gov
Stop Bullying	阻止欺凌	StopBullying.gov
Vaccines	疫苗	Vaccines.gov
Autism	自闭症	hhs.gov/programs/topic-sites/autism
Health&Well-being for LGBT	LGBT健康幸福	hhs.gov/programs/topic-sites/lgbt

2. 疾病预防控制　疾病预防控制是最经济、最有效的健康策略，亦是世界多国的卫生健康工作主要方针，并设立疾病预防控制中心（简称"疾控中心"）专职机构负责该项工作。疾病预防控制类信息资源主要集中在该类机构的各级官方网站，涉及疾病防控、突发公共卫生事件应急、健康危害因素监测干预、居民健康教育和健康促进等方面，并提供浏览查询服务。

（1）新闻资讯信息：疾病防控相关的新闻动态、工作动态、法定传染病疫情播报等。

（2）健康主题与专题信息：围绕重大公共卫生事件及主要健康问题，通过主题或专题网站形式，汇聚相关政策法规、动态、科普知识、科普资料、活动等信息。目前，中国疾控中心网站设有十大健康主题，各专题下根据需要进一步细分；同时设立了全国公共卫生公益热线、控烟、疫苗和免疫、结核、全民健康生活方式行动、实验动物专题网站，聚焦相关专题，提供更丰富的信息资源。

（3）数据与文献信息：包括卫生统计、疾病报告、危害因素监测数据及相关技术文件、期刊、文献信息等。

3. **药事管理** 药事管理涉及药品（含中药、民族药，下同）、医疗器械及化妆品的安全监督管理，包括标准管理、注册管理、质量管理、上市后风险管理、监督检查、执业药师资格准入管理等方面，相关信息主要集中在地区、国家及各省市的药品监督管理机构官方网站。

（1）新闻与政务信息：新闻资讯、公告通告、法规文件、统计年报、办事指南、在线服务等信息。

（2）药品、医疗器械及化妆品监管信息：通常以专题形式汇聚展示相关的监管动态、公告通告、法规文件、政策解读、飞行检查、召回、安全警示、药物不良反应、不良事件、科普及产品信息，并提供产品查询服务。图2-1为美国食品和药物管理局（FDA）面向公众的信息资源，相对而言，其资源通过多维度进行组织展示，更贴近公众使用习惯。

（二）公益性健康信息资源

公益性健康信息资源主要作用是改善个人健康、提高健康素养，主要内容包括医疗保健常识、诊疗指导、健康管理工具等，向公众免费开放，是大众获取健康信息的主要来源。近年来，互联网上虽涌现出大量免费医药健康类网站，部分综合性媒体也推出健康专栏、频道或板块，但总体质量令人堪忧。相对而言，公益性医学科研机构、信息服务机构提供的信息内容更为客观权威，具有较高的可信度。

1. **美国NIH健康信息门户** NIH健康信息门户（https://www.nih.gov/ health-information）由美国国立卫生研究院（National Institutes of Health，NIH）创建和维护，基于最新研究发现，旨在为公众提供内容丰富、专业权威、更新及时的健康信息资源。

目前，该门户主要汇集了政府健康服务、NIH健康快讯、临床研究试验（nih clinical research trials and you）、健康工具包（wellness toolkits）、与医生交流（talking to your doctor）、面向个人和社区的健康科学教育资源（science education resources，community resources）、简要知识（clear health）及相关出版物信息，支持便捷浏览导航，并提供基于健康主题的快速集成检索，是美国政府推动公民健康教育和服务的重要平台。

2. **英国NHS Choices** NHS Choices（https://www.nhs.uk）由英国国家卫生系统（National Health Systems，NHS）建立和运营，所发布信息均经过英国信息标准认证，旨在为英国民众提供既科学权威又通俗易懂的健康医疗资讯

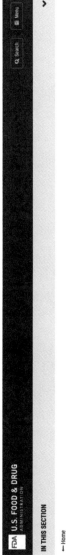
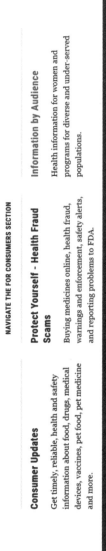
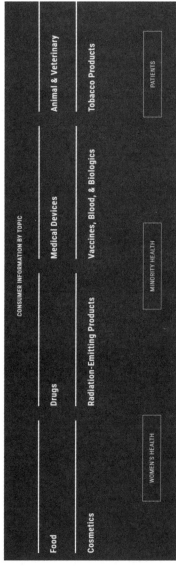

图 2-1　美国 FDA 面向公众的信息资源
（https://www.fda.gov/consumers）

服务。

目前，NHS Choices包括5大功能板块：疾病查询（Health A～Z）、美好生活（Live Well）、保健和支持（Care and Support）、健康新闻（Health News）、身边的服务（Services Near You），信息内容系统全面。例如对于特定疾病，除介绍常规概述、病因、诊断、治疗、并发症等基本知识外，还提供专业人员录制的疾病介绍短视频、真实病例展示、临床试验等辅助信息，尽量让用户能够全面、客观、准确地了解疾病。该网站页面简洁，浏览查询方便，链接丰富，已成为英国民众寻医问药最常用的搜索引擎。

3. 中国公众健康网　中国公众健康网（http://www.chealth.org.cn/）由中国科学技术协会组织创办、中国医学科学院医学信息研究所开发维护，致力于为中国公众提供与健康相关的新闻快讯，以及生活保健、寻医问药等全方位、可靠、权威的实用资讯。中国公众健康网于2010年开通对外服务，是国内首个面向中国公众的公益性科普健康网站。

中国公众健康网下设热点话题、健康快讯、健康生活、常见病防治、科普活动、科普视频、求医问药、世界卫生组织简报、科普图书、知识竞赛等专栏，专科知识资源涵盖疾病、药物、症状、检查、医院、医生、医疗器械及医疗法规；科普常识与新闻涉及健康饮食、适量运动、心理健康、合理用药、急救知识、健康新观念、母婴保健、直面传染病等方面。网站内容丰富，通俗易懂，支持跨资源集成搜索和多方式浏览导航，方便易用。

（三）互动健康管理服务类资源

人工智能、机器人、精准医疗、3D打印、虚拟现实、远程医疗等技术，正成为推动医疗健康服务发展的重要新兴力量，将医疗健康服务由床旁延伸到云端，线上线下相结合，实现包括健康教育及预防、早期筛查及干预、就医协助及服务、医患互动等全周期的高品质健康服务，有助于公众随时随地获得健康资讯和健康指导。

1. 智慧医院　智慧医院是新技术与传统医院信息化建设的高度融合。近年来，诸多医院大力发展"互联网＋"移动医疗服务，如通过智能硬件和微信公众号、小程序、App等提供智慧服务，包括预约挂号、患者导诊、在线取号、诊间缴费、检查结果、预缴住院押金、健康教育、就医满意度反馈等，提升了医院服务和管理效能。智能技术在智慧医疗中的主要应用包括智能医疗监护、医疗设备及人员实时定位、远程医疗、医疗用品智能管理等。2020年9月5日，由国家卫生健康委员会医政医管局指导举办"2020全国智慧医院建设与发展大会"，43家医疗机构获得了"2020全国智慧医院建设优秀案例"授牌。

2. 医患社区　互联网医疗是国家积极鼓励发展的医疗模式，医患双方作为医疗服务的主体，医患交流是互联网医疗的核心环节。医患社区以互联网为依托，收集、分析患者的健康监测数据或主诉症状，医生实时获取这些体征或检查数据，并通过电话、短信、手机App、微信公众号等途径跟踪患者健康情况，同时提供相关的干预建议。互动型较好的在线医患社区，可以有效打破医疗资源的时空限制，渗透到医疗服务的诊前咨询、挂号、治疗、康复等环节，是线下医疗服务的有效补充。

3. 移动健康服务　移动健康服务是通过可穿戴健康设备及移动通信新技术搜集、分析和传输患者信息，并提供健康评估、体征录入、体检预约、健康方案等服务。用户在平台上可进行问卷评测、自我诊断或与医生沟通等，平台通过手动录入、设备收集或与医院的数据系统进行对接，获得用户的体征数据档案，平台根据用户的体征数据档案可给出健康评估、健康方案等。移动健康管理类App，可提供自主健康评估、疾病风险判断、疾病初诊、自主设计健康改善方案等工具，用于自我健康管理与咨询。

二、公众健康信息知识库

公众健康信息知识库是连接医生和公众的有力桥梁，科学可信的公众健康信息知识库，一般有以下几个特征：①面向公众需求，采用通俗易懂的自然语言描述健康知识；②有专业医务人员和编辑团队，遵循严格的内容编撰流程，提高专业性和权威性；③内容覆盖范围较广，涉及疾病、药物、生活、孕产等健康主题及个人自查工具等；④由权威性平台提供服务，注重知识间的关联。

（一）MedlinePlus

1. 概况　MedlinePlus是面向患者家庭和朋友的在线健康信息资源，由美国国立医学图书馆提供服务，其目标是免费公开提供高质量、易理解、信赖性高的健康知识，拥有英语和西班牙语两个版本。MedlinePlus Connect服务支持卫生组织和系统提供商将患者门户和电子健康记录链接到MedlinePlus。

2. 主要内容

（1）健康主题：包括1000多种疾病及健康状况的症状、原因、治疗和预防。每个健康主题页面可链接到NIH和其他权威来源的信息，如PubMed搜索。

（2）药品和补充剂：AHFS®消费者药物信息提供了近1500种非专利处方药和非处方药的信息，包括不良反应、常用剂量、不良反应的预防措施和储存方法；天然药物综合数据库提供了100个中药和补充剂的信息。

（3）遗传学：提供了超过1300种遗传状况、1400种基因、所有人类染色体和线粒体DNA的信息。此外，"帮助我理解遗传学"教育手册，探讨了从DNA基础到基因组研究和个性化医学的人类遗传学主题。

（4）医学检验：MedlinePlus描述了150多项用于筛查、诊断和指导各种健康状况的医学测试，包括测试用途、医疗保健提供者要求测试原因、测试感觉、测试结果的临床意义等。

（5）《美国医学百科全书》：收录了大量的医学图像和视频，以及4000多篇关于疾病、检查、症状、损伤和手术的文章。

（6）健康食谱：MedlinePlus健康食谱使用多种水果和蔬菜、无脂或低脂乳制品、各种蛋白质和健康油脂。每个食谱都有一个完整的营养成分标签。

（7）辅助工具：包括解剖学、人体系统和外科手术等主题的健康视频，以及健康检查工具、互动式健康游戏。

（二）WebMD

1. 概况　WebMD是美国最大的健康信息知识库，不仅为消费者提供医学知识、饮食健康、运动健身、母婴孕产、宠物医疗等优质健康资讯，还提供药物、医生、医院、药房等查询服务。WebMD内容团队与遍布各个专业领域的医生、专家进行了密切合作，确保其内容的准确性和专业性。

2. 主要内容

（1）健康主题：关于症状、疾病等的指南性内容。以"心绞痛"为例，内容包括：什么是心绞痛，心绞痛的症状，女性与男性心绞痛，心绞痛的原因，心绞痛的危险因素，心绞痛的诊断，心绞痛的治疗，心绞痛未来防治展望。此外，还包括症状检查器、找医生、找牙医等辅助工具。

（2）药物信息：包括毒品、补品及常用药物、孕期用药与用药安全等，可通过药物名称及相关疾病、症状进行搜索定位。普通药物包括适应证、不良反应及其预防措施、药物相互作用、过量等内容；补品包括总览信息、适应证、不良反应、药物相互作用、剂量等信息。此外，还包括药丸标识符、药物相互作用检查器、最低药价、寻找药店等辅助工具。

（3）健康生活信息：包括饮食和体重管理、减肥与肥胖、食物与食谱、健身与运动、美容健康、口腔护理、睡眠、男性健康、女性健康、青少年健康等方面。

（4）家庭与孕产信息：包括孕期知识、育儿指南、宠物护理等信息。

（三）UK HealthCare

1. 概况　UK HealthCare是指美国肯塔基大学医院知识库，包括临床主题、辅助诊疗工具及相关视频，通过输入症状、疾病等给出医疗保健和治疗建议。

2. 主要内容

（1）临床主题：主要包括过敏、哮喘、背部和颈部疼痛、血液和淋巴系统、大脑和神经系统、癌症、感冒和流行性感冒、慢性阻塞性肺疾病、糖尿病、健身饮食、戒烟、睡眠问题等多个主题。每个主题下聚集了一组相关内容，包括更细分的健康主题、体检检查、决策推荐、推荐采取行动几项内容。以"过敏症"为例，聚集了"过敏性鼻炎""食物过敏""药物过敏""过敏反应""天然橡胶过敏"等具体主题。每个具体的主题下，又以疾病为例，用问答的形式和通俗易懂的语言介绍了疾病主题的定义、症状、诊断、治疗方案、相关健康工具、原因、风险因素、检查检验、预防、家庭护理、药物治疗、手术及编辑信息等内容。这些主题也按不同生命阶段或群体进行了组织，包括预立医疗自主计划、儿童健康、婴幼儿健康、男士健康、为人父母、怀孕和分娩、老年保健、性健康、青少年健康、妇女健康等。

（2）辅助决策要点：健康决策会影响个体的整体健康及护理质量和成本。辅助决策要点主要指导用户做出关键的健康决策，包括医学检查、药品、手术、治疗和其他问题等。一个好的决策要考虑到每个健康选择的好处、风险、成本、用户需求及倾向。以"冠状动脉疾病：我应该做血管造影检查吗？"为例，可以通过"①了解事实，②比较选项，③您的感觉，④您的决定，⑤测验自己，⑥您的总结。"几项，辅助进行检查决策。辅助决策要点以通俗易懂的问答形式，进行选择好处、风险、成本、用户需求、用户倾向等几个方面因素的权衡，最后辅助进行决策。

（3）交互式工具：交互式工具是易于使用的个人计算器，使用其中任何一个都可以更多地了解用户的健康状况，包括健康和健身工具（如BMI、目标心率、健康检查）、生活方式检查工具（如饮酒、吸烟、压力）、怀孕工具（如分娩日、生育期）等。

（四）PDQ

1. 概况 由美国国家癌症研究所于1977年创建的癌症综合信息库（Physician Data Query，PDQ），包括癌症信息摘要、癌症药物信息摘要、癌症术语词典、药品词典和遗传学术语等。

2. 主要内容 PDQ癌症信息摘要是基于分级证据的综合摘要，由肿瘤相关学科的专家遵循严格的编辑流程，对癌症的最新研究进行内容汇总和定期更新，涵盖了成人和儿童癌症治疗情况的总结、筛查摘要、预防摘要、遗传学摘要、姑息治疗、替代和补充疗法等内容。同时，PDQ向所有受众提供专业版和公众版两个版本，专业版采用专业术语编写，内容科学精确，并有完备的参考链接指向PubMed摘要；公众版则用简洁通俗的自然语言编写，以问答形式呈现，使得摘要内容简单易懂，可以链接到NCI癌症术语词典明确相关术语的定义，提供例证和插图，旨在为公众提供正确的癌症诊断和治疗内容。此外，PDQ还被译成多个语种，如西班牙语、汉语、日语和阿拉伯语，中文版PDQ可以通过Cancer Information PDQ China网站获得。

（五）Orphanet

1. 概况　罕见病知识库（Orphanet）由法国国家卫生与医学研究所于1997年在法国建立，旨在提供罕见病相关的高质量诊疗知识，以改善罕见病患者的医疗保健和治疗。

2. 主要内容

（1）罕见病命名：Orphanet稀有疾病命名法包括疾病、畸形综合征、临床综合征、形态或生物学异常、疾病过程中特定的临床情况等，并进一步分为临床、病因或组织病理学亚型。同时，建立了与OMIM、ICD、SNOMED-CT、MedDRA、UMLS、MeSH、GARD的映射。

（2）罕见病百科：Orphanet罕见病百科文章是一组由专家撰写和同行评审的文章，包括评论文章、临床实践指南、诊断标准、基因检测指南、实用遗传学、临床遗传学评论、应急指南、麻醉指南、残疾情况介绍，以及关于该疾病其他语言中摘要信息。

（3）罕用药数据库：罕用药又称孤儿药，Orphanet提供了针对一种特定罕见病或一组罕见病的所有开发阶段的罕用药物清单，包括在欧洲或美国被认为是罕见病的所有药物，无论是否进一步开发或已具有销售许可。

（4）专家资源目录：提供Orphanet网络中的每个国家/地区中有关罕见病领域的资源，包括专家中心、医学实验室、正在进行的研究项目、临床试验、注册表、技术平台和患者组织信息。

（5）辅助诊断工具（Orphamizer）：由Sebastian Köhler进行开发与维护，是一种基于人类表型本体（human phenotype ontology，HPO）和Orphanet数据开发的临床辅助诊断工具，允许用户按症状和体征进行搜索。Orphamizer使用受控词汇表（HPO）输入表型的组合来帮助建立鉴别诊断。

（6）应急指南：旨在罕见疾病患者发生紧急情况时为医疗保健专业人员或患者提供应急指导，以法语编写，并以7种语言进行翻译和改编。

（7）Urphadata：提供与罕见病和罕见药有关的高质量数据集，涉及9种语言（英语、法语、德语、意大利语、葡萄牙语、西班牙语、荷兰语、波兰语和捷克语），可从官网免费访问。

三、公众健康信息标准库

公众健康信息标准库主要收录发布与公众健康、医疗保险质量管理、传染病及地方病防治等相关的数据标准规范，以及支撑健康数据及资源深度组织与有效利用的术语及本体，是目前公众获取健康相关数据标准规范及术语标准规范的主要来源。

（一）公众健康数据标准规范

公众健康数据标准规范大多来自国家卫生保健机构建设发布的在线数据标准存储及发布系统，标准具有高度权威性，内容广泛全面，更新维护时效快，公众可免费浏览、查询、下载相关的卫生健康标准与政策法规。

1. 美国健康信息知识库 美国健康信息知识库（United States Health Information Knowledgebase，USHIK）是与医疗相关的元数据、规范和标准的在线注册与存储库，现已汇集一批与医疗保健相关的数据标准规范。USHIK由美国卫生保健研究与质量管理处（Agency for Healthcare Research and Quality，AHRQ）资助和监督，AHRQ与医疗保险和医疗补助服务中心（the Centers for Medicare & Medicaid Services，CMS）合作为USHIK提供管理支持。目前，USHIK已获得众多政府机构和私人合作伙伴的积极参与。

USHIK包含了标准制定组织（Standards Development Organizations，SDOs）和其他卫生健康机构的数据元素和信息模型，从而使政府机构及私人组织的信息格式与现有医疗标准保持一致。USHIK采用基于国际标准的元数据注册方法，提升了健康信息标准的互操作性和可对比性。此外，为了支持使用和实施健康信息标准，USHIK还提供了政府计划中的数据元素信息，包括《医疗保险携带和责任法案》（Health Insurance Portability and Accountability Act，HIPAA）、《综合健康信息学》（Consolidated Health Informatics，CHI）以及《健康信息技术标准专题》（Health Information Technology Standards Panel，HITSP）。

USHIK健康信息标准大致可分为CMS质量报告程序（CMS Quality Reporting Programs）、付费者索赔数据库（All-Payer Claims Databases，APCD）、临床质量措施草案（Draft Clinical Quality Measures）3个主要类别。

（1）CMS质量报告程序板块：提供了一系列与《电子临床质量测量》（Electronic Clinical Quality Measures，eCQMs）相关的规范与标准，这些健康信息主要来自CMS及美国国立医学图书馆数据集授权中心（National Library of Medicine's Value Set Authority Center，NLM VSAC）。

（2）APCD：是一个大型索赔数据库，通常由州政府授权创建，主要从现有交易系统中收集用于支付医疗保险索赔的数据及保险索赔报销系统中的数据；索赔数据的基本信息包括患者人口统计数据、提供者人口统计数据，临床、财务及利用率数据。

（3）临床质量措施草案板块：包含电子临床质量措施，公众可提交反馈给CMS审核。USHIK最新功能允许测量开发人员直接发布测量草案，鼓励有兴趣详细了解此"草案测量自助服务"的用户与USHIK团队联系。

2017年1月，CMS、AHRQ和美国国家卫生信息技术协调员办公室（The Office of the National Coordinator for Health Information Technology，ONC）完成了USHIK与《电子临床质量改进》（Electronic Clinical Quality Improvement，eCQI）信息标准的资源集成整合。目前，USHIK已成为一个可公开获取的数据库，包含用于专门计算联邦支付款项所建立的质量指标的技术措施和规范。最近的信息集成使用户可以比较eCQMs的不同版本和元数据，用户还可下载多种不同文件格式的测量版本详细信息，以兼容不同的软件系统。

2. 中国卫生健康标准网　中国卫生健康标准网由国家卫生健康委员会统计信息中心创建与管理，是我国目前最权威、最专业、最全面的卫生健康标准库，负责卫生健康领域有关数据、技术、安全、管理、数字设备等信息标准的制定、发布与存档。

中国卫生健康标准网提供的标准法规，主要涉及与卫生健康相关标准的规划、意见征集、标准发布、标准存档、标准培训及解读，以及团体及地方标准动态追踪等多个方面。

截至2021年1月，中国卫生健康标准网共发布与卫生标准相关的通知233条，提供包括传染病（56份）、寄生虫病（38份）、地方病（35份）在内的卫生标准共计1456份，以及其中115份标准的专业培训与解读。卫生健康标准均以WS开头，公众可匿名直接下载或在线阅读；若提交反馈与卫生健康相关的意见或资料，则需实名注册，并经由卫生健康信息标准专业委员会及传染病、寄生虫病、地方病等专病标准专业委员会的审核监督。

（二）公众健康术语及本体

公众健康术语及本体是搭建在公众常用语言与专业医学术语之间的桥梁，为患者和公众通过非医学专业用词查找和理解相关健康信息提供了解决方案，有效支撑了公众健康相关数据及资源的深度组织与检索利用，这也是公众健康信息学研究的热点之一。

1. 公众健康术语表　"公众健康术语表"（consumer health vocabulary，

CHV）是一部由非正式、常见的公众健康词语构成的词表，收录了行话、俚语、错拼词等医学术语。口语化的自然语言集成词表CHV，充分考虑了非医学专业普通公众的表达习惯及思维方式，已成为目前国际上最具影响力的公众健康词表。

2005年，在NIH资助下，Qing T.Zeng组织召集美国哈佛大学医学院、美国国立医学图书馆、美国犹他大学生物信息学中心等单位共同成立研究小组，开发完成了第一版CHV。为更广泛地征集各界对CHV的补充和修订，Qing T.Zeng等专门建立了开源系统OAC-CHV（open-access and collaborative consumer health vocabulary），任何用户在网站注册后均可参与CHV术语的编辑与推荐。

CHV的术语主要有两大来源：一是从MedlinePlus、ClinicalTrails.gov等公众健康知识库的查询日志中抽取出来的词语；二是由专业标引员从公众健康相关的网页中人工抽取出来的短语。截至2021年1月，CHV收录的医学概念超过11万个、术语23万余条，术语分为优选词（designated preferred name，PT）和同义词（designated synonym，SY）两种类型。大部分CHV概念与"一体化医学语言系统"（unified medical language system，UMLS）建立了映射关联（表2-2）。

2. 症状本体　"症状本体"（symptom ontology，SO）是美国基因组研究所（Institute of Genomic Research，TIGR）Gemina项目的部分研究成果；该项目始于2005年，目前美国马里兰大学基因组科学研究所（Institute for Genome

表2-2　CHV概念及其与UMLS的映射关联

CHV			UMLS	
概念号	优选词	同义词	概念号	优选词
0000012214	thorax	area thoracic chest and upper back thoracic thoracic region thoracic area thoraces regions thoracic thoracics	C0817096	Chest
0000049411	chest	chest region thorax		

Sciences，IGS）正在延续相关工作。"症状本体"围绕症状这一主导概念进行设计，认为症状是患者主诉的关于某一疾病的功能、感觉或外观的感知变化。此外，在理解症状与体征（体征是对疾病的客观观察）之间密切关系的基础上，"症状本体"拓宽收词范围，纳入了体征相关术语，因为有时一条术语可能既是体征又是症状。

"症状本体"收录概念944个，按身体部位分为14个大类，层级最深达6级。例如，"心源性休克"（cardiogenic shock）为"休克"（shock）的直接下位，而"休克"（shock）属于"心血管系统症状"（cardiovascular system symptom）。通过词表之间的交叉映射，"症状本体"与UMLS、ICD建立了映射关联。此外，"症状本体"是具有较高国际影响力的"疾病本体"（disease ontology，DO）的症状分支的重要组成部分，并与疾病建立了"临床发现"等语义关系。自2008年7月起，"症状本体"提交给开放本体共享平台OBO Foundry进行集中管理，支持公开获取与合作开发。

3. 听觉障碍本体 "听觉障碍本体"（hearing impairment ontology，HIO）是一部关于常见听觉障碍的受控词表，由南非开普敦大学、欧洲生物信息研究所等机构联合开发。作为标准化的人机可读资源，"听觉障碍本体"为研究人员、患者和临床医生明确定义了听觉障碍相关的概念和术语，有助于促进在生物医学研究和卫生保健中处理、复用和共享现有的听觉障碍信息。大数据分析背景下，"听觉障碍本体"可用于协调回顾性数据、听觉障碍数据与功能知识的映射，将提升后续听觉障碍研究到临床应用、政策指南的转化力。

听觉障碍是一种常见的感觉障碍，临床上定义为一侧或双侧耳朵部分或完全无法听到声音，通常由多种遗传、环境或未知因素引起，可为综合征或非综合征。基于上述概念，"听觉障碍本体"从听觉障碍的特定类型、病理学特点、表型、诊断、治疗等多维度出发，旨在对听觉障碍知识进行首次全面、标准化、分层和逻辑表示。"听觉障碍本体"共收录概念495个，按照听觉障碍疾病、疾病属性（如病因、分级、发病年龄、发病急缓等）、表型、遗传现象、遗传方式、个人特质、诊断、治疗、基因产品、修饰符共10个大类进行等级组织；概念间建立了"遗传变异为……""治疗药物或方法""遗传方式为……"等8种语义关系类型。基于结构化的知识表示，"听觉障碍本体"帮助研究人员和临床医生随时随地访问听觉障碍相关知识，加强了流行病学、社会环境、生物医学、遗传和表型等信息共享与科研协作。持续发展的"听觉障碍本体"代表了目前最全面的标准化听觉障碍知识，将推动应用本体驱动的挖掘方法来识别相关研究前沿问题。

（唐小利　任慧玲　张　玢　李军莲）

参 考 文 献

［1］World Health Organization Regional Office for the Eastern Mediterranean. Constitution of the World Health Organization［EB/OL］.［2021-01-20］. https：//apps.who.int/iris/handle/10665/121457.

［2］MCCARTNEY G, POPHAM F, MCMASTER R, et al. Defining health and health inequalities［J］. Public Health，2019，172：22-30.

［3］国家体育总局. 国民体质测定标准［EB/OL］.［2021-01-20］. http：//www.sport.gov.cn/n16/n41308/n41323/n41345/n41426/n42527/n42587/index.html.

［4］国务院办公厅. 国务院办公厅关于推进分级诊疗制度建设的指导意见［EB/OL］.［2021-01-20］. http：//www.gov.cn/zhengce/content/2015-09/11/content_10158.

［5］陈君石. 健康管理师［M］. 北京：中国协和医科大学出版社，2007.

［6］姜乾金. 医学心理学［M］. 北京：人民卫生出版社，2010.

［7］World Health Organization. ICD-10：international statistical classification of diseases and related health problems：tenth revision，2nd ed. World Health Organization［EB/OL］.［2021-01-20］. https：//apps.who.int/iris/handle/10665/42980.

［8］王荣华，李云涛，赵玲，等. 基层全科医生在医联体内的角色定位研究［J］. 中国全科医学，2019，22（1）：5-9.

［9］国务院办公厅. 中共中央国务院关于进一步加强农村卫生工作的决定［EB/OL］.［2021-01-20］. http：//www.gov.cn/gongbao/content/2002/content_61818.htm.

［10］国务院办公厅. 国务院关于开展城镇居民基本医疗保险试点的指导意见［EB/OL］.［2021-01-20］. http：//www.gov.cn/zhuanti/2015-06/13/content_2878973.htm.

［11］国务院办公厅. 国务院关于整合城乡居民基本医疗保险制度的意见［EB/OL］.［2021-01-20］. http：//www.gov.cn/zhengce/content/2016-01/12/content_10582.htm.

［12］许飞琼. 我国商业健康保险：进展、问题与对策［J］. 中国医疗保险，2019，11：69-72.

［13］崔泽敏. 多层次医疗保障体系下商业健康保险发展的制度基础研究［D］. 北京：首都经济贸易大学，2018.

［14］CHEN L, XU X. Effect evaluation of the long-term care insurance（LTCI）system on the health care of the elderly：a review［J］. Journal of Multidisciplinary Healthcare，2020，13：863-875.

［15］DANIELLE MARTIN, ASHLEY P MILLER, AMÉLIE QUESNEL-VALLÉE, et al. Canada's universal health-care system：achieving its potential［J］. Lancet，2018，391（10131）：1718-1735.

［16］王为波. 新型农村合作医疗病人对双向转诊服务模式的影响［J］. 中国初级卫生保健，2012，26（7）：21-22.

［17］NADASH P, DOTY P, VON SCHWANENFLÜGEL M. The German long-term care insurance program：evolution and recent developments［J］. Gerontologist，2018，58（3）：588-597.

［18］曹静. 社会公平正义视角下的我国基本医疗保险制度改革历程分析［J］. 社会保障研究，

2019，1：26-32.

［19］任向楠，丁钢强，彭茂祥，等. 大数据与营养健康研究［J］. 营养学报，2017，39（1）：5-9.

［20］韩伟，张恩科. 构建基于健康管理的个性化医疗模式［J］. 中国卫生质量管理，2018，25（4）：122-124.

［21］马费成，宋恩梅，赵一鸣. 信息管理学基础［M］. 武汉：武汉大学出版社，2018.

［22］张凯. 信息资源管理［M］. 北京：清华大学出版社，2013.

［23］BEAUDOIN C E，HONG T. Health information seeking，diet and physical activity：An empirical assessment by medium and critical demographics［J］. International Journal of Medical Informatics，2011，80（8）：586-595.

［24］STVILIA B，MON L，YONG J Y. A model for online consumer health information quality［J］. Journal of the American Society for Information Science & Technology，2009，60（9）：1781-1791.

［25］罗爱静，于双成. 医学文献信息检索［M］. 北京：人民卫生出版社，2015.

［26］WALTER D，BOHMER M，REITER S，et al. Risk perception and information-seeking behavior during the 2009/10 influenza A（H1N1）pdm09 pandemic in Germany［J］. European Communicable Disease Bulletin，2012，17（13）：1-8.

［27］MAJID S，RAHMAT N A. Information needs and seeking behavior during the H1N1 virus outbreak［J］. Journal of Information Science Theory and Practice，2013，1（1）：42-53.

［28］WANG W，AHERN L. Acting on surprise：emotional response，multiple-channel information，seeking and vaccination in the H1N1 flu epidemic［J］. Social influence，2015，10（1-4）：137-148.

［29］JHUMMON-MAHADNAC N D，KNOTT J，MARSHALL C. A cross-sectional study of pandemic influenza health literacy and the effect of a public health campaign［J］. BMC research notes，2012，5（1）：377-384.

［30］宋士杰，赵宇翔，朱庆华. 健康信息获取渠道对健康素养培育的影响——基于城乡异质性视角［J］. 图书与情报，2018（5）：36-43.

［31］张迪，古俊生，邵若斯. 健康信息获取渠道的聚类分析：主动获取与被动接触［J］. 国际新闻界，2015，37（5）：81-93.

［32］胡雅萍，汪传雷. 国外信息行为模型比较分析［J］. 情报杂志，2011，30（11）：71-75.

［33］吴丹. 老年人网络健康信息查询行为研究［M］. 武汉：武汉大学出版社，2017.

［34］刘小利. 网络环境下患者健康信息查询行为研究［D］. 武汉：华中科技大学，2012.

［35］李月琳，蔡文娟. 国外健康信息搜寻行为研究综述［J］. 图书情报工作，2012，56（19）：128-132.

［36］沈固朝. 信息源和信息采集［M］. 北京：清华大学出版社，2012.

［37］国家人口健康科学数据中心. 定题服务［EB/OL］.［2021-01-22］. https://www.ncmi.cn/phda/service.html.

［38］李贵成，张金刚. 信息素养与信息检索教程［M］. 武汉：华中科技大学出版社，2016.

［39］贝泽－耶茨. 现代信息检索［M］. 北京：机械工业出版社，2012.

［40］王庆稳，邓小昭. 网络用户信息浏览行为研究［J］. 图书馆理论与实践，2009（2）：55-58.

［41］中华人民共和国国家卫生健康委员会. 中华人民共和国国家卫生健康委员会官方网站
［EB/OL］.［2021-02-02］. http：//www.nhc.gov.cn/.

［42］北京市卫生健康委员会. 北京市卫生健康委员会官方网站［EB/OL］.［2021-02-02］. http：//
wjw.beijing.gov.cn.

［43］U.S. Department of Health & Human Services. About HHS［EB/OL］.［2021-02-03］. http：//
www.hhs.gov/.

［44］U.S. Department of Health & Human Services. U.S. centers for disease control & prevention
［EB/OL］.［2021-02-03］. https：//www.cdc.gov/.

［45］中国疾病预防控制中心. 中国疾病预防控制中心官方网站［EB/OL］.［2021-02-03］. http：//
www.chinacdc.cn/.

［46］国家药品监督管理局. 国家药品监督管理局官方网站［EB/OL］.［2021-02-03］. https：//
www.nmpa.gov.cn/.

［47］U.S. FOOD & DRUG. About FDA［EB/OL］.［2021-02-03］. https：//www.fda.gov/con-
sumers.

［48］REINHOLD HAUX. Health information systems-from present to future?［J］. Health Informa-
tion systems from present to future，2018，57（1）：43-45.

［49］FENTON SH，LOW S，ABRAMS KJ，et al. Health information management：changing with
time［J］. Yearbook of Medical Informatics，2017，26（1）：72-77.

［50］PLUYE P，EL SHERIF R，GRANIKOV V，et al. Health outcomes of online consumer health
information：A systematic mixed studies review with framework synthesis［J］. Journal of the
Association for Information Science and Technology，2019，70（7）：643-659.

［51］乔宁. 构建可信互联网健康医疗信息生态［N/OL］. 健康报，［2021-02-03］. http：//szb.
jkb.com.cn/jkbpaper/html/2017-10/28/content_198164.htm.

［52］张兴厅，雷健波. 公众健康知识库研究综述［J］. 中国卫生信息管理杂志，2017，14（3）：
413-417.

［53］欧阳伟，李青谦. 医疗服务在线点评：来自英美两国的经验与借鉴［J］. 中国卫生政策研
究，2018，11（6）：74-80.

［54］National Institutes of Health. Health information［EB/OL］.［2021-02-04］. https：//www.nih.
gov/health-information.

［55］中国医学科学院医学信息研究所. 中国公众健康网［EB/OL］.［2021-02-04］. http：//www.
chealth.org.cn/.

［56］曹博林. 互联网医疗：线上医患交流模式、效果及影响机制［J］. 深圳大学学报（人文社
会科学版），2021，38（1）：119-130.

［57］PatientsLikeMe. About us［EB/OL］.［2021-02-04］. https：//www.patientslikeme.com/.

［58］Medhelp. About us［EB/OL］.［2021-02-04］. https：//www.medhelp.org/.

［59］WebMD LLC. About WebMD［EB/OL］.［2021-02-02］. https：//www.webmd.com/.

［60］University of Kentucky. UK healthcare-the power of advanced medicine［EB/OL］.［2021-02-02］.
https：//ukhealthcare.uky.edu/healthwise-knowledgebase.

［61］National Cancer Institute. Physician data query［EB/OL］.［2021-02-02］. https：//www.can-
cer.gov/publications/pdq#summaries.

［62］中国医学科学院医学信息研究所．中文版癌症综合信息库（中文版PDQ）［EB/OL］．
　　　［2021-02-02］．http：//pdq.cicams.ac.cn/cancerList.jsp.

［63］Orphanet. What is orphanet?［EB/OL］.［2021-02-02］. https：//www.orpha.net/consor/cgi-bin/index.php.

［64］Agency for Healthcare Research and Quality. United states health information knowledgebase［EB/OL］.［2021-02-02］. https：//www.ahrq.gov/data/ushik.html.

［65］国家卫生健康委．卫生健康标准网［EB/OL］.［2021-02-03］. http：//wsbz.nhc.gov.cn/wsbzw/.

［66］ZENG Q T，TSE T. Exploring and developing consumer health vocabularies［J］. Journal of the American Medical Informatics Association，2006，13（1）：24-29.

［67］U.S. National Library of Medicine. MedlinePlus health topics［EB/OL］.［2020-02-04］. http：//www.nlm.nih.gov/medlineplus/healthtopics.html.

［68］Institute for Genome Sciences（IGS）at the University of Maryland. Symptom ontology［EB/OL］.［2021-02-02］. http：//www.obofoundry.org/ontology/symp.html.

［69］University of Maryland School of Medicine，Institute for Genome Sciences. Disease ontology［EB/OL］.［2021-02-02］. https：//disease-ontology.org/.

［70］JADE HOTCHKISS，NOLUTHANDO MANYISA，SAMUEL MAWULI ADADEY，et al. The hearing impairment ontology：a tool for unifying hearing impairment knowledge to enhance collaborative research［J］. Genes，2019，10（12）.

［71］马烈光，蒋力生．中医养生学［M］．北京：中国中医药出版社，2016.

［72］李经纬，郑铁涛．中医大辞典［M］．北京：人民卫生出版社，1995.

［73］史菘．灵枢经［M］．北京：人民卫生出版社，2012.

［74］田代华．黄帝内经·素问［M］．北京：人民卫生出版社，2005.

［75］黄剑.《黄帝内经》养生方法探讨［J］．河南中医，2008，28（4）：8-9.

［76］李永亮，唐振宇，曹云.《黄帝内经》养生方法探讨［J］．广西中医药大学学报，2017，20（1）：53-55.

［77］李董男．中国传统养生方法浅析［J］．江西中医药大学学报，2015（5）：11-14.

［78］HIRSHKOWIT Z M，WHITON K，ALBERT S M，et al. National Sleep Foundation's updated sleep duration recommendations：final report［J］. Sleep Health，2015，1（4）：233-243.

［79］CENA H，CALDER P C. Defining a healthy diet：evidence for the role of contemporary dietary patterns in health and disease［J］. Nutrients，2020，12（2）：334.

［80］CHAREONRUNGRUEANGCHAI K，WONGKAWINWOOT K，ANOTHAISINTAWEE T，et al. Dietary factors and risks of cardiovascular diseases：an umbrella review［J］. Nutrients，2020，12（4）：1088.

［81］NDANUKO R N，TAPSELL L C，CHARLTON K E，et al. Dietary Patterns and blood pressure in adults：a systematic review and meta-analysis of randomized controlled trials［J］. Adv Nutr，2016，7（1）：76-89.

［82］NEUENSCHWANDER M，BALLON A，WEBER K S，et al. Role of diet in type 2 diabetes incidence：umbrella review of meta-analyses of prospective observational studies［J］. BMJ，

2019，366：12368.

［83］World Health Organization. The World health report：2001：Mental health：new understanding，new hope［EB/OL］.［2021-08-25］. https：//www.who.int/whr/2001/en/whr01_en.pdf.

·［84］BULL F C, AL-ANSARI S S, BIDDLE S, et al. World Health Organization 2020 guidelines on physical activity and sedentary behavior［J］. Br J Sports Med，2020，54（24）：1451-1462.

第三章 公众健康信息组织、评价与管理

第一节 公众健康信息的组织

信息组织，即信息序化或信息整序，是指利用一定的科学规则和方法，对信息外在特征和内容特征的表征和序化，将无序信息转换为有序信息，从而保证信息的有效流通和组合，以及用户对信息的有效获取和利用。信息组织可以帮助用户在客观存在的大量无序信息中获取和利用所需信息，起到信息重组、精简和排序等作用。公众健康信息在内容上，包括生理健康信息、心理健康信息、疾病信息、症状信息、药品信息、医院信息、医生信息和科普知识信息等；在载体形式上，包括文本、图片和视频等。目前存在着大量无序分散且异构化程度高的公众健康信息，同时公众健康词汇、用语与医学专业词汇、用语之间存在较大差异，容易导致公众对于一些专业术语产生误解，也在一定程度上阻碍了公众对于健康信息的获取和利用。公众健康信息组织能够有效解决上述问题。公众健康信息组织是指根据公众健康信息的内在逻辑联系和规则，利用一定的信息组织方法和技术，对分散无序的公众健康信息进行整理、加工、表示、控制等一系列有序化、系统化活动，实现公众健康信息的有效流通和组合，从而便于公众有效地获取和利用。

一、组织功能

作为信息收集和信息传播之间"承上启下"的桥梁，信息组织表现出两大主要功能。①基本功能：科学有效揭示和描述信息的特征，通过一定的科学方法表征信息的外在特征和内容特征，并根据这些特征将信息进行聚类和体系化，从而集中相同和相关信息，并体现出不同信息的差异，使信息集合从自然无序的状态转化为完全有序的状态。②目标功能：有效减除或减少信息之间的干扰，准确控制信息的运动方向。信息组织可以降低信息集合的混乱程度，使信息的各种特征特别是内容特征得以充分显示，有利于针对性地提供信息和用户针对性地获取信息，加强特定用户和特定信息之间的联系。总而言之，信息组织为满足用户的信

息需求和实现信息的使用价值提供了有利条件和方法。

二、组织原则

公众健康信息组织是为满足公众健康信息需求而服务的，而公众健康信息需求具有其自身的特殊性、复杂性和变化性。公众的医学知识有限，在搜寻健康信息的过程中会使用口语化的表达，这使得公众健康信息组织不同于医学信息组织，需确保信息来源与组织机构的权威可靠。因此，公众健康信息组织必须在一定原则的指导下进行，从而使其真正发挥整序信息、科学分流、促进选择、保证利用的功能和作用。公众健康信息组织过程中应当遵守以下五项基本原则。

（一）科学性原则

科学性是一切科学研究工作的前提和基础，科学的标准是经过不断推敲、争论而确定的。在公众健康信息的组织过程中，科学性原则应强调其发展性和适应性。对待不断发展和完善的公众健康信息，需要保持怀疑的态度，对于既定的标准和理论也要不断地推敲和争论，从而使得公众健康信息组织不断发展和完善。

（二）客观性原则

客观性原则要求在描述和揭示公众健康信息的外在特征和内容特征时必须客观和准确，要根据其本身所反映的各种特征加以科学地序化和描述，不能损害公众健康信息原本的效用，不能歪曲信息本身，也不能毫无根据地添加不准确的思想和观点，要全面完整、精准地反映公众健康信息的客观特征，还需要持续跟踪信息源的发展变化和信息组织技术的发展变化，使得公众健康信息组织与条件变化、环境变化保持客观一致性。

（三）系统性原则

系统性原则对于公众健康信息组织至关重要，关系到信息组织过程中各部分之间的协调及整体信息组织目标的实现。在公众健康信息组织的过程中，系统性原则要求把握信息组织工作中各环节间的关系，确保各环节的正常联系和环环紧扣，特别需要关注对信息的描述，这是揭示信息、分析信息和存储信息的必要准备。此外，为充分体现公众健康信息的特殊性，在公众健康信息组织的过程中要保持信息之间整体和局部在组织逻辑和内容上的协调统一。

（四）需求性原则

满足公众的健康信息需求是公众健康信息组织工作的最终目的，其目标是序化和提供公众健康信息。需求性原则要求在进行公众健康信息组织的过程中首先进行需求分析，以公众的健康信息实际需求为出发点，结合主观和客观、宏观和微观等不同视角，改变公众健康信息的组织模式，从而保证信息组织的有效性。

（五）易用性原则

公众健康信息组织的服务对象是公众。在公众健康信息组织中，易用性原则有两层含义。①普适性和易懂性：公众的医学知识有限，不能用专业人员收集、获取和利用信息的水平作为标准，需要更加贴合公众的用语和理解习惯；②实用性和方便性：需要根据公众在获取和利用健康信息过程中的搜寻、检索习惯去组织公众健康信息。

三、组织工具

（一）公众健康术语表

公众健康信息组织的主要对象是公众所使用的文字和语言。如何使用对公众友好的文字和语言来表示专业的医学概念、信息和知识，建立公众健康词汇（即公众日常的、口头的健康用语）与医学专业术语之间的有效联系，这是健康知识进行存储、检索和表示的基础。

2003年美国国立医学图书馆、哈佛大学医学院等成立了研究小组，提出了公众健康术语表（CHV）并将其定义为一种将公众使用的医学概念日常口语表达与医学专业术语之间建立联系的词表，为二者之间建立桥梁（图3-1）。公众健康术语表以分布式、自下而上的方法构建，结合了基于语料库的文本分析和人工审查，由三个组件组成：①表达形式，例如字母、数字、字符串；②不同概念的基本含义；③概念与表达形式之间的关系（形式-形式，形式-概念或概念-概念）。

将公众健康词汇映射至医学专业术语的过程分为两个步骤：①通过自动文本分析，将公众常用健康词汇映射到美国国立医学图书馆的一体化医学语言系统（UMLS）的Metathesaurus（2004AA版）；②通过人工审查的方式，由两名审核人背对背评估，如有不同意见，则由第三名审核人进行判定，从而匹配每个常见的UMLS概念和相应的公众健康词汇，并确定候选公众健康词汇，最终结果由评估小组讨论确定。

在国内，侯丽等通过人工标注和审查的方式将从在线健康论坛和患者教育专著中提取到的中国公众健康词汇手动映射到医学术语（医学叙词表或医学书籍中的术语），形成中国公众健康术语表（Chinese Consumer Health Terms，CHT）（http://www.phoc.org.cn/cht/），如图3-2所示。公众可下载中国公众健康术语表的CSV和PDF格式使用。

（二）目录导航系统

公众健康信息网站的相关组织方法：①主题目录/主题导航系统；②分类目

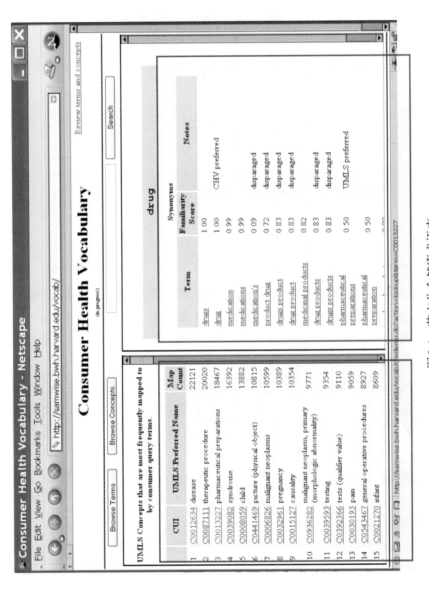

图 3-1　英文公众健康术语表

注：左侧为 UMLS 专业词汇，右侧对应的公众常用的 CHV 词汇。

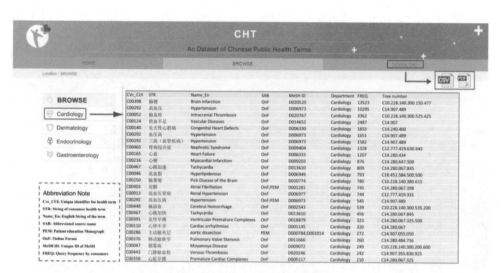

图 3-2　中国公众健康术语表

录/分类导航系统；③字顺法，按形序和音序进行信息组织。

1.　**主题目录**　主题目录（subject directory）是一种重要的信息组织方法，根据对象的属性和特征将公众健康信息划分为若干主题。作为一种传统的信息组织方法，主题目录具有直观性、专指性、集中性、适应性和多元性等优点，适用于公众健康信息的组织。用户访问多层次结构的主题目录，可以同时浏览多维度信息。主题目录在很多公众健康信息网站中都有所应用，如healthline将健康信息按照不同的主题进行组织（图3-3）。

2.　**分类目录**　与主题目录相同，分类目录也是一种传统且重要的信息组织方法。在很多健康信息网站中都应用分类组织法对健康信息进行组织，例如中国公众健康网将疾病信息按不同的发病部位、科室、人群等进行分类组织。

3.　**字顺法**　字顺法是一种按名称的形序或音序进行信息组织的方法，此法简单明了，便于用户检索，因此绝大部分健康信息网站都会采用字顺法来组织信息。例如MedlinePlus将健康信息按照首字母的音序组织展示（图3-4）。WebMD按照药品名称的首字母顺序来组织药品信息（图3-5）。

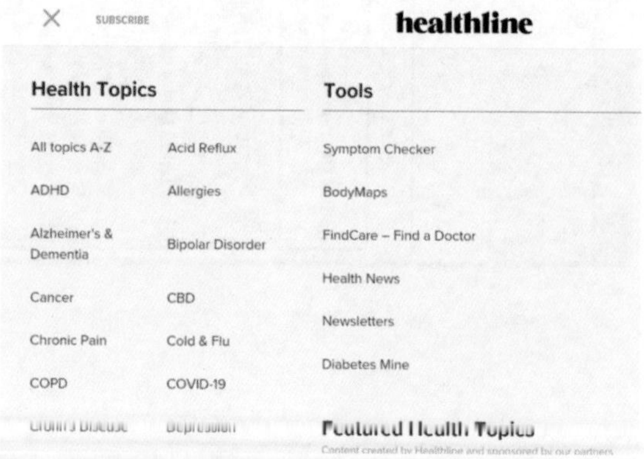

图3-3　healthline健康信息主题目录

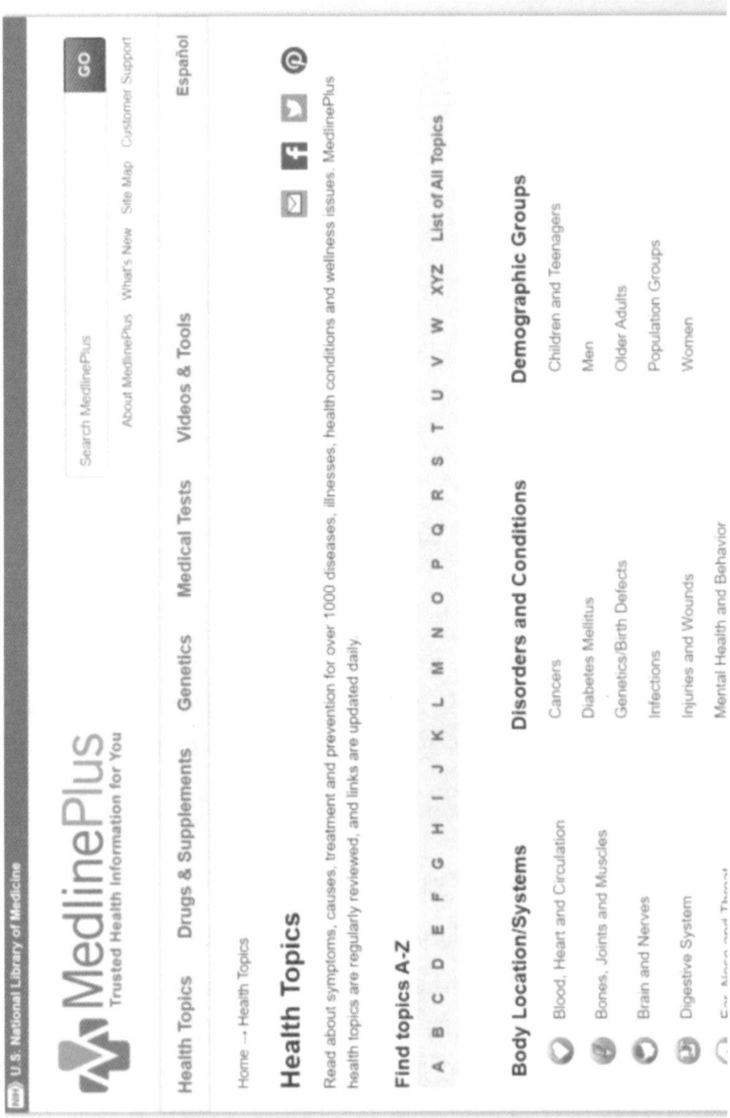

图3-4 MedlinePlus健康信息分类

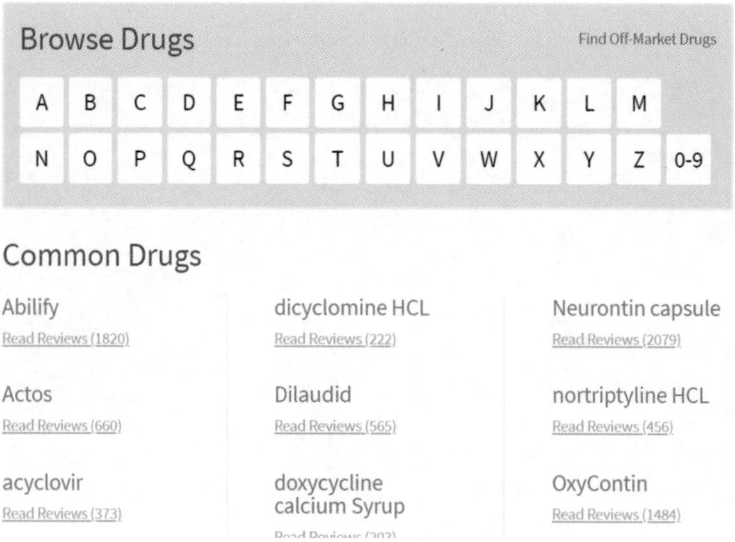

Browse Drugs　　　　　　　　　　　　　　　　　　　*Find Off-Market Drugs*

A　B　C　D　E　F　G　H　I　J　K　L　M

N　O　P　Q　R　S　T　U　V　W　X　Y　Z　0-9

Common Drugs

Abilify
Read Reviews (1820)

Actos
Read Reviews (660)

acyclovir
Read Reviews (373)

dicyclomine HCL
Read Reviews (222)

Dilaudid
Read Reviews (565)

doxycycline
calcium Syrup
Read Reviews (202)

Neurontin capsule
Read Reviews (2079)

nortriptyline HCL
Read Reviews (456)

OxyContin
Read Reviews (1484)

图 3-5　WebMD 药品信息主题目录

第二节　公众健康信息质量评价

"互联网＋医疗"正在逐渐影响传统医疗健康信息服务方式，公众通过网络可以更便捷地获取需要的健康信息。根据国家卫生健康委员会数据，截至 2019 年 11 月，我国互联网医院数量达到 269 家。智研咨询发布的《2020—2026 年中国互联网医疗行业运营模式分析及未来发展潜力报告》显示，2018 年 4 月至 2019 年 4 月，我国互联网医疗用户从 2800 万增长到 4500 万，同比增长 60.7%。

然而，公众一般缺乏专业医学背景，识别和筛选优质健康信息的能力较为欠缺。公众健康信息质量评价是辅助公众获取优质健康信息的重要工作，也是公众健康信息学的重要组成部分。公众健康信息质量评价需要依据评价目的，遵循合理的评价原则和评价步骤，借助权威的评价工具，采用合适的评价方法，构建科学系统的质量评价指标体系。对公众从不同渠道获取的健康信息进行全面评价。为公众获取优质健康信息提供可靠参考，同时也为健康信息平台建设提供理论依据，助力互联网医疗信息行业的发展，构建高质量公众健康信息生态。

一、评价原则

为确保公众健康信息质量评价工作的客观性和全面性，须遵循科学性、系统性、层次性、动态化等原则。

（一）科学性原则

科学性原则是公众健康信息质量评价的核心原则。在建立和完善公众健康信息质量评价指标体系时，要注意定量与定性相结合，同时要避免评价指标体系庞杂。科学合理的质量评价指标体系是公众健康信息质量管理的"风向标"，是评价公众健康信息质量效率和效果的"体检表"。

（二）系统性原则

系统性原则要求公众健康信息质量评价工作要循序、系统、连贯地进行，将评价工作作为一个系统，以评价体系整体目标的优化为准绳。在构建公众健康信息质量评价指标时，从公众健康信息评价目的和要求入手，涵盖公众健康信息质量评价的各个层面和不同角度，并确保评价结果充分反映当前的公众健康信息特点。同时，指标之间必须存在一定的逻辑关系，不仅要能反映每个指标的主要特征和状态，还要能反映指标之间的内部关系。评价过程中，根据公众对健康信息需求的变化协调体系中各指标的相互关系，使整个质量评价体系完整、平衡，使质量评价体系处在最佳状态。

（三）层次性原则

层次性原则是公众健康信息质量评价系统性原则的延伸。根据公众健康信息涵盖的内容，按照公众健康信息质量评价目标划分不同的维度和层次结构，在此基础上将每个维度的质量评价目标划分为多个子系统，而且必须确保目标系统在整个指标系统的级别相同和维度一致，同时，保持每个指标的独立性。在实际评价工作中，基于系统性原则，按照逻辑顺序构建评价层级，更有助于评价工作的分工和协作及评价系统的搭建，确保公众健康信息质量评价工作的合理性。

（四）动态化原则

受网络环境、技术方法、政策导向等多方面因素影响，公众健康信息质量发生巨大变化，导致对公众健康信息质量评价也发生一定的变化。公众健康信息质量评价工作不是僵化的过程，指标体系非一成不变，而应根据实际社会发展、技术进步、政策变化及需求改变等进行完善。在开展公众健康信息质量评价时，需秉持动态化创新的原则，结合大数据互联网环境和相关国家政策，不断促进评价指标体系的优化和升级。

二、质量评价方法

公众健康信息质量评价可以帮助公众用户选择有用的健康信息，促进公众健康信息质量的提升。国内外研究人员采用不同评价方法及评价工具开展了公众健康信息质量评价工作。公众健康信息质量评价是新兴的研究领域，多数研究者在方法的选择上沿用通用的信息质量评价方法。

1. 德尔菲法 德尔菲法是依据系统的程序，采用匿名发表意见的方式，即专家之间不得互相讨论，不发生横向联系，只能与调查人员直接联系，通过多轮调查专家对问卷所提问题的看法，经过反复征询、归纳、修改，最后汇总成基本一致的专家意见作为预测的结果。这种方法具有广泛的代表性，较为可靠。由于德尔菲法具有匿名性、信息反馈性和可对结果进行统计分析三大特点，既可用于预测，也可用于各种评价指标体系的建立和具体指标的确定，已成为目前社会科学研究中应用最广泛的方法之一。

2. 质性访谈法 质性访谈法是一种"带有目的的会谈"，研究人员可根据预定的访谈计划，围绕健康信息质量评价的主题，运用一定的工具（如访谈表）直接向公众进行提问和记录，由此了解公众对于健康信息需求的实际情况，对健康信息开展定性评价。

3. 结构方程模型 1973年，统计学家Joreskog提出了运用结构方程模型（structural equation models，SEM）分析多指标变量之间复杂关系结构的多元统计分析方法，弥补了传统统计学方法的不足和局限，被称为近年来统计学三大进展之一，并广泛应用于医学研究中。结构方程模型的特点是可以同时处理多个因变量，容许自变量和因变量含测量误差，可以同时估计因子结构和因子关系，容许更大弹性的测量模型，能够估计整个模型的拟合程度。

4. 层次分析法 层次分析法是质量评价研究中确认指标权重的常用方法，主要依靠领域内具有权威性的专家对指标项之间的重要程度进行比较、打分，进而计算出权重系数。随着公众健康信息质量评价工作的不断发展，已有学者提出了一种简化版本的层次分析法，在确认公众健康信息质量评价指标体系权重时，可以综合运用经典层次分析法和简化版层析分析法，简化评价流程，科学确认指标权重。

5. 模糊综合分析法 为减少定性评价中主观性强的缺点，弥补定性评价中的模糊性和不确定性，可以利用模糊综合评价法将定性评价中非确定性的问题转化为定量评价。模糊综合评价法的特点是对被评价对象有唯一的评价值，不受被评价对象所处对象集合的影响，评价结果为清晰的向量，系统性强。利用本方法评价公众健康信息质量，可使得实证评价结果更清晰且更具有说服力。

三、评价工具及应用

目前公众健康信息质量评价中使用率最高的三种评价工具为DISCERN、HONcode和LIDA，如表3-1所示。

表3-1　三种公众健康信息质量评价工具

评价工具	创建时间	创建机构	类型	评价内容	问题/步骤数量	评分方式
DISCERN	1999	英国牛津大学公共卫生及初级卫生保健系	量表	公众健康信息的可靠性、健康信息质量	16	5级李克特量表
HONcode	1999	健康在线基金会	准则	公众健康信息的权威性、补充性、保密性、归源性、合理性、透明性	13	定性判断
LIDA	2007	英国牛津大学Min-nervation公司	量表	公众健康信息的易获得性、易用性和可靠性	41	4级李克特量表

（一）DISCERN

DISCERN是最常用的互联网健康信息评价工具之一，由英国牛津大学公共卫生及初级卫生保健系研发，旨在为用户提供一种"行之有效的、可靠的、在对健康问题选择治疗方案时评价书面信息质量的方法"，适用于所有关于健康信息选择的公众和健康信息的提供者。该工具评价的是健康信息网页的内容和质量。DISCERN评价工具由16个问题组成，包括被评价网页的主题是否清晰，内容与主题的契合程度，是否有清楚的信息来源，内容的完整性、精确性和整体质量等。问题的评分方式采用5级李克特量表，为5分制，其中1分表示不满足标准，2～4分表示部分满足标准，5分表示完全满足标准，每个标准都有相关的提示和附加指导用于协助评价工作的顺利开展。DISCERN分为三个部分，第一部分用于评价信息的可靠性，评价信息是否可以作为健康信息的来源；第二部分用于评价健康信息质量的特定细节；第三部分用于评价信息的质量等级。DISCERN已成为公众参与医疗保健计划的重要组成部分，在公众正确选择健康信息以及医疗保健中发挥了积极作用。

DISCERN是一种科学有效的健康信息质量评价工具，Ali Kouhi等利用该工具对波斯语网站上耳鼻咽喉科信息的质量进行了评估，认为公众越来越依赖网络上有关健康的信息。Yasser Khazaal等从完整版DISCERN工具的16个问题中提取了一个由2个因素和6个问题组成的简要DISCERN，并开展了300多个心理健康相关网站的信息评价。

（二）HONcode

HONcode（The Health On the Net code）是在线健康信息质量评价所使用历史最悠久、最广泛、最值得信赖的一套工具，是由互联网健康基金会（Health on the Net Foundation，HON）研发的在线健康网站质量和道德标准，广泛应用于在线健康信息质量的评价。HON作为执行健康网站信息质量保证行为准则的组织，一直提供着引导公众和健康信息提供者在网上获得可靠的医疗健康信息和专业知识的服务，它不仅致力于其所审核健康信息网站的质量保证，而且还一直提供HONcode认证流程的服务。HONcode之所以具有公信力和权威性，成为被国际认可的在线健康信息网站的质量评价工具，是因为其除了在质量保证方面进行内部的年度检查，还会由保持中立且严格的国际组织根据国际标准（例如EN45011/ISO65）对其进行定期检查，确保其认证满足最严格的国际认可标准。HONcode致力于解决网络健康信息的可靠性和可信性问题。HONcode不是一种评判系统，也不会对网站提供的健康信息质量进行评分，它定义了一组规则，使网站开发人员在提供信息时遵循基本的道德标准；确保公众始终了解他们正在读取的数据的来源和目的。HONcode对健康信息网站进行认证根据8项道德原则，即权威性、目的性、保密性、可信性、合理性、网站联系方式、公开资金来源和广告政策。

HONcode目前已被72个国家/地区的8000个网站采用，包括MedlinePlus、Pubmed、Orphanet等，并于2007年被法国选定为法国健康网站的官方认证机构，Laura Martinengo等基于HONcode准则对预防抑郁和自杀应用程序的可信度进行了评价，Cuan-Baltazar JY等对2019年出现的新型冠状病毒（COVID-19）的在线信息质量和可读性进行了评价。

（三）LIDA

LIDA是由Minnorvation公司于2007年开发的一种用于评价健康信息网站的工具，是一种对不同信息来源的网站质量进行排序或比较的定量评价工具，也是针对单个页面或整个网站的评价工具。该工具由41个问题构成，从医疗健康信息的3个方面进行评价：易获得性（在需要的时刻能轻松访问和获得）、易用性（与公众需求密切联系）和可靠性（依据最佳质量的信息），每个问题采用4级李克特量表进行评价，为3分制，0分表示不满足该标准，1分表示少部分满足该标准，2分表示大部分满足该标准，3分表示全部满足该标准。

作为具有验证性的定量评价工具，LIDA已广泛应用于公众健康信息网站的评价中。Ravindri Jayasinghe等为研究面向公众的网站中包含"COVID-19"信息的质量，使用"新型冠状病毒""SARS-CoV-2"和"COVID-19"等5个关键词分别在Yahoo！、Google和Bing 3个搜索引擎上进行检索，对每个搜索引擎的检索结果中排名前100（共1500个网站）的健康网站进行了评价，利用LIDA工具对网站的易用性和可靠性进行打分。结果表明，在大多数向公众提供健康信息的网站中包含COVID-19相关信息的易用性和可靠性均不合格。

第三节　公众健康信息管理

一、管理主体

信息管理具有社会性，涉及社会个体、群体和国家。公众健康信息管理的主体是政府相关部门、企业（如医疗健康企业、互联网企业）、媒体运营者（如健康信息网站、微信公众号、App、虚拟社区的运营人员和团体）等。其中，公众健康信息的媒体、网站等客体也需要接受政府的监管，涉及的监管部门主要包括：①工业和信息化部门，负责依法对经营性网站实行增值电信业务许可，对互联网信息服务提供者进行日常行业监管；②（食品）药品监督管理部门，网站提供公众健康药品信息，须向所在省、自治区、直辖市（食品）药品监督管理部门提出申请，取得《互联网药品信息服务资格证书》；③卫生行政部门，依据国务院《互联网信息服务管理办法》和相关的卫生行政法律法规，对互联网公众健康信息服务实施监督管理，指派专门机构和人员定期对开展公众健康信息服务的网站及其内容进行监督检查；④国家广播电视总局，网站提供公众健康视听信息服务，需向国家广播电视总局申请办理《信息网络传播视听节目许可证》；⑤工商行政管理部门，依照《中华人民共和国广告法》和《互联网广告管理暂行办法》规范互联网广告活动；⑥公安部门，依据《信息安全等级保护管理办法》颁发信息系统完全等级保护备案证明。

《网络信息内容生态治理规定》明确指出了互联网企业和具有媒体属性网络

信息服务平台的信息内容管理主体责任。2016年8月17日，国家互联网信息办公室提出了网站履行网上信息管理主体责任的8项要求，其中包括信息内容正确合规、信息安全保障、举报受理等。媒体对网络公众健康信息管理主体责任的履行，有利于建设良好网络生态、营造清朗的网络空间，提高公众健康素养，指导公众健康生活。本节侧重介绍互联网媒体进行公众健康信息管理需要遵守的规则、法律和政策。

媒体是指人用来传递信息与获取信息的工具、渠道、载体、中介物或技术手段，也指传送文字、声音等信息的工具和手段。传统媒体包括书籍、电视、广播、报纸、期刊等。随着网络技术不断发展，衍生出"新媒体"概念及子概念，其中最重要的就是互联网。随着"互联网＋医疗"的不断发展，衍生出了许多医疗健康服务的新模式，给医疗健康信息服务带来新的机遇。

健康信息相关的网站、微信公众号和App等是互联网与医疗健康行业的有机结合，是为公众提供健康信息和医疗服务的平台。根据站长之家网站排名和Alexa周排名的情况，国内排名靠前且较为成熟的健康信息网站有中国公众健康网、寻医问药网、39健康网、有问必答网、丁香医生、好大夫在线、家庭医生在线、99健康网等，上述提及的网站均有微信公众号运营，其中寻医问药网、39健康网、有问必答网、丁香医生、好大夫在线开发了App。国外公众健康信息网站有MedlinePlus、BabyCenter、WebMD等。

二、管理规则

国际卫生信息管理协会联合会（International Federation of Health Information Management Associations，IFHIMA）认为健康信息管理的重要趋势包括隐私安全、信息治理和互操作性等。美国卫生信息管理协会（American Health Information Management Association，AHIMA）提出了健康信息治理的8条原则，包括问责制原则、透明原则、完整性原则、保护原则、合规原则、可用性原则、保留原则和处置原则。信息治理可以改善医疗保健和患者安全、降低成本、提高数据和信息医疗保健质量、提高患者信息的安全性和机密性、改善信息和医疗保健组织的管理。结合媒体实施健康信息管理的实际情况和AHIMA相关原则，管理规则包括内容管理、服务管理、隐私保护、广告管理4个方面。

（一）内容管理

内容管理要遵循AHIMA的完整性原则和可用性原则，保证信息内容真实、及时、准确和完整，并通过相关健康信息技术标准，实现信息内容的互操作。对保存期结束的信息内容进行管理要遵循AHIMA处置原则。

1. 信息加工　信息加工是对信息进行筛选、判断、分类、标引和编目的过程。信息加工要遵循系统性、标准性、准确性、可推广性的原则。健康信息对公众具有指导意义，因此要严格保证健康信息的准确、通用、易懂，信息加工操作应由具有专业医学健康知识背景的人员进行。以中国公众健康网为例，在信息加工平台选择某一种疾病，由具有专业知识背景的信息加工人员对该疾病的详细信息进行编辑，编辑完成后可单击"全局预览"进行检查，确认无误后方可发布至网站前台展示。

2. 版权保护　版权又称著作权，是作者对自己的文字作品、美术作品、电影作品、计算机程序作品等享有的一系列权利，包括人身权利和财产权利，如发表权、署名权、保护作品完整权、复制权、展览权、表演权等。财产权利部分是可以转让的，人身权利部分则不得转让。媒体对其拥有版权和无版权的内容进行区分，并以不同方式进行管理。以MedlinePlus为例，MedlinePlus规定公共领域某些内容（如MedlinePlus主页、健康主题页面的摘要、医学检查信息等）是无版权的，用户可以自由复制无版权内容，在社交媒体可链接到无版权内容，而其他内容的版权则为MedlinePlus专用，受版权保护的材料通常在页面底部附近标记版权持有人和版权日期。

此外，一些网站通过成立专家顾问团队强化内容管理队伍建设，保证内容的可靠性。如BabyCenter的医疗咨询委员会团队包括产科、胚胎学、儿科学等专业的医生或其他的专业人员，确保BabyCenter在网站上提供完整、准确的孕产和育儿信息；中国公众健康网的专家团队包括北京协和医院、中日友好医院、北京大学附属医院等国内医疗机构的医生；WebMD医疗团队与遍布各个专业领域的100多位美国医生和健康专家组成的团队紧密合作，以确保WebMD的内容是最新、准确的，WebMD对其编辑内容保持唯一控制权。

（二）服务管理

服务管理要遵循AHIMA的合规原则、保留原则、可用性原则和保护原则。在提供健康信息服务的过程中遵守适用的法律，并在综合考虑法律、监管、财政、操作性等因素的情况下，对服务记录信息进行保留，对重要信息加以保护，从而保证业务的连续性、可用性。

1. 服务方式　媒体提供的公众健康信息服务方式包括信息查询、信息咨询、健康交流。①信息查询：借助检索工具，从经过信息组织的信息集合中找出所需信息的过程，搜索症状、疾病、药品等关键字，可以得到匹配的结果；②信息咨询：用户根据自身诉求向医疗健康专业人员进行提问，接受个性化健康服务的过程；③健康交流：在医疗健康中至关重要，对疾病预防和健康促进均有作用。由患有相同疾病的患者或有共同健康兴趣的用户组建的虚拟社区，具有情感支持功能，拥有足够的"人情味"，可减少因病导致的抑郁和孤独感。用户可通过App、社交媒体、网站和网络健康社区等在线途径获得健康信息服务。

2. 服务许可　信息服务提供者在提供服务前，需向电信主管部门提交相关材料，通过主管部门审核。从事新闻、文化、出版、视听节目、教育、医疗保健、药品和医疗器械等互联网信息服务需经有关部门许可。在提供服务时应提供相关许可证书，包括互联网药品信息服务资格证书、信息网络传播视听节目许可证、广播电视节目制作经营许可证、互联网医疗保健信息服务审核同意书、出版物经营许可证、网络文化经营许可证、互联网医疗机构许可证、互联网医疗卫生信息服务许可等。

3. 服务记录及安全　服务提供者应当记录其发布的信息和用户发布的信息，保存网络运行日志不少于6个月，让信息追踪更有依据，起到保障信息安全、防止数据丢失的作用，在系统故障时保证业务正常运行。信息提供者需向用户公布信息安全的投诉、举报方式，出现问题及时受理并处理。

（三）隐私保护

隐私保护要遵循AHIMA的合规原则和保护原则，以防隐私信息的泄露。

1. 限制使用原则　信息收集人员在收集隐私信息前，应详细说明使用目的。法国《医疗隐私法》明确提出，患者对自身数据具有所有权，患者数据需要传输时，必须获得患者本人授权。在我国，要依据《中华人民共和国网络安全法》《信息安全技术个人信息安全规范》及其他相关法律法规和技术规范，收集和使用用户的个人信息。《信息安全技术－健康医疗数据安全指南》也要求，使用隐私数据需要征求数据所标识个人的同意；因学术需要向境外提供隐私数据，要对数据去标识化，非涉密、非重要数据提供的数量需在250条以内，否则要经过相关部门审批同意；不能将医疗数据存储在境外的服务器中。

2. 隐私信息去标识化　去标识化，是通过技术手段对个人信息进行处理，除非借助额外信息，否则无法识别个人信息的主体。对隐私数据进行去标识化处理，应对涉及个人隐私的信息（如姓名、年龄、出生年月、家庭住址、医护姓名、身份标识等）进行模糊、删除和泛化处理，使得数据集中属性值相同的人数在5人以上。

3. 信息提供的特殊情况　当政府机关依照法定程序要求相关媒体披露个人

资料时，媒体将根据执法单位要求或以公共安全为目的提供个人资料。除非根据法律或政府的强制性规定，在未得到用户许可之前，媒体不应把用户的任何个人信息提供给任何无关的第三方。

（四）广告管理

媒体在传递公众健康信息的过程中，也会发布一些以提供医疗健康服务为目的的医疗广告，以及以药品销售为目的的药品广告，并获得一些收益。在现实环境中，媒体推送广告内容"不实"和"虚假"的现象时有发生，威胁着公众的生命健康和财产安全，因此对广告进行严格管理十分重要。

《网络信息内容生态治理规定》中明确平台应对广告内容进行审核。媒体在发布广告前，要核对广告的审查手续。例如，中国的审查由卫生行政部门、中医药管理部门负责，澳大利亚的审查由澳大利亚联邦政府卫生与老年人保健部的代表机构负责，法国的审查由法国广告审查委员会负责。在取得允许、获得相关手续后，方可发布医疗广告。发布违法互联网医疗广告的当事人，将受到相关监管部门的行政处罚和罚款。

药品广告要符合真实性、合法性和科学性原则。①药品广告所传播的药品信息必须以最新版《中华人民共和国药典》或药品说明书为依据，必须科学、准确，不能夸大药品的作用及效果；②药品广告必须合法，必须经药品监督管理部门审批并严格按照有关法律、法规的要求进行宣传，不得擅自更改审批内容；③药品广告对社会公众用药具有诱导作用，药品广告内容必须科学、不违背药学与医学的基本原理与常识。

三、立法、政策和监督

媒体在进行公众健康信息的管理时，要遵循AHIMA合规性原则，遵守所有适用的法律、标准或政策并接受监督。

（一）版权保护法规政策

版权保护法规政策可分为2种类型，第一类是国际公约，如《世界版权公约》《伯尔尼公约》《世界知识产权组织版权条约》《世界知识产权组织表演和录音制品条约》《知识产权协定》；第二类是各国家的法律法规，如美国的《版权法》、英国《版权法》、德国的《版权法》和《出版合同法》等。我国关于版权保护的法规，包括《中华人民共和国著作权法》《信息网络传播条例》《著作权集体管理条例》《关于审理涉及计算机网络著作权纠纷案件适用法律若干问题的解释》等。

（二）服务管理法规政策

中国境内任何组织和个人在提供互联网信息服务时，应遵守《互联网信息服务管理办法》《互联网药品信息服务管理办法》和《互联网新闻信息服务管理办法》等对互联网信息服务活动的规定。

（三）隐私保护法规政策

医疗健康信息隐私相关法律可分为3种类型，第一类是针对医疗健康信息隐私的法律，如美国的《健康保险携带与责任法案》《个人健康信息隐私联邦标准》和法国《医疗隐私法》；第二类是针对健康信息隐私纳入个人隐私进行保护的法律，如韩国与日本各自发布的《个人信息保护法》、德国《联邦数据保护法》；第三类是守则、规范或指南，如欧盟的《关于隐私保护和个人信息传输规范》、经济合作发展组织（Organization for Economic Cooperation and Development，OECD）的《保护个人信息跨国传送及隐私权指导纲领》、中国国家标准化管理委员会的《信息安全技术－健康医疗数据安全指南》等。

（四）广告管理法规政策

美国《联邦贸易委员会法案》和《联邦食品、药品和化妆品法案》、德国《医疗广告法》和《医药品广告法》、日本《医疗法》、法国《药品广告法》、澳大利亚《治疗产品广告法》等相关法律法规的内容中，规定了允许发布广告的情形和广告中不应出现的内容。我国关于医疗广告、药品广告的法律或标准有《医疗广告管理办法》《中华人民共和国广告法》《互联网广告管理暂行办法》《药品广告审查办法》《药品广告审查发布标准》《中华人民共和国消费者权益保护法》《中华人民共和国药品管理法》及《中华人民共和国药品管理法实施条例》等。

（五）投诉和举报渠道

加强健康信息监督，需要建立健全卫生健康部门的健康信息监管工作机制，同时也要充分发挥社会监督作用，健康信息平台的用户可以通过平台公布的投诉、举报联系方式向平台举报，也可以向相关网络不良信息举报中心举报，如中央网信办（国家互联网信息办公室）违法和不良信息举报中心、网络不良与垃圾信息举报受理中心、网络违法犯罪举报网站，还可以向相关单位或主管部门进行反馈，相关平台、中心和部门要做到及时受理、迅速回应。

（安新颖　刘　辉　单连慧　范少萍）

参 考 文 献

［1］党跃武. 信息组织论［J］. 图书情报工作，1997（3）：12-16.

［2］ZENG Q T，TSE T. Exploring and developing consumer health vocabularies［J］. Journal of the American Medical Informatics Association，2006，13（1）：24-29.

［3］王知津，王璇，马婧. 论知识组织的十大原则［J］. 国家图书馆学刊，2012，21（4）：3-11.

［4］高丹，李晓红. 近年来我国网络信息组织研究述略［J］. 图书情报知识，2004（5）：63-65.

［5］黄如花. 国内外信息组织研究述评［J］. 中国图书馆学报，2002，28（1）：63-66.

［6］ZENG Q T，TSE T，CROWELL J，et al. Identifying consumer-friendly display（CFD）names for health concepts［J］. AMIA. Annual Symposium proceedings/AMIA Symposium. AMIA Symposium，2005，2005：859-863.

［7］ZENG Q T，TSE T，DIVITA G，et al. Term identification methods for consumer health vocabulary development［J］. Journal of Medical Internet Research，2007，9（1）：e4.

［8］HOU L，KANG H，LIU Y，et al. Mining and standardizing chinese consumer health terms［J］. BMC Medical Informatics and Decision Making，2018，18（5）：120.

［9］宋心波. 充分认识主题法的优越性，尽性建立主题目录［J］. 图书与情报工作，1997，1：44-46.

［10］ZHANG J，AN L，TANG T，et al. Visual health subject directory analysis based on users' traversal activities［J］. Journal of the American Society for Information Science and Technology，2009，60（10）：1977-1994.

［11］U.S. National Library of Medicine. MedlinePlus［EB/OL］.［2021-02-02］. https：//medlineplus.gov.

［12］中国医学科学院医学信息研究所. 中国公众健康网［EB/OL］.［2021-02-02］. http：//www.chealth.org.cn.

［13］The WebMD Medical Team. WebMD［EB/OL］.［2021-02-02］. https：//www.webmd.com.

［14］北京智研科信咨询有限公司. 中国产业信息网：拐点降至2019年中国互联网医疗行业政策、用户数、市场规模发展现状分析［EB/OL］.［2020-02-18］. https：//www.chyxx.com/industry/202002/834941.html.

［15］鄂甜甜. 大数据环境下健康信息管理绩效评价指标体系构建研究［D］. 湘潭：湘潭大学，2020.

［16］杜占江，王金娜，肖丹. 构建基于德尔菲法与层次分析法的文献信息资源评价指标体系［J］. 现代情报，2011，31（10）：9-14.

［17］COLAIZZI P. Psychological research as the phenomenolo-gist views it. In existential phenomenological alternative for psychology（Valle R and King Meds）［M］. New York：Oxford University Press，1978.

［18］张克永，李贺. 健康微信公众平台信息质量评价指标体系研究［J］. 情报科学，2017，35（11）：143-148.

［19］JOHNSON，KNOWLTON W．Structural equation modeling in practice［J］．Journal of Social Service Research，1998，24（3-4）：131-171．

［20］霍再强，李增欣，郝玉柱．结构方程模型在风险管理中的应用综述［J］．商业时代，2011（15）：73-74．

［21］LEAL J E．AHP-express：A simplified version of the analytical hierarchy process method［J］．MethodsX，2020，7：100748．

［22］ZHOU R，CHAN A．Using a fuzzy comprehensive evaluation method to determine product usability：A proposed theoretical framework［J］．Work，2017，56（1）：9-19．

［23］University of Oxford，Division of Public Health and Primary Health Care．Discern on the internet（February 1999）［EB/OL］．［2020-02-01］．http：//www.discern.org.uk/hoti.php．

［24］KOUHI A，DABIRI S，MOHSENI A，et al．Evaluation of the quality of otolaryngology information on persian websites［J］．Iranian Journal of Otorhinolaryngology，2020，32（111）：237-241．

［25］KHAZAAL Y，CHATTON A，COCHAND S，et al．Brief discern，six questions for the evaluation of evidence-based content of health-related websites．［J］．Patient Education & Counseling，2009，77（1）：33-37．

［26］GENEVA AUTHORITIES．Health on the net（HON）：A decade devoted to improving online health information quality［EB/OL］．［2020-02-01］．https：//www.healthonnet.org/Global/event_art_pulsations.html．

［27］MARTINENGO L，GALEN L V，LUM E，et al．Suicide prevention and depression apps' suicide risk assessment and management：a systematic assessment of adherence to clinical guidelines［J］．BMC Medicine，2019，17（1）：231．

［28］CUAN-BALTAZAR J Y，MUÑOZ-PEREZ M J，ROBLEDO-VEGA C，et al．Misinformation of COVID-19 on the internet：infodemiology study［J］．JMIR public health and surveillance，2020，6（2）：e18444．

［29］Minervation．Welcome to the lida blog．［EB/OL］．［2020-02-01］．http://www.minervation.com/welcome-to-the-lida-blog/

［30］JAYASINGHE R，RANASINGHE S，JAYARAJAH U，et al．Quality of online information for the general public on COVID-19［J］．Patient Education and Counseling，2020，103（12）：2594-2597．

［31］胡泳，陈秋心．中国新媒体25周年——从"信息高速公路"到"未来媒体"的认知跃迁［J］．汕头大学学报（人文社会科学版），2019，203（12）：27-34．

［32］李赞梅，李晓瑛．中美两国公众健康信息网站对比分析及启示［J］．中华医学图书情报杂志，2016，25（4）：17-20．

［33］站长之家．站长之家健康网站排名［EB/OL］．［2020-01-16］．https：//top.chinaz.com/hangye/index_yiliao.html．

［34］DAT SKOVSKY G，HEDGES R，EMPEL S．Evaluating the information governance principles for healthcare：accountability and transparency［J］．Journal of AHIMA/American Health Information Management Association，2015，86（2）：52-53．

［35］EMPEL S．The way forward AIHMA develops information governance principles to lead healthcare toward better data management [J]. Journal of Ahima, 2014, 85 (10): 30-32.

[36] KADLEC L. Coming soon to your healthcare facility: information governance [J]. Journal of Ahima, 2014, 85 (8): 26-32.

[37] HENDI S S, KARKEHABADI H, ESKANDARLOO A. Iatrogenic errors during root canal instrumentation performed by dental students [J]. Iranian Endodontic Journal, 2018, 13 (1): 126-131.

[38] MAIR J. Who owns the information in the medical record? Copyright issues [J]. Health Information Management Journal of the Health Information Management Association of Australia, 2011, 40 (3): 31-37.

[39] U.S. National Library of Medicine. Medicine: Linking to and using content from medlineplus [EB/OL]. [2020-01-16]. https: //medlineplus.gov/about/using/usingcontent/.

[40] BabyCenter. BabyCenter medical advisory board [EB/OL]. [2020-01-16]. https: //www.babycenter.com/medical-advisory-board.

[41] 中国医学科学院医学信息研究所. 中国公众健康网专家团队 [EB/OL]. [2020-01-18]. http: //www.chealth.org.cn/include/experts.html.

[42] The WebMD Medical Team. WebMD: Who we are [EB/OL]. [2020-01-19]. https: //www.webmd.com/about-webmd-policies/about-who-we-are.

[43] U.S. Department of Health and Human Services. Office of disease prevention and health promotion-healthy people 2010 [J]. NASNewsletter, 2000, 15 (3): 3.

[44] 邓胜利, 付少雄. 健康信息服务的供给侧结构性改革研究 [J]. 情报科学, 2019, 37 (4): 146-151, 179.

[45] MEYSTRE S M, O FERRÁNDEZ, FRIEDLIN F J, et al. Text de-identification for privacy protection: a study of its impact on clinical text information content [J]. Journal of Biomedical Informatics, 2014, 50 (8): 142-50.

[46] FUNG B, WANG K, CHEN R, et al. Privacy-preserving data publishing: a survey of recent developments [J]. ACM Computing Surveys, 2010, 42 (4): 1-53.

[47] 杨超, 郑雪倩, 高树宽. 互联网发布医疗广告资质审核初探 [J]. 中国卫生人才, 2017 (12): 50-55.

第四章　公众健康信息需求

第一节　公众健康信息需求概述

健康信息是与健康有关的所有健康或疾病知识、健康消息、健康数据、事实与资料。伴随信息时代的到来和公众健康意识的提升，公众对健康信息的需求日益增加。然而，太少、无关或错误的信息会让信息接收者有较低的满意度甚至会误导其做出错误的健康行为决策，太多相关的信息又会让人迷失在信息的海洋，找不到传达信息者要传达的关键信息。因此，在探索及了解不同人群对健康信息的需求的基础上，基于健康传播的理论模型向目标人群提供能真正满足他们需求的特定信息，能够促进人们采取正确的健康行为，提高对健康服务的满意度。本节在梳理已有文献的基础上，明确公众健康信息需求的概念，同时介绍公众健康信息需求的特征。

一、概念

公众健康信息需求（consumer health information needs，CHIN）是一个较新的概念，目前已有的研究对健康信息需求的认知和界定并不统一。关于需求，常见的定义通常是从经济学和心理学角度出发。在公众健康信息领域，以往的研究更加倾向于心理学视角。例如，Mulcare 和 Miyashita 等学者从认知角度出发，将信息需求定义为个人在实现特定目标、处理问题的过程中，认识到对相关信息及知识了解不足或有差异并试图填补不足的一种状态。美国国家医学图书馆网络的学者 Rambo 认为，健康信息需求是当个体出现不适或对健康状况表示怀疑时，主动寻求相关健康知识、获取所需健康信息，最终解决健康问题的行为状态。国内学者孙林山认为，健康信息需求是当个体出现自我感觉身体不适或曾有高危行为导致其对健康状况表示怀疑或不确定时，主动寻求相关健康知识或经医生确诊获取所需健康信息，从而确定症状，减轻忧虑。《中华医学百科全书·医学信息学》提出，公众健康信息需求是公众主动对健康信息的需求，是公众感到身体不适或接触过危险因素、进行过危险行为后对健康状况感到不确定时，为进行身体健康保健、疾病预防与诊断，主动寻求健康信息的需求，以及患者及其家属在医生确诊疾病后，为进行疾病治疗与护理，主动寻求健康信息的需求。

尽管不同学者对公众健康信息需求的概念有着不同的界定，但也存在共同点。第一，公众健康信息需求具有客观前提，或是公众出现健康问题，或是主观意识到健康受到威胁，对健康状况感到不确定；第二，公众健康信息需求具有主动性，是公众自发、自主地寻求健康信息；第三，公众健康信息需求有很强的目的性，即弥补自身相关信息的不足，实现维护促进健康的目标。基于上述分析，本书将公众健康信息需求定义为：公众出现健康问题或对健康状况感到不确定时，主动寻求外界资源，获取相关健康信息，弥补信息不足，以维护促进健康的一种状态。

二、特征

公众健康信息需求本质上是由需求主体、社会和自然因素所决定的客观需求，一般需求主体对需求都存在一定的主观认识、体验和表达方式，所以健康信息需求具有一定的复杂性和随机性。换句话说，健康信息需求的内容、层次等因人而异，并以各种形式存在。兰德健康（Rand Health）在1999年末至2000年初为美国加州卫生保健基金会做的调查显示，专业健康信息需求大多针对医学专业知识，普通健康信息需求则侧重疾病相关知识。可见，与需求主体健康相关的信息需求都属于健康信息需求的范畴。不同人群对于健康的关注点不同，需要了解的健康信息以及获取健康信息的方式也就有所不同。当然，每一个个体受自身情况及外界环境影响，需求也不完全一样。例如，早期癌症患者可能会向医生寻求治疗癌症的方法，而晚期癌症患者可能更多会向医生寻求心理健康上的帮助；健身的人根据健身目的不同会在网络上寻找健康饮食的知识或缓解肌肉酸痛的方法等。

公众健康信息需求还具有广泛性、综合性、开放性与时效性。从信息需求范围来看，公众健康信息需求具有广泛性，无论是健康人群还是疾病人群，在面对专业性极强的医学或健康现象时都会产生多样化和个性化的信息需求。从信息需求的内容来看，公众健康信息需求具有综合性，一方面公众想了解的健康信息包括疾病诊断治疗与预防，以及更加广泛的养生保健、生活行为等；另一方面健康信息来自医学研究与实践，但涉及的领域较广，与生物学、心理学、社会学和传播学等信息相互交叉渗透。公众健康信息需求的开放性和时效性特征则是由互联网信息时代的发展带来的，指公众对所关注的健康主题实时信息的获取和分享，公众需要与时俱进的健康信息。

第二节 公众健康信息需求服务对象分析

正如前文所述，公众健康信息需求是复杂而广泛的。健康信息服务提供者应当强化"以目标人群为中心"的理念，在健康信息提供中加强对目标人群的研究，分析不同服务对象的健康信息需求，以及每类服务对象需求的特点，从而提供更加精准有效的健康信息。在公众健康信息学的研究和实践中，人们通常将公众健康信息服务对象分为患者、健康人群、专业人士三类，其中患者包括其家人，专业人士包括医护人员、医学研究人员、教学人员等。本节主要分析这三类服务对象的健康信息需求内容，以及不同对象在信息需求及获取方面的特点，为健康信息服务提供者和研究者开展有针对性的实践与研究提供参考依据。

一、患者

患者是公众中具有较高健康信息需求的一大群体。医生和患者对疾病和健康信息的了解程度往往是不同的，在沟通健康问题时不可避免地存在一定的知识缺口（knowledge gap）。因自身健康问题，患者对于健康信息会产生更加强烈的必要感、不满足感或不平衡感，这时就会有需求的产生。在公众健康信息需求的理论基础上，我们可以将患者健康信息需求理解为，患者为了更好地提高自己的健康水平，关注某个特定主题的信息或者是寻求健康信息的意愿。

（一）患者群体的信息需求主要集中在疾病诊疗、康复等方面

2016年美国研究者发表了健康信息需求系统综述，总结了来自美国、澳大利亚、英国、荷兰、克罗地亚、丹麦、希腊、苏格兰和日本等国家关于患者健康信息需求的文献，研究方法基本为定性访谈、焦点组讨论、调查问卷等。结果显示，在超过半数的文章中，患者都提到了对所患疾病相关信息的需求；约一半文章中的患者想知道关于营养、代替疗法、处方药、康复训练、病情预断、治疗方法及不良反应、医护人员情况等信息；小部分文章中的患者想要了解医疗保险和心理健康的信息。国内的研究也表明，从患者在互联网查找健康信息的具体内容来看，患者查找最多的健康信息主要集中在治疗、诊断、病因等方面，占比近65%。这说明随着对自身健康意识的提高，大部分患者希望对自己的身体情况有足够的了解，这样便于他们更好地理解医生的诊断分析和

治疗方案。而患者对营养、康复训练的信息需求有所增加，其原因可能在于慢性非传染性疾病患者的增多，这类疾病通常和饮食营养、生活习惯有关。以世界卫生组织为代表的组织机构近十年来出版了各种各样有关健康科学饮食、健身活动等健康行为指南。这些与慢性病和健康生活方式相关的健康信息在生活中逐渐增多，加上网络时代的飞速发展，患者就会产生更多了解这些信息的需求。

（二）处于不同病情的患者有着不同的健康信息需求

如果仅以整个患者群体为单位，从比较宏观的角度了解和分析患者健康信息需求，是远远不够的。从前文公众健康信息需求的内涵不难看出，即使是患者，也会因病情不同而对健康信息产生不同的需求。英国学者 Duggan 和 Bates 在一项研究中发现，尽管所有患者都有对基本疾病诊断和治疗方案及不良反应信息的需求，但并不是所有患者都想了解疾病全部阶段的信息，事实上患者更愿意知道为自己"量身定制"的健康信息。国内研究也发现，初诊为白血病的患者对疾病相关信息、疾病预后及治疗方面的信息需求程度较高，而化疗阶段癌症患者的健康信息需求则主要集中在疾病治疗、症状控制方面，患者对治疗及预后相关知识极其关注。在化疗阶段，患者需要大量的信息来支持自己了解疾病本身、治疗方式及应对治疗的不良反应。所以，在真实世界中处理健康信息需求问题时，不能将所有患者视为同一人群而以偏概全地提供健康信息和服务，应考虑到患者作为有着不同健康问题的子群甚至是个体，所需要得到的健康信息。

（三）现有研究更多地关注慢性病患者的健康信息需求

随着公众健康信息的概念进入医疗卫生健康领域，世界各地有不少学者都对不同患者群体的健康信息需求进行了调查研究和分析比较。总体来看，目前针对慢性病尤其是糖尿病和癌症患者健康信息需求的调查研究比较多。许多调查结果都表明，慢性病患者对健康信息需求较高。德国学者 Borgmann 等通过调查问卷的形式对糖尿病患者现在及未来的健康信息需求做了相关研究，发现糖尿病患者需求最高的4种健康信息分别为糖尿病的长期并发症、诊断、治疗方法，以及导致糖尿病的原因。澳大利亚学者 Fletcher 等对2003—2015年有关癌症康复者的文献进行了整理分析后发现，不考虑患者所处的癌症阶段，患者提到需求最多的健康信息类别是治疗方法相关信息（如治疗不良反应、治疗方案的原理等），这可能与癌症患者对于康复的急迫心理有一定的关系；第二大需求是如何与癌症抗争有关的信息，包括如何与癌症共存、心理咨询以及病友互帮互助组织等。可以看出，癌症患者的目标是从生理及心理上得到治疗和康复，所以他们格外需要这些方面的健康信息来弥补自己的知识缺口，让自己能够更加积极地掌控自身健康。

综上所述，虽然不同研究可能受到时间、地点和研究方法等因素的影响，最终得出的健康信息需求结果各异，但重要的是这些研究都证明了患者群体对健康信息有着不同程度的需求，并且需求与患者的病情和个人因素等有一定联系，这对医疗卫生行业今后的发展和关注点是一种启示。包括医生在内的健康信息和服务提供者应当强化"以患者为中心"的理念，了解不同患者所需的健康信息，明确和重视患者真正需要的是"能够满足他们在健康问题上的需求并且为他们量身定制的相关信息"，提供有效的健康信息，从信息层面增加患者对医疗服务的满意度、配合度，帮助患者做出与其病情相关的知情决策，从而改善其健康状况。当然，对于患者健康信息需求这一主题，目前还需要跟上时代变化的脚步，不断地、更加深入地学习和研究，如分析同类疾病不同病情程度或阶段的患者对健康信息的需求，或同类病情但不同人口特征的患者对健康信息的需求等。

二、健康人群

随着生活水平的提高和生活压力的增加，健康人群对健康信息的需求也日益增长。2016年在App中制定个人健康计划的用户占17.9%，利用App向医生展开咨询的用户占20.1%，使用过App身体数据监测功能的用户占40.6%。

（一）健康人群信息需求较为广泛，主要关注预防保健与养生信息

与患者的关注点不同，健康人群对健康信息的需求可能不仅是对疾病相关信息的需求，更多的是对如何提升整体健康水平的综合信息的需求，包括但不限于美容保健、养生保健、健康饮食与食品安全、健身与运动减肥、健康监测、健康促进、两性健康、心理健康、急救预防、环境卫生、医学新知、就医保险、生物医药等，或是想了解某个医院的资源及医疗水平的相关信息等。随着生活节奏的加快和生活压力的增加，人们也开始注重自身精神世界的平衡，对心理健康信息的关注程度有所提高。

（二）不同群体健康信息需求存在差别

研究发现，青少年群体的健康信息需求包括身体疾病诊治、传染病防治、养生保健、美容形体、性和精神健康5个维度，他们更希望获得青春期的生理和心理知识、性自我保护和性卫生保健知识。大学生将养生保健、健身、美容、生理健康等作为搜索关键词；医药卫生专业领域人学生不仅需要疾病防治、生活方式、心理问题、养生保健等信息，还需要医学教育信息，如医药信息数据库、教

育工具等。老年人将养生保健相关疾病等作为网络健康信息查询的主要内容，这可能与不同人群的需求驱动有关。老年人健康信息需求多与慢性病防治需求相关，主要包括躯体医疗保健需求、日常养生需求、心理健康需求、身体活动需求、营养饮食需求、安全与健康教育需求。孕产妇属于健康人群中有着较为特殊信息需求的群体，21世纪初，曾倩等对中国广东省妇幼保健院及孕妇学校的1000多名孕妇做了调查，发现孕妇对孕期自我监测胎动和营养知识的信息需求最高，说明孕妇对优生优育、自我保健的健康信息认识增强，希望得到相关的健康信息来达到自我照顾和健康管理的目的；同时，70%～80%的孕妇对婴儿常见病的预防和新生儿母乳喂养相关信息具有较高需求，可能是因为调查对象中的孕妇绝大部分没有经验，了解到自己缺乏知识后，对母婴相关的健康信息表现出迫切的需求，并希望得到护士和医生的指导。近两年的研究调查都显示孕妇的健康信息需求内容大同小异，主要围绕孕期注意事项、胎儿发育和健康、新生儿喂养和护理，但有一些具有新时代特色的信息需求标签出现，例如孕妇对"二胎""孕产妇心理健康障碍"和"产后修复"等相关信息的需求凸显；辅助生殖助孕的女性对健康信息的需求较为迫切，可能因中国在辅助生殖助孕方面的信息、发展和推广有限，孕妇没有从医护人员处得到满意的信息和服务。

三、专业人士

专业人士主要指医药相关行业工作者，其对健康信息的需求与所从事的工作有关。对专业人士来说，各类专业文献数据库是获取信息的主要渠道，此外还有医学专业信息相关网站，这些信息渠道主要适用于具备一定专业知识的用户。有调查显示，56%的医学专业信息相关网站用户为医生、药师、护士、医药代表、药厂职工等医药相关行业工作者。

（一）专业人士主要关注医学专业信息

医务人员是专业人士的主体，是一个需要接受继续教育，不断获取新信息、新知识的群体，其主要信息需求以了解本专业所接触患者的症状特点、诊断治疗、国内外发展现状及最新医疗资讯为主，以及时准确、专业适用及获取方式便捷为前提。有研究发现，医务人员获取信息的目的主要包括3个方面：一是解决临床疑难病症，二是完成科研课题，三是撰写论文。

（二）健康信息需求因工作岗位不同而各有侧重

由于从事的专业工作岗位不同，专业人士所需健康信息各异。李向黎等学者通过调研发现，一线临床医生更加关注临床实用性、能够即刻解决实际问题、针对性强的信息，护理人员则想了解护理质量、护理心理学方面的专业信息，从事科研的医学工作者需要国内外医学方面最新科研进展动态、专业准确的外文原文等精、准、新的文献信息，教学医院和医学院校中的带教人员偏重基础理论、成熟完善的教学文案、真实有价值的教学信息和教学经验等信息。

第三节　公众健康信息需求内容分析

在识别信息服务对象的基础上，开展信息需求内容分析是有效提供信息服务的关键环节。公众的健康信息需求分析具有狭义和广义之分，狭义的健康信息需求分析主要聚焦知识需求，即研究公众想了解哪些健康知识；广义的健康信息需求则贯穿公众获取健康信息的整个过程，除了健康知识，还包括对服务、界面、功能和质量等方面的需求，也就是说不仅要分析公众关心哪些健康知识，还要研究公众对信息获取方式、媒介、质量等方面的喜好和感受，目的是最大限度地促进公众获得最需要的健康信息。上一节梳理了不同对象对健康信息的需求，是对公众健康信息需求进行的横向分析，本节则从纵向角度出发，打破不同群体的界限，系统展示已有研究对广义的公众健康信息需求进行的分析。

一、知识需求

知识需求也被称为内容需求，即公众需要哪些方面的信息内容。知识的价值判断标准在于实用性，人群对于健康信息需求的本质是通过一定媒介吸收健康信息，把人类有关医学或健康科学的知识转换为有益于健康的行为。知识需求既能够满足像医生、护士等专业人士对专业领域的知识扩充和信息获取，也可以满足大众对医学健康主题的知识探索，解决大众健康问题。因此，对于健康信息的需求首先是对于内容（健康知识）的需求。

既往很多研究都关注知识需求，尽管不同研究发现的具体需求内容有所不同，但总的来看主要包括以下5个方面。一是疾病知识，包括各种生理和心理疾病的发生原因、机制、临床表现、治疗及预后、并发症、康复、护理、预防等，是公众关注的健康知识的主体部分；二是生活行为知识，包括饮食、运动健身、养生保健、美容护肤、个人卫生护理、烟酒毒规避等，公众的健康意识提升后，为了采取更加健康的生活方式和行为，会主动寻求科学知识；三是生长发育知识，如身高和体重变化、性发育等，主要关注群体是青少年和家长；四是医疗服务知识，如各医疗咨询平台等，是公众寻求医疗服务的重要参考；五是健康信息使用知识，伴随可穿戴设备、移动医疗平台的发展，公众开始关注健康监测、数据解读与使用、平台使用操作、信息搜寻等相关知识。由此可见，公众对健康知识的需求是非常广泛的。在信息服务提供实践中，应当科学地选择健康知识，第一，要确保信息的正确性，确保对提升人们的健康是有益的；第二，要证据充分，选择有循证结论的健康相关信息；第三，要适合不同服务对象的需求。

二、服务需求

服务一词是指履行职务，为他人做事，并使他人从中受益的一种有偿或无偿的活动。健康信息服务是指利用各种技术手段，处理、整合和使用健康信息资源，以满足健康信息需求，从而改变居民健康行为、提升健康意识水平的活动。既往研究对公众健康信息服务需求的分析主要侧重于服务方式、服务主体和服务平台等方面。

从社会学角度出发，健康信息服务的方式主要包括人际传播、组织传播、大众传播。人际传播通常只限于家庭成员、同事、朋友之间的一对一或一对多的健康信息传递，是一种重要的信息服务方式，但存在传播范围小、信息传递失真等不足；组织传播是由医疗机构、图书馆等专业机构提供的有组织的信息服务，如举办健康讲座、开展健康科普知识宣传与培训等；大众传播是借助广播、电视、报纸、图书、杂志、网络、视频、App、卫生标语、宣传海报等方式提供健康信息服务。随着公众健康信息媒介渐趋多元化，大众传播已成为公众获取健康信息的主要方式，也是当前研究者关注的重点。

健康信息服务主体和平台多样化。有关社区健康信息服务的研究发现，社会组织、图书馆、医院等是健康信息服务的核心主体，各主体之间的协作是健康信息服务的关键；针对慢性病高发的老年人群体，挖掘其健康需求、实现健康信息共享是关键，需要建立"医院－社区－家庭"三位一体的健康服务模式。随着互联网技术的发展和智能手机的普及，很多企业将健康信息服务作为投资热点，目前移动医疗类相关应用程序已达到2000多款，成为公众获取健康信息的重要平台。

三、功能需求

功能需求是指公众对于信息媒介所能提供功能的需求。相较于报纸、广播、电视这样的传统媒介，移动通信、互联网能够在提供健康信息方面展现更多元的功能。既往研究除了关注传统的信息展示功能外，还分析信息的采集和分析评价等功能，并延伸到隐私安全、诊疗行为、交互反馈等层面。

（一）采集与利用

信息采集与利用功能体现了公众在信息服务中的参与，公众不仅是信息使用者，也是信息提供者，借助信息媒介能够实现对自身健康的管理。国内学者对老年群体的研究相对较多。例如，陈宪泽等学者认为，社区老年健康管理服务模式应包含健康数据收集、电子健康档案建立、（健康状态）评估分类、健康干预、健康追踪、效果评价等，尤其是要整合政府、技术和信息的支持；李大伟提出，养老健康信息管理系统应该充分利用大数据技术与方法，将健康信息服务着眼于涉老数据的采集、管理和利用。公众对信息采集与利用功能的需求将会伴随大数据、人工智能技术的推广应用和医疗服务模式的变革而不断增强。

（二）隐私与安全

公众在使用健康信息平台时会关注该平台的安全性，包括个人隐私、患病信息及支付安全等。网络一方面为用户提供了便捷和相对隐私的环境，例如对于获得性免疫缺陷综合征（AIDS），线上的虚拟性及匿名性使患者觉得方便；又如部分青少年会匿名咨询怀孕、月经等私密性强的健康问题。另一方面，互联网、移动通信等技术的高速发展，为侵害用户隐私提供了可能。由于信息技术的不成熟或不规范，导致部分应用程序存在隐私信息泄露问题，已成为移动安全面临的最主要威胁之一。随着公众安全意识和个人信息保护意识的提升，对各类健康信息服务平台隐私保护与安全防范的需求将不断提升。公众健康信息服务提供者应强化对隐私保护的需求满足和权益维护，通过完善信息安全技术、健全法律法规等措施，为公众更安全地获取健康信息提供保障。

（三）交互与反馈

公众在获取健康信息的同时，往往还希望结合自身状况就某些信息进行深入沟通，实现交互与反馈功能。例如，徐孝婷等学者发现老年用户在就诊后希望通过某些途径继续与医生保持联系，获取复诊检查、用药指导等健康信息，实现随时随地在线沟通。有的大型医院已经在线上健康服务平台上建立了线上诊疗、咨询、复诊等模块，但仍存在反馈不及时、回复不全面、提示不明确、免费咨询问题有限等不足，在真正帮助患者解决问题方面仍有很大改善空间。未来，移动医疗、智慧医疗快速发展，信息交互与反馈功能将成为健康信息服务的重要方式。医疗机构、软件开发商应积极迎合国家战略，通过完善信息系统、激励引导专业人员积极参与，满足公众对及时有效的信息交互与反馈的需求，最终实现技术和医疗资源上的突破，更好地为公众提供具有人文关怀的健康服务。

四、界面需求

界面需求主要是指公众对信息媒介的需求。近年来，随着卫星通信、数字化与网络媒体的迅速崛起，包括手机App、微信公众号等在内的新媒体逐渐成为健康信息传播的重要媒介。相较于传统媒介，新媒体能够提供海量且形式多样的信息，更强调与用户间的互动。

目前，对信息界面需求的分析集中在如何提高界面友好性，特别是对弱势群体。虽然健康网站提供的信息质量和服务质量较高，可以更好地满足用户的健康需求，但有学者认为，健康网站页面设计较复杂、难以理解，对于健康信息素养较低的弱势群体往往难以获取相关信息。宣传不到位也会导致很多用户无法知悉健康网站的功能，用户对其认知度和满意度较低，所以此类资源还应不断改善服务体验，通过加大宣传力度、设置健康信息导航图等为用户提供更优质的服务。新技术广泛应用的同时，也让部分用户特别是老年用户的恐惧感和焦虑感增加。2021年1月，国务院办公厅印发《关于切实解决老年人运用智能技术困难的实施方案》的通知，聚焦老年人高频服务事项和服务场景，回应近期老人无"健康码"遭遇通行难、老人冒雨现金交医保遭拒等社会热点问题，明确要切实解决老年人在运用智能技术方面遇到的突出困难。随着年龄的增长，人的感官与行动力均会下降，对于老年用户而言，新媒体需要提高界面辨识度、进行更人性化的交互设计与更便捷的手势操作。

五、质量需求

信息质量对于公众是否信任信息提供平台，以及能否有效建立健康行为具有重要影响。从质量需求的角度出发，既往研究对健康信息的准确性和时效性进行了分析，并对如何提高健康信息质量提出了建议。

搜索引擎为用户提供的匿名性和隐私性功能，使得存在肥胖、尴尬、心理健康等问题的用户更愿意使用搜索引擎来获取相关信息，然而搜索引擎网页的内容过于丰富，重复、啰唆等问题会影响用户的体验。部分非正规医疗机构为追求利益最大化发布虚假、不实的医疗信息，还会误导用户，存在较大的健康风险。陈忆金等学者建议，软件运营商应重视信息质量监测，对于健康信息的推出要有专业人士进行审核和定期更新，及时拦截和删除存在误导性、不符合医学知识的信息；要确保健康资源的时效性，应持续关注医学卫生研究发展，对健康资源开展周期性审查，及时更新，淘汰错误的健康信息资源。

第四节　公众健康信息需求影响因素分析

不同健康信息服务对象的需求存在明显差异。不同人口学特征的人群，对健康信息的需求程度和需求内容有所不同。即使具有相同人口学特征的个体，也会因其所处社会环境的不同而产生不同的健康信息需求。即使是同一个体，也会因健康状况的变化而调整信息需求。分析健康信息需求的影响因素，有助于开展更加精准的健康信息服务，提高多元化健康信息服务的效果。本节将基于既往研究结果，从人口学因素、健康状况因素和其他因素3个方面总结公众健康信息需求的影响因素，为开展健康信息服务及相关研究提供参考依据。

一、人口学因素

人口学特征通常包括年龄、性别、文化程度、婚姻状况、经济状况、居住地等。不同人口学特征的人群，其健康信息需求存在一定差异。

（一）年龄

不同年龄段人群的信息需求有明显差异。相对而言，中青年的健康信息需求更强，信息获取渠道更广泛。研究发现，中青年受访者的信息需求明显比老年与青少年受访者要更多、更早、更明确。随着年龄增长，信息工具、社会接触以及衰老等原因，使部分老年人群的信息获取渠道相对受限。多项研究表明，年龄对信息需求有所影响，年轻患者的信息来源范围比老年患者更为广泛，老年患者更依赖医务人员提供的信息。

（二）性别

不同性别人群对健康信息的需求水平和内容有所不同。对肺癌患者的分析表明，女性的信息需求总体水平显著高于男性，可能与女性敏感的心理特征、对社会支持需求较高等原因有关。石艳霞等分析了男性和女性的信息需求差异，认为男性对健身需求较高，女性则偏重美容、减肥、健康养生等需求。张馨遥等的研究发现，网络环境下，男性对试验性疗法或试验性药品的信息关注度较高，女性则更加关注瘦身美容等信息。对中文网络健康社区中的用户信息需求的分析也显示，男性最关注疾病治疗信息，女性则更关注疾病的病因及病理信息。

（三）文化程度

用户的文化程度对信息需求的影响不容忽视。与文化程度较高的患者相比，文化程度较低的患者获取疾病、治疗相关的信息较少，对于疾病有更多的恐惧；文化程度较高的人群具有全面了解疾病发生、发展和治疗信息的需求，更关注抑郁症、焦虑、心理压力及其他心理健康问题和医疗保险/医疗补助制度与卫生法规信息，而文化程度较低的人群通常更关注疾病的症状、治疗方法及效果等知识。由此可见，健康信息需求具有文化层次的差别，这就要求在提供健康信息服务时考虑到受众的文化程度，有针对性地推送或宣传不同群体更感兴趣的健康知识，满足不同文化程度的人群对健康信息的需求。

（四）婚姻状况

关于婚姻状况对健康信息需求的影响，现有研究结果并不一致。对甲状腺癌患者健康信息需求的调查发现，未婚患者健康信息需求水平更高；而对居民慢性病信息的需求分析则发现，已婚群体对疾病危害、发病原因、预防措施、临床症状和治疗方法等各方面信息的需求水平均显著高于未婚群体。国外学者发现，婚姻状况会影响不同患者对于健康信息的需求，未婚患者更想了解能够维持患病前正常生活状态相关信息，已婚患者则更关注疾病预后、治疗新进展、改善身体功能及生育保护等相关信息。

（五）经济状况

经济状况影响患者健康信息需求，高收入水平群体健康信息需求更多。与高收入的患者相比，经济状况较差的患者更担心疾病造成的生活和经济上的压力，较少关注其他相关信息且获取信息明显滞后。王子岳对我国东部城镇中年居民的调查发现，社会经济地位高的群体进行健康信息搜寻的比例较高。在关注内容上，社会经济地位高的人群更想了解养生类信息，而普通阶层的民众则对疾病和药物信息的需求更高。杨云智等通过对早产儿家庭的调查发现，高收入的家庭对生活照顾、情况观察和心理护理知识技能等方面健康信息需求比较高，低收入的家庭整体健康信息需求较低。

（六）居住地

城乡居民的健康信息需求内容存在不同。李颖等将城乡青年的健康信息需求分为一般生理疾病信息、重大疾病信息、心理疾病信息3个部分。城镇青年对一般生理疾病较关注；农村青年对重大疾病较重视，对一般生理疾病经常是忽视的态度；城镇青年和农村青年用户均不太关注心理疾病问题。这也说明大部分用户仅关注身体层面的疾病信息，而相对忽视了心理层面的疾病。

二、健康状况因素

处于不同健康状况的信息服务对象，其健康信息需求有所不同。如前文所述，健康人群关注预防保健信息，而患者人群则关注疾病诊断、治疗与康复等信息。即使同属于患者人群，也会因不同病种、防治阶段和心理状况而需要不同的健康信息。

（一）疾病种类

患者想了解的健康信息内容与所患疾病种类紧密相关。慢性病患者通常关注疾病诊治和预防信息，传染病患者则较少关注治疗信息，罕见病患者则想了解疾病治疗的前沿知识。例如，冠心病患者的健康信息需求以药物知识、诊断与治疗、心脏基础知识、紧急与安全，以及营养知识等为主；高血压病患者有全面了解高血压病发生发展、症状知识与治疗方法及效果、病因与危险因素、合理用药和用药方法等需求，而对饮食指导、活动与休息指导等信息需求较少；糖尿病患者的日常核心信息需求主要涉及症状、饮食、运动、中医药治疗、并发症等；抑郁症群体的健康信息需求主要有病理知识、治疗方法、社会生活，以及症状、预防等方面；艾滋病感染者（疑似患者）或高危人群更多地关注艾滋病传染与临床诊断，包括艾滋病病毒检测等信息，对治疗等信息关注较少；癌症患者对治疗方法和治疗费用方面的信息需求最高。与常见病患者希望了解疾病诊断、治疗和康复信息相比，罕见病患者更加关注疾病治疗的前沿资讯，这主要与多数罕见病尚缺乏特定的治疗措施，尤其是突破性研究或新的治疗方法有关。国内研究发现，有42.06%的受访者希望增加学术会议或技能培训相关内容，侧面反映出我国的罕见病患者及其家属（尤其学历水平较高者）期待通过学术或培训会议增加自身对疾病的认识。

（二）疾病防治阶段

处于疾病不同防治阶段的信息服务对象，对健康信息的需求内容不同。研究发现，当患者处于疾病诊断阶段时，最想了解疾病类型和治疗方案信息；对于在最初治疗阶段的患者来说，治疗方案和应对不良反应相关信息较为重要；治疗后，患者希望了解随访检查和长期不良反应；在复发和持续阶段的患者，则更关注治疗选择和后续检验相关信息。对突发传染病事件中大众健康教育信息需求的研究显示，在严重急性呼吸综合征（SARS）等突发传染病发展的不同阶段，公众所需求的"核心信息"是不同的；处于新型冠状病毒肺炎不同诊疗阶段的患者，其健康信息需求也有明显侧重。对慢性病患者健康信息需求的调查显示，患者在前意识、意识、准备阶段以保健信息为主，在行动和维持阶段以药物信息为主。

（三）心理状况

信息服务对象的心理状况也会影响信息需求。研究发现，对于辅助生殖助孕的女性来说，正性情绪是其健康信息需求的独立保护因素。另有研究表明，对于病情变化和疾病治疗方案没有过多担心的患者，对医生给出更多的健康信息表示高度需求；相反，如果患者对自身病情和治疗用药变化表现过高担心的话，过多的健康信息反而会增加该类患者的焦虑和对健康信息的抵触，对其身体和心理健康状况产生反向的效果。

三、其他因素

（一）生活文化环境

个体所处的生活环境对信息需求有显著影响，当个体周围的人群加大对信息的关注度，个体的信息需求也会相应增加。公众所处区域的财政资源、文化教育、地理位置、人口结构、公共信息资源等也会影响信息需求。文化和宗教背景可能影响到人们对某种疾病的处理方式或健康管理模式，进而影响到他们对健康信息的需求和接受程度。

（二）信息素养

信息服务对象的信息素养在一定程度上影响健康信息需求。对于信息的利用而言，只有与用户知识结构相匹配，才能得到实际的意义。健康知识素养与健康检索素养较高的用户，由于具备较高的健康知识获取能力，在健康信息搜索中表现得更为积极主动。与此相反，健康知识素养和健康检索素养较低的用户往往需要网站能够综合性地提供更为便利和个性化的健康信息服务，以使他们在降低搜索努力程度的同时，达到提高查全率和准确率的目的。由此可见，决定公众对健康信息需求的认知、表达和满足能力的一大因素是健康信息素养的高低水平。提升健康信息素养水平是推动公众健康信息和健康教育发展的重要目标之一，本书第十章将会具体讨论健康信息素养的相关议题。

（刘晓曦　管雪帆　耿苗苗）

参 考 文 献

[1] 张馨逸. 健康信息需求研究的内容与意义 [J]. 医学与社会，2010，23（1）：51-53.

[2] WENJING P，SHIJIE S & YAN A. Consumer health information needs：A systematic review of measures [J]. Information Processing & Management，2020，57（2）：102077.

[3] RAMBO N. Information resources for public health practice [J]. Journal Urban Health，1998，75（4）：807-825.

[4] 孙林山. 我国信息用户需求和信息行为分析研究综述 [J]. 图书馆论坛，2006，5：41-44.

[5] 代涛. 中华医学百科全书·医学信息学 [M]. 北京：中国协和医科大学出版社，2017.

[6] 高艳霞、陈柏林、叶小利，等. 公众健康信息需求及其信息支持服务探究 [J]. 中华健康管理学杂志，2011，5（1）：35-37.

[7] CLARKE MA，MOORE J L，STEEGE L M，et al. Health information needs source and barriers in primary care patients to achieve patient-centered care：A literature review [J]. Health Informatics Journal，2015，22（4）：992-1016.

[8] 侯小妮、孙静. 北京市三甲医院门诊患者互联网健康信息查寻行为研究 [J]. 图书情报工作，2015，59（20）：126-131，11.

［9］DUGGAN C，BATES I．Medicine information needs of patients：the relationship between information needs，diagnosis and disease［J］．BMJ Quality & Safety，2008，17：85-89.

［10］BORGMANN S O，GONTSCHARUK V，SOMMER J，et al．Different information needs in subgroups of people with diabetes mellitus：a latent class analysis［J］．BMC Public Health，2020，20（1901）：1-11.

［11］CHLOE FLETCHERC B H A，A I F B，A J C H，et al．The information needs of adult cancer survivors across the cancer continuum：A scoping review［J］．Patient Education and Counselling，2017，100（3）：383-410.

［12］艾媒咨询．2016-2017年中国移动医疗健康市场研究报告［EB/OL］．［2021-02-05］．https：//www.iimedia.cn/c400/49397.html.

［13］徐孝婷，杨梦晴，朱庆华．面向老年群体的智慧社区联动协作健康信息服务模式构建［J］．理论研究，2020，12：107-116.

［14］盛铭，蔡德清．公众对健康信息服务需求的调查与分析［J］．科技经济导刊，2019，27（15）：132-133.

［15］黄晓斌，张明鑫．在线健康社区青少年群体用户健康信息需求研究［J］．中华医学图书情报杂志，2020，29（5）：37-47.

［16］马远珠，甄鹤，李丽云，等．广东省海珠区10～19岁青少年青春期健康知识自评及需求分析［J］．中国健康教育，2020，36（6）：535-539.

［17］杨阳，王鹭，王荣．医学院校大学生健康信息搜寻行为研究［J］．医学信息学杂志，2020，41（9）：47-50.

［18］李桂玲，魏雪莲，高音，等．基于阶段性行为改变模型医学生健康信息需求分析［J］．中国高等医学教育，2019（4）：49-50.

［19］高冰洁，张宁．老年人在线健康信息行为的研究现状与前沿展望［J］．图书馆学研究，2020（6）：9-16，77.

［20］孙欣然，孙金海，陈立富，等．老年人健康需求特点与健康管理对策［J］．中国老年学杂志，2018，38（21）：5364-5367.

［21］曾倩，林雪霞，霍魏魏，等．孕期孕妇健康信息需求调查分析［J］．中国妇幼保健，2004，19（2）：26-28.

［22］李向黎，刘斯文，刘丹凤，等．大数据时代医务人员信息需求与查新部门精准服务调查研究［J］．医学信息，2020，33（16）：129-131.

［23］YOUSSEF N，MOHAMED M A．Health information need correlated with quality of life among cancer patients receiving chemotherapy：A cross-sectional study in Egypt［J］．Quality of Life Research，2019（28）：S142.

［24］曹树金，闫欣阳．社会化问答网站用户健康信息需求的演变研究——以糖尿病为例［J］．现代情报，2019，39（6）：3-15.

［25］赵安琪，赵海平，路培鑫．基于社会化问答社区的抑郁症健康信息需求研究［J］．中华医学图书情报杂志，2018，27（9）：38-45.

［26］FRANCK L，NOBLE G，MCEVOY M．Enquiring minds want to know：topics requested by users of a children's health information website［J］．Patient Education & Counseling，2008，72（1）：168-171.

［27］DUDUCIUC A. Online health information seeking during adolescence：a quantitative study regarding romanian teenagers［J］. Studies & Scientific Researches Economics Edition，2015，22：89-95.

［28］徐倩，赵文龙. 基于移动医疗App的用户健康信息需求分析［J］. 现代情报，2015，35（11）：79-82.

［29］ATAIDE E J G，SINHA R K，MAIYA G A. Understanding the need for a non-invasive wearable real-time database device for diabetic patients［J］. Journal of Health Management，2018，20（2）：190-196.

［30］钱旦敏，杨英杰，郑建明，等. 国内外健康信息服务研究动态述评［J］. 数字图书馆论坛，2018，（8）：6672.

［31］邓胜利，付少雄. 健康信息服务的供给侧结构性改革研究［J］. 情报科学，2019，37（4）：144-149，177.

［32］张兴文，唐莹，张义雄. 卫生信息化下的医院-社区-家庭三位一体老年慢性病健康服务模式探讨［J］. 中华全科医学，2013，11（10）：1602-1603.

［33］孙慧. 大数据在医疗行业中的应用与挑战［J］. 解放军医院管理杂志，2015，22（11）：1095-1096.

［34］陈宪泽，吴蕾，黄靖. 社区老年群体健康管理云服务模式构建及运行机制研究［J］. 卫生软科学，2019，33（10）：38-51.

［35］李大伟. 老年人健康信息管理系统的开发［J］. 现代信息科技，2018，2（11）：18-22.

［36］OH S. The characteristics and motivations of health answerers for sharing information，knowledge，and experiences in online environments［J］. Journal of the American Society for Information Science and Technology，2012，63（3）：543-557.

［37］陈忆金，潘沛，赵一鸣. 基于KANO模型的高校图书馆用户健康信息服务需求研究［J］. 图书馆论坛，2020，40（12）：117-126.

［38］王平，孙明伟，安琪. 个人在突发公共卫生事件中的信息行为——以2020新冠肺炎疫情为例的质性观察、探讨与启示［J］. 图书馆，2020（7）：92-100.

［39］MONTEROSSO L，TAYLOR K，PLATT V，et al. A qualitative study of the post-treatment experiences and support needs of survivors of lymphoma［J］. European Journal of Oncology Nursing，2017，28：62-68.

［40］ROOD J A J，LISSENBERG-WITTE B I，EELTINK C，et al. The need for information among patients with hematological malignancies：Psychometric analyses of the 62-item Hematology Information Needs Questionnaire（HINQ-62）［J］. PLoS One，2018，13（8）：e201699.

［41］石艳霞，刘欣欣. 大众网络健康信息搜寻行为研究综述［J］. 现代情报，2018，38（2）：157-163.

［42］陈镭，黄小菲，杨桂丽. 温州市居民慢性病信息需求与获取途径及影响因素分析［J］. 中国慢性病预防与控制，2018，26（1）：44-48.

［43］USSHER J M，PARTON C，PERZ J. Need for information，honesty and respect：patient perspectives on health care professionals communication about cancer and fertility［J］. Reprod Health，2018，15（1）：2.

［44］HUNTINGTON S F，WEISS B M，VOGL D T，et al. Financial toxicity in insured patients with multiple myeloma: a cross sectional pilot study [J]. Lancet Haematol, 2015, 2 (10): e408-e416.

[45] 王子岳. 中年城镇居民网络健康信息搜寻行为及其影响因素研究——以我国东部地区为例 [D]. 杭州: 浙江大学, 2019.

[46] 杨云智, 林倩清, 张友惠, 等. 早产儿家庭健康教育需求及影响因素分析 [J]. 中国妇幼保健, 2013, 28 (35): 5779-5781.

[47] 李颖, 杨伟娜, 李媛. 数字环境下城乡青年健康信息搜寻行为研究 [J]. 图书情报工作, 2016, 60 (12): 115-123.

[48] 肖静, 黄伶智, 李乐之. 冠心病患者心脏康复信息需求现状及影响因素 [J]. 中南大学学报 (医学版), 2017, 42 (8): 973-978.

[49] 刘艳丽, 袁文娟. 艾滋病健康信息需求研究 [J]. 医学信息学杂志, 2020, 41 (7): 44-48.

[50] 王坤, 刘成成, 毛阿燕, 等. 2015—2017年中国城市居民对肿瘤防治知识的需求、获取途径及相关因素分析 [J]. 中华预防医学杂志, 2020, 54 (1): 84-91.

[51] NI X, SHI T. The challenge and promise of rare disease diagnosis in China [J]. Sci China Life Sci, 2017, 60 (7): 681-685.

[52] FRIIS L S, ELVERDAM B, SCHMIDT K G. The patient's perspective: a qualitative study of acute myeloid leukaemia patients' need for information and their information-seeking behaviour [J]. Support Care Cancer, 2003, 11 (3): 162-170.

[53] 吴丹, 张晨阳. "新冠肺炎" 患者健康信息素养调查研究 [J]. 图书馆杂志, 2020, 7: 70-82.

[54] 李桂玲, 唐美玲, 吴秀芹, 等. 慢性病患者不同变化阶段信息需求 [J]. 中国老年学杂志, 2019, 39 (16): 4087-4089.

[55] 娄冬, 娄策群. 基于解释结构模型的老年人信息需求影响因素分析 [J]. 情报研究, 2018, 62 (7): 88-95.

第五章　公众健康信息传播

第一节　公众健康信息传播概述

健康传播是指为了促进健康，交流、分享健康信息和情感的过程。公众健康信息传播是以"人人健康"为出发点，面向公众，将医学科学加工转译成公众理解和接受的信息，运用各种传播媒介渠道和方法，以维护和促进公众健康为目的而制作、传递、分散、交流、分享健康信息的过程。它是传播学的研究范畴，关注如何把健康相关的信息传播出去并被公众接受；它又是医学的一部分，关注如何通过传播和分享健康相关信息，达到提升公众防病保健知识、技能和行为实践，保护和促进健康的目的。

一、传播要素

公众健康信息传播由健康信息传播者、健康信息传播渠道、健康信息内容、健康信息传播对象和健康信息传播效果等要素组成。

1. 健康信息传播者　传播者是信源，是传播行为的引发者，在传播过程中承担信息的收集、加工和传递的任务。传播者既可以是个人，也可以是集体或专门的机构。健康信息传播者是指健康信息传播活动的发出者和实施者，一般为接受过系统医学教育的人员。健康信息传播者应具备较强的专业素养和信息敏感性，传播者的权威性直接影响健康信息传播的影响力。

2. 健康信息传播渠道　渠道是信息传递所必须经过的中介或借助的物质载体。它可以是信件、电话等人际传播媒介，是报纸、广播、电视等传统传播媒介，也可以是微博、微信、短视频社交等新媒体传播媒介。健康信息传播，选好传播的阵地、选择合适的平台与适宜的时间都非常重要，不同的渠道其传播效果也会截然不同。

3. 健康信息内容　信息由一组相互关联的有意义的符号组成，是能够表达某种完整意义的内容。科学性与适用性是健康信息生成的最基本的原则，提高健康信息的科学性、准确性、权威性，以及贴近公众生活或关注点，有助于提高该信息内容的影响力。

4. 健康信息传播对象　传播对象也称信宿，是信息接收者和反应者，是传播者的作用对象，是传播的最终对象和目的地。健康信息传播对象也被称为健康信息传播受众，是指健康信息的接受者或参与者。

5. 健康信息传播效果　传播效果是信息到达受众后在其认知、情感、行为各层面所引起的反应，是检验传播活动是否成功的重要标准。健康信息传播效果是指开展健康信息传播活动，使受众在健康观念、健康态度、健康技能、健康素养、健康行为和健康状况方面产生的改变。

二、传播特征

公众健康信息传播是针对公众开展的健康传播活动，它不同于医患传播和健康教育等个体化传播方式，具有科学客观、通俗易懂、目标指导等特征。

1. 科学客观性　公众健康信息的传播要遵循科学性原则，传播内容要有可靠的科学证据，符合现代医学进展与共识，应及时更新并保证没有错误的解释和判断。对受众健康所产生的益处和存在的风险也应清晰明了地表达到位。

2. 通俗易懂性　公众健康信息传播是以向大众进行健康信息科普为目的，因医学知识本身具有一定"门槛"，需要相关的医务人员、专家、健康信息传播人员对专业的医学知识进行解读、加工、降维，编辑成易被受众所理解和接受的内容，从而有利于受众的接受与理解，促进公众对健康行为的认可以及行为上的转变。

3. 目标指导性　公众健康信息传播具有明确的指导性，通过传播机构或传播人员指导受众怎么做，以何种方式做，应注意哪些问题等。通过健康信息传播，可使受众在健康观念、健康素养、健康行为、疾病预防等方面发生有益于健康的改变。

三、传播目的与意义

公众健康信息传播对公众健康福祉有重要价值，严谨科学的健康信息能够改善个体健康行为，提升群体健康水平；公众对于健康信息传播活动的反馈和传播过程中暴露的问题，有助于出台益于公众健康发展相关的法规政策。

1. 个体层面　公众健康信息传播能够促进健康讯息的可及性，提升健康素养。通过帮助公众获取促进健康的信息和技能，有助于其采纳益于健康的行为，并根据自身的健康状况作出有益于健康的决定，从而降低健康风险。

2. 社会层面　公众健康信息传播通过促进健康的生活方式形成、干预危害健康的行为发生，影响整个社会群体的健康观念、态度和行为，最终促进社会整体健康水平的提升。有效的健康信息传播还可以培育健康文化、促进医患沟通，改善医医之间、医疗卫生机构之间的沟通；促进全社会对健康议题的关注，倡导有益于健康的政策和活动，促进社会经济和物质环境朝着有益于人们健康的方向发展，培植有益于健康和生活质量的社会规范，促进公共健康服务的提供，提高健康保健服务质量和效率。

第二节　公众健康信息传播国内外发展现状

随着社会的发展，人们对于身体健康越来越关注，有效获取健康方面的信息成为公众日益增长的需求。人类从传播角度来审视健康问题的历史悠久，无论是中国古代社会的传统医学，还是当今社会的现代医学，都充分地利用相应的传播媒介与传播手段来解释疾病产生的原因，提出治疗疾病与预防疾病的方法，同时也会影响人们对健康观念与生活方式的理解与建构。纵观国内外，保证健康信息科学的有效传播，已成为公共卫生领域的重要内容。当今的健康传播也依托现代科技的进步以及公众健康需求的转变，呈现出了新的发展格局。

一、健康传播理论的发展

自人类社会形成那天起，健康问题就与之而来。深入了解健康信息传播，需要先了解健康传播学的历史背景。"健康传播"最早由美国人提出，在西方已有近50年的历史，已发展成较为系统的学科领域。20世纪80年代，我国逐渐接纳"健康传播"的概念，初步展开一系列活动。从最初的健康传播活动到健康传播概念的正式确立，再到后来各式各样健康信息传播的实践，发展颇具成效，实践和理论不断完善。

（一）国外健康传播的起源与发展

"健康传播"一词于20世纪70年代产生于美国。1971年，美国斯坦福大学实施的以社区为基础的健康促进"斯坦福心脏病预防计划"（Stanford Heart Disease Prevention Program），被认为是健康传播研究的开端。当时的健康议题中，癌症、控烟以及艾滋病问题最受关注。在"斯坦福心脏病预防计划"实施过程中成功运用的理论和方法，日后均成为健康传播学重要的理论组成。这一历时5年的健康促进运动率先将医学与传播学结合，是传播学研究方法在健康领域的首次应用。

学术论文和专业书籍的发表和出版，巩固和丰富了健康传播的发展。1977年的《传播学年鉴Ⅰ》发表了健康传播领域的第一篇论文。1984年，第一部健康传播领域的专业著作——《健康传播：理论与实践》出版。随后出版的《内科医生优化传播指南》及《健康传播人员专业手册》，是现代健康传播发展过程中的里程碑式的事件。

健康传播人员的队伍不断扩大，为健康传播输送着活力。1986年，规模最大的国际传播组织——口语传播协会成立了健康传播委员会。1993年，美国疾病控制与预防中心（CDC）成立了健康传播办公室，标志着健康传播队伍在朝着专业化发展。

健康传播领域的学术会议，促进着学科的专业化和规范化。1985年在美国召开的"医学传播会议"是健康传播史上第一次专业学术会议。次年，美国又与英国、加拿大两国的大学合作召开了两场国际性的健康传播学术会议。这些都为健康传播的交流提供了专业平台。

20世纪80年代的"预防艾滋病"运动使得健康传播受到了更为广泛的关注。之后，美国开展了大量围绕着预防艾滋病、拒绝毒品、拒绝滥用药物等主题的传播运动，促进了公共健康与媒介传播、信息干预的结合。

（二）国内健康信息传播的发展

我国在20世纪开展的"血吸虫防治""计划生育""预防脊髓灰质炎"及"正确看待艾滋病"等活动可以看作健康传播领域开展的早期实践，但真正意义上的健康传播学研究在国内进行的时间并不长。我国卫生界、新闻界都曾有意识地利用报刊等大众传播媒介宣传卫生及健康知识。健康传播概念在我国的确认及健康传播学的提出，最初源自健康教育学界。长期以来，有关健康知识的"知""信""行"基本体现在"卫生宣传"和"健康教育"的范畴。

我国健康传播领域的标志性事件是1987年召开的全国首届健康教育理论学习研讨会。会上第一次系统介绍了传播学理论，提出了传播学在健康教育中的运用，并探讨了宣传、教育与传播的关系等问题。1989—1993年，联合国儿童基金会在与中国政府的卫生合作项目中增加了健康教育项目，旨在广泛传播妇幼保健知识，加强了健康信息的传播方式及传播技巧等方面的培训工作。1993年《健康传播学》的问世，标志着我国健康传播开始进入理论探讨阶段。2003年SARS疫情的暴发，使得研究者将健康传播理论应用于实践之中，中国健康传播进入了新的阶段。

二、国内外公众健康信息传播现状

18世纪的工业革命创造了巨大生产力，促使农业社会向工业社会转型，给社会面貌带来了翻天覆地的变化，也为健康信息传播的发展奠定了基础。如今的健康信息传播在传播技术、传播内容、传播人员、传播质量等方面有如下几点特征。

（一）传播技术有所革新

以电子计算机和互联网为代表的新媒介的出现，不仅给健康传播带来了技术上的更新，也带来了传播方式和传播理念的更新。互联网的发展为公众健康信息传播带来了新的契机，从而衍生出"互联网健康传播"（ehealth）这一新兴领域。以互联网为基础的健康传播可以通过多种方式传播与健康相关的知识与信息，使不同地区、不同文化水平的目标人群或个体能够接收所传递的健康信息，公众健康信息传播也从传统模式转变为了能够根据不同个体的性格、兴趣、文化等特征进行针对个人的个性化健康传播模式。全球范围内以互联网为基础的健康信息传播呈现出一种快速增长的势头。

在美国，超过60%的成年人通过网络查询过健康信息，成年网民中查询网络健康信息的人数比例在不断攀升。搜索健康信息是除了了解天气信息、运动资讯之外，美国民众上网的第三大动因。在网上查询的人群中，有超过90%的人查询了某种特定疾病或症状的信息。还有调查显示，大约有80%的患者会上互联网搜索与健康有关的信息，他们中的绝大多数希望互联网上搜索到的信息能够有助于了解自己的健康问题，帮助他们更好地进行健康管理，提升与医生沟通效率，以及提高他们对医嘱的遵从度。

在英国，有超过10万家与健康和疾病相关的网站，健康类网站也是人们经常访问的网站之一。澳大利亚人民会在对自己健康状况产生不良预期的情况下使用互联网来搜索健康信息。很多不经常使用互联网的人，也会出于对健康信息的需求而使用网络。2001—2008年，澳大利亚南澳大利亚州的民众对于互联网健康信息资源的使用上升了5%。

1999年，我国网络信息中心首次指出，利用网络查询健康信息的用户占网络用户总数的10%（总用户数为400万人）。国内健康网站建设虽起步晚，但发展迅速，数量也在逐年攀升。2020年，面对突如其来的新型冠状病毒肺炎疫情，互联网显示出在健康信息传播领域的强大力量。疫情期间，网民对在线医疗的需求量不断增长，进一步推动我国医疗行业的数字化转型。据统计，我国目前在线医疗用户规模为2.15亿，占网民整体的21.7%。

随着数字化技术的发展，传统健康信息传播媒体也在向现代化转变。出版机构制作的健康传播内容不再局限于简单数字化处理，而是整合动画、声音、视频等多媒体形式，以及运用流媒体、Flash和Java、Javascript、DHTML程序设计语言等网络技术，健康信息传播发生了深刻变化，优越性日益凸显。例如，《新英格兰医学杂志》于2010年开始常规引入各种视频内容，2014年又新增了信息图片内容。在传播形式上，传统媒体也紧跟新媒体。例如《新英格兰医学杂志》《柳叶刀》《美国医学会杂志》《英国医学期刊》四大医学期刊，用户除了可以在期刊网站播放、下载内容外，还可以通过播客等移动端App实现内容的个性化定制及实时推送，而且可通过各种社交媒体网站和应用进行分享推广。又如，我国的健康传播报纸《健康时报》也开通了其新浪官方微博，同时报社内的编辑、记者等也开通了个人微博，与官方微博行成矩阵，扩大传播范围。

（二）传播内容有所改变

自19世纪末以来，人们对健康领域的关注，逐渐从曾经广泛流行的传染性疾病转变为生活方式与健康之间的密切关系，使得健康传播在内容上不再局限于"提供生物医学知识"，而是过渡到"促进行为改变"。

据世界卫生组织（WHO）的统计数字，影响人类健康的因素主要来自4个方面：遗传生物因素、行为生活方式因素、环境因素、医疗卫生条件。其中，行为生活方式因素占60%。不良的行为生活方式包括吸烟、酗酒、不良饮食习惯、缺乏运动等。在美国，每年导致约两百万人死亡的疾病是可以通过改变个人生活方式预防的，约占总死因比例的一半。在我国，心脑血管疾病、肿瘤、高血压、糖尿病等慢性病已成为导致我国人口死亡的首要原因，促进不良行为方式的改变和健康行为方式的形成，成为当今健康传播的一项重要任务。

（三）传播人员更专业化

健康传播作为多学科交叉的应用科学，其从事者不仅需要具备新闻与传播方面的素养，而且要掌握公共卫生、社会学、心理学、健康教育和公共政策等多方面的知识。系统地、有计划地培养高素质的公众健康传播人才，创建专业科研机构，吸纳各相关学科的研究者加入公众健康传播研究的行列，是我国未来公众健康传播实现可持续发展的关键。国内外参与健康传播研究的主体存在差异，国内研究以传播学者、新闻工作者为主，国外则有相当数量的医学学者、卫生工作者参与健康传播研究。

随着健康传播重要性的日益提升，我国已有部分医学院校开始在相应的专业中开设"健康传播"方向的课程，培养本科学生。健康传播专业人才的培养，已经成为促进我国健康传播良性发展不可或缺的条件。

（四）健康传播质量有待改善

在世界范围内进行的健康传播调查显示，目前健康传播具有一定的局限性。国外学者通过调查发现，关于疫苗、药物和烟草产品的谣言普遍出现在媒体类分享平台和社交平台。有机构也对我国的某主流社交媒体上存在的谣言进行了分析，结果显示健康养生类谣言的占比为12%，位列谣言排行榜第二。

由此可见，健康信息传播的任务不仅是传递健康知识，还包括提升健康素养、培养健康观念、促发健康行动。在如今这个信息发达的时代，健康信息比比皆是，令人眼花缭乱。对于公众来说，真正困惑的不是健康信息的匮乏，而是如何辨别信息的真伪，这就需要提升健康素养，塑造健康理念。一味地宣传健康知识而缺乏对健康观念的塑造，常常是事倍功半。

第三节　公众健康信息传播主体与受众

健康信息传播者作为传播主体，既掌握着传播手段和传播工具，又决定着信息内容的选定。因此，在制约传播效果形成的多种因素和条件中，传播主体是传播过程的控制者，发挥着主动作用，其自身的特性会对传播效果产生影响。健康信息传播的受众是社会公众，他们有着不同的健康信息需求，在传播过程中，受众并非被动的接受者，而是主动的参与者。受众的个人背景与经历不同，影响着信息传播的结果，不同的受众对同一传播主体以同一方式与渠道传播的同一信息产生的反应不同。

一、传播主体

公众健康信息传播主体是指以发布公众健康信息或开展公众健康传播活动为主要工作内容的个人或组织机构。我国公众健康信息传播主体主要有以下情形。

（一）传播人员

公众健康信息传播人员应以"人人健康"为出发点，既要具有传播意识，又要有医学知识背景，传播人员的权威性、可信性和影响力对传播质量有着重要影响。

1. 健康教育人员　指在各级公共卫生机构内专职从事健康教育工作的人员，他们是健康教育工作的主要执行者，需要掌握基本的健康教育和健康促进理论知识，以及社会动员、传播教育、计划设计实施与评价等实践知识。健康教育人员除了指导其他健康信息传播者或机构开展健康教育和健康信息传播外，也对个人或群体并展面对面的健康信息传播活动。

2. 医护人员　健康信息传播是医护人员的基本职业素养，也是疾病诊疗技术、临床治疗、护理和康复的重要组成部分。《中华人民共和国执业医师法》明确规定，医师在执业活动中应履行宣传卫生保健知识、开展健康教育的义务。2003 年的 SARS 疫情促使全社会开始重视、反思健康信息传播，部分医院要求全部医务人员都能掌握其发病特点和预防措施，主动宣教，做到医务人员人人都是健康教育员。

3. 疾病预防控制人员　主要承担疾病预防控制、突发公共卫生事件应急、公众健康科学研究和技术开发，推广疾病预防控制新理论、新技术、新方法，推进公共卫生科技创新发展等任务。健康传播是疾病预防控制工作的重要组成部分。

4. 公共卫生人员　包括从事营养与食品卫生、环境卫生、放射卫生、职业卫生、妇幼卫生等公共卫生工作的研究人员和专业技术人员。

5. 基层基本公共卫生服务人员　指在我国基层社区卫生服务机构（如社区卫生服务中心、社区卫生服务站、乡镇卫生院、村卫生室等）从事基本公共卫生服务的医护人员，将健康传播融合在健康教育、慢性病管理、免疫接种等多项基本公共卫生服务中。

6. 健康相关媒体工作人员　指从事健康科普相关报刊、广播节目、电视栏目等信息采集和编辑的专业人员，包括记者、编辑等，他们开展的健康信息传播活动一般需要接受医疗卫生专业机构的指导或支持。

7. 学校、企事业单位的医疗保健人员　我国的中小学校大都配备有医疗保健人员，主要负责学生体检和健康监测、学生常见病筛查与防控、学校传染病防控、校园意外伤害和突发事件的紧急处理、常见疾病的诊断处理及转诊、教学环境监测、学校环境卫生检查、健康信息宣传等，通过这些工作，以预防为主旨，可提高师生健康的健康促进策略。我国部分企事业单位也设立医务室，为本单位职工提供预防保健、基本诊疗等，同时也会组织健康信息传播活动。

（二）传播机构

1. 医疗卫生专业机构　我国医疗卫生专业机构是由一系列开展疾病预防、诊断、治疗活动的卫生机构构成，如疾控机构、医院、妇幼保健院、社区卫生服务机构等。各医疗卫生专业机构根据国家法律法规和医疗机构工作规定，结合自身职能定位，承担公众健康信息传播义务，制作、发放健康传播资料、举办健康讲座，开展公众健康咨询活动、设置健康宣传栏等。

2. 大众传媒　我国有大量的大众传播媒介进行健康传播，包括健康知识与技能普及、卫生新闻报道、卫生政策宣传等。媒体根据读者或观众的需要，以及栏目或节目设计的需要，开展健康传播。

3. 社会组织与企业 卫生和健康类学会、协会、基金会以及社会组织根据自身和行业发展需要，通过组织学术会议、出版学术期刊、发展网络媒体开辟科普论坛等形式，传播并普及医学科学知识。医药保健品生产经营企业主要开展以产品促销、企业形象宣传、商业销售为目的的健康相关传播活动。

（三）公众健康信息传播基本要求

公众健康信息传播不同于其他的传播活动，它是以防治疾病、保护和促进健康为直接目的的传播活动，其对内容的科学性和准确性一般具有较高的要求，对传播者的医学科学素养也有较高的要求。

1. 对健康信息传播人员的要求 健康信息传播人员应具有医学教育背景，拥有医学专业资质，具有较高的医学科学素养；应具备一定的演讲能力和传播技巧；应具有参与意愿和公益心，愿意从事或参与健康信息传播活动；传播者在开展健康信息传播时，严格遵守国家法律法规和医学伦理学准则，不得传播虚假、片面、未得到科学证实的信息，不得传播侮辱、诋毁性的信息。

2. 对健康信息传播机构的要求 健康信息传播机构应组建专业的健康信息传播团队，不仅需要拥有专业医学人员，也应拥有协调管理人员；同时，设立专门专家团队，做好健康信息科学性、准确性把关。

二、传播受众

健康信息传播的受众是健康传播信息的接收者，既可以是某个个体，也可以是某个群体或社会组织，他们有着不同的健康需求和信息需求，并会根据自身对传播内容的理解产生相应的反应。

（一）公众健康信息受众的一般心理

受众在接收到信息之后会根据自己的经验对信息进行归纳、整合、分析，继而作出判断，并在态度、情感、行为方面发生改变，这是一个连续的心理过程。认识传播过程中的受众心理特点，对于制定更加有效的传播计划和策略，提高传播效果十分重要。

1. 认知心理 指为消除或减少不确定性从而更好的生存和发展而产生的求知欲，并希望对所获得信息进行验证，如初次确诊患者会对所患疾病有关知识产生强烈的求知欲望。

2. 猎奇心理 指期望借助于大众传播媒介满足自己获得有关新奇事物或新奇现象的需要，也包括增长知识、开阔眼界、更好地了解和认识世界的愿望。

3. 遵从心理 指在传播活动过程中，群体中的个人会不自觉地受群体规范的约束和影响，在思想、行为或态度上产生与群体中多数人相一致的心理反应。

4. 表现心理 指希望在群体中凸显自己的优势，希望得到群体的肯定和奖励。

5. 对抗心理 也称逆反心理，指当个人的观念、行为与周围人群产生严重分歧时，就会出现对抗心理，对信息保持抗拒、怀疑、回避等态度。如吸烟者知道吸烟的危害，但认为这种危害不会发生在自己身上。

（二）不同媒体下公众健康信息受众人群

1. 传统媒体下公众健康信息的受众 我们通常所说的传统媒体就是报纸、广播、电视。传统媒体能够打造出丰富的内容，有着专业化的新闻知识储备和稳定的新闻传播途径，同时也有很强的知名度及影响能力。传统媒体的传播采用单向传播的模式，很少甚至没有和受众互动，只是自说自话，受众只是一个"旁观者"。目前，传统媒体下的公众健康信息传播受众呈老龄化趋势。受年龄制约，他们接受、适应新事物较慢，所以依旧保持利用传统媒体获取健康信息的习惯。传统媒体下健康信息的传播，对该部分人群有着重要的影响。

2. 新媒体环境公众健康信息的受众 新媒体的受众面较广，多为年轻受众。新媒体传播速度快，采用终端移动化方式，践行用户至上的理念，可随时随地获取各类健康信息，逐渐形成其核心的优势——互动性。新媒体环境下，健康信息受众与传播者不再有分明的界限，每一个拥有电脑、手机等设备的用户都可以成为健康信息的传播者和受众，两者可能是同一个人。受众不再被动寻找健康信息，往往借助微博、微信等移动 App 发布健康信息的平台进行主动浏览。

第四节 公众健康信息传播渠道

健康传播渠道的选择是公众健康信息传播的重要环节，是取得传播效果的重要前提。2013年，卫生部在全国范围内组织开展了第五次国家卫生服务调查（第四次国家家庭健康询问调查），以全面获取居民健康状况、卫生服务需求及可利用信息。该调查涉及全国31个省（自治区、直辖市）的5.7万住户。结果显示，约72%的15岁及以上居民把电视作为获取保健知识的主要渠道之一，27.33%的居民以报刊、书籍作为获取知识的主要渠道之一，通过医生获取保健知识的占25.89%。

该调查结果显示了我国健康信息传播的不同渠道。公众健康信息传播作为传播学的一个分支，包括以下4个传播渠道。

一、个体传播

个体传播指个人接收外界健康信息后，在大脑中进行健康信息加工处理的心理过程，包括个人的自我保健、心理调适、个人健康计划的制订等。

通常个体健康传播会受到两个方面的影响：一是公众的文化程度。文化程度的高低会对健康信息的选择、理解和记忆方面造成差异。学历较高的人会更希望了解有深度的健康知识、养成科学的生活方式。同时，文化程度高的人具有较强的理解能力和较大的阅读量，更有助于他们接收和消化外来信息。二是公众前期的信息储备量。对于有过健康传播受众经验，并已经从各种渠道积累了较多的健康知识和信息的人群来说，他们对新事物、新信息的理解与掌握相对更快。

二、人际传播

尽管媒体在公众健康信息传播中占据绝对主导地位，但有研究表明，报纸、期刊、广播和电视等传统大众媒体在改变人们健康行为、帮助人们树立健康习惯和劝说受众接受健康教育方面的作用，没有人际传播显著。尽管大众媒体的受众群较为广泛，但其更适合唤醒公众的健康意识，而人际传播是劝说个体采取健康促进行为的关键动力。

健康传播中的人际传播常见于两种：一为公众间的口耳相传，二为医患间专业化的看病咨询。公众间的健康传播又可分为自发性经验交流和偶发性经验交流。前者常发生在家人、朋友、同事之间，如日常针对某一疾病或健康问题进行讨论，或传授过往治病经验、民间偏方等。偶发性经验交流多见于同类疾病患者群体之间，如排队候诊时的零散互动、住院治疗中交流心得体会、复诊康健后的分享建议等，既有预防性的日常规避传播，也有治疗性的愈疾传播。相比之下，医患对话则更具稳定性。医患对话中，医生的专业知识及他们提供的医疗器械、数据图像等客观存在，提高了公众健康传播的权威性、科学性和准确性。

人际传播主要采取的"面对面"交流方式，使人从感觉上有一种贴近感，便于形成融洽的氛围。在传播健康信息和知识时，信息传播者可以从受传者的反应中了解他们的接受程度及需求，使得传播者能够及时调整或补充传播的信息量。同时，信息传播者还可以根据受传者的语气、表情、声调、姿势等身体语言了解其对所传信息的兴趣程度及理解程度，有助于及时调整传播技巧，以取得更好的传播效果。此外，信息传播者和受传者都处于比较明确的群体中，相互有比较清晰的了解，便于有针对性、有的放矢地进行传播。

三、组织传播

组织或社区，是指聚集在一定地域范围内，由一定数量且具有共同意识、相同习俗和社会规范的社会群体所组成的社会生活共同体，可分为：①功能组织，由企事业单位、机关、团体构成；②生活组织，由居民家庭构成。组织健康传播包括企业健康培训、社区及医疗机构健康传播等。随着现代社会的发展，社会组织对个人的影响越来越重要，在公众健康传播方面也是如此。过去强调的是科学与客观的医学知识，而现在，健康观念无时无刻不在被普及。以社区和个人为医疗的主体，重视人文与文化的医疗效果，社区和个人必须主动参与健康传播。企业、社区、医疗机构等"组织"对个人健康信念的维持、改变和健康行为的促进都有着重要的影响。在企业、社区、医疗机构等组织内部进行健康信息传播时，一是以公开宣讲的形式进行，如健康主题演讲、健康讲座、健康培训授课、座谈会等；二是充分利用属于组织自己品牌的媒体资源（如微信公众号、官方微博、报纸等媒介）进行健康信息传播；三是使用卫生标语、卫生传单及置于组织区域内的公共场所进行健康信息传播，以便提高资源利用率与传播效率，扩大传播的影响力度；四是直接定位到个人，采取健康电话咨询、个人走访等传播方式。

组织健康传播往往是建立在多层次、多部门、多渠道的传播网络之上的。该传播渠道充分利用初级卫生保健体系，横向网络由社区政府卫生办、教育卫生、新闻等部门共同组成。社区内的各类医院、卫生院、卫生服务站的医务人员是主力，负责为社区提供全面的卫生服务。街道卫生管理人员、志愿者等是骨干力量，主要在宣传、卫生管理、环境治理和家庭自我保健等方面起着重要的作用。社区内学校、机关、大中型企事业单位均有分管的卫生宣传员，是社区健康传播的积极参与者。

四、大众传播

大众传播是公众健康信息传播的主力军，大众传播是指通过大众传媒对公众进行信息传递的过程，可分为传统媒体（如电视、书籍等）传播和新媒体（如微信、微博、短视频社交平台等）传播。

（一）传统媒体

在传统媒体中，电视媒体较其他形式的媒体更具有普及性和影响力。电视作为我国公众接触最频繁的传播媒介，几乎成为每家每户必备的电器。通过国家卫生服务调查可以发现，电视是城市和农村居民获得健康知识的主要渠道，在传统媒体中排名第一位。自20世纪80年代中国中央电视台创办第一档健康类电视节目《卫生与健康》以来，电视媒体中有关健康养生的节目已经超过百档。电视健康节目让观众能够在轻松愉悦的氛围里丰富健康知识，提升健康素养。

公众健康传播类电视栏目大致有两种风格类型。一种以医学治疗内容为主，时间较长，每期节目通常在30～60分钟，多以一种常见病或多发病为讨论内容，对于该疾病的预防、诊断、治疗等相关问题，或某一医疗技术、医疗现象进行探讨。由于主题具有连续性，栏目容易形成系列选题。这类栏目的特点是具有科学性、权威性、知识性、专业性。另一种栏目内容涉及各种健康主题，如保健养生、传统医药、健康文化、健康生活习惯、健康社会问题等，时间可短可长。这类公众健康传播类电视栏目选题宽泛，内容的包容性强，受众面广，在表现方式上具有极大的灵活性，甚至可以借用综艺、知识竞赛等形式。

如今，健康类书籍的针对性更强。公众健康传播类图书发展速度明显高于图书市场整体水平，可以说是图书市场成长性最好的领域之一。传统的健康类图书可谓是"一本书全家读"，选题通常面向所有的读者对象。但随着公众健康传播类图书市场的发展和成熟，读者对象呈现出越来越细分的趋势，图书的选题策划越做越深入，内容也越发具有针对性。健康类图书根据不同的传播对象，内容也会各有侧重。老年读者关注身体健康，更多考虑的是疾病问题；中年读者可能对"亚健康"、健康的生活方式感兴趣；而青年读者更感兴趣的是时尚方面的健康，如美容、健身等。

此外，健康类书籍的内容也日趋大众化。不少健康科普图书语言比较风趣，同时配以生动形象的插图，将晦涩难懂的医学健康知识降维，有助于引起读者的兴趣，帮助读者消化理解。大众化的另一个特点是书中提出的建议和方法简单易行，便于操作，这有助于读者健康生活方式的养成。

（二）新媒体

自互联网技术商用以来，就显示出了对公众健康信息传播的巨大影响。互联网的发展为健康信息传播带来了新的契机，以互联网为基础的健康传播融合了人际传播与大众传播，可以通过多种方式传播与健康相关的知识与信息，使不同地区、不同文化水平的目标人群或个体能够接收所传递的健康信息。公众健康信息传播也从传统模式转变为根据个体的性格、兴趣、文化等特征进行个性化健康信息传播的模式。

当下时兴的新媒体是指利用数字技术、网络技术、移动技术，通过互联网、无线通信网、有线网络等渠道向用户提供信息和娱乐的传播形态和媒体形态。新媒体的内容特征是海量性与共享性、多媒体与超文本（将各种不同空间的文字信息组织在一起的网状文本）共存，信息呈碎片化。传播具有交互性、及时性、覆盖面广、参与度与个性化程度高的特征。利用新媒体进行公众健康传播，有助于动员全社会参与、实现人人享有基本医疗卫生服务。在健康信息传播方面，新媒体因具有信任度高、受众行为改变可能增加、网聚各方力量的特点而成为公众健康传播新工具。以网络为主的新媒体传播呈现出与以往传统媒体环境下不同的规律与特点，目前，新媒体的传播力、影响力正在逐渐超越传统媒体，成为健康传播中不可忽视的力量。

根据《中国互联网络发展统计报告》数据显示，截至2020年，我国共有9.4亿网络用户，微信朋友圈的使用率为85%，微博的使用率为40%左右，社交平台成为公众健康传播的重要载体，健康信息以图文、视频等不同形式制作加工，并被分享到各大社交平台。在不同渠道中，健康传播新媒体也各有侧重。

微信是新媒体中最典型的一个，主要是以人际传播和群体传播为主的熟人社交网络。其中包含的朋友圈、微信公众号以及微信小程序，都可作为公众健康传播渠道。不同于门户网站和传统媒体，微信更注重营造一个相对封闭的信息阅读环境，强调用户与媒体之间的联系。受众会对关注的公众号本身就有着较强的认同感，而朋友圈虽然传播范围较小，但是传播效果较好，熟人社交的关系链使得质量好、形式丰富的健康内容的接纳度更高。

微博更为开放，公共性更强，其传播模式也更为高效。机构类微博健康传播主体所传播的健康信息以所有人都适宜接收的健康事件、政策变动、技术革新等内容为主；个人微博健康信息传播主体则更倾向于在其专业领域提供个性化的内容。近几年，由于微博对平台内谣言的治理逐渐生效，健康传播主体在呈现多元化特征的同时，也在向专业化转变，专业的医务工作者和医疗机构成为微博健康信息传播的主力军。用户依靠微博制造热点话题，形成广泛传播内容的门槛较低，更易产生广泛的社会影响力。以微博为渠道的健康传播发布内容频率高，有利于打造短平快的"信息流"式内容，成为公众获取实时健康资讯或健康建议的工具。

据统计，我国网络视频（含短视频）用户已超过8亿。尽管视频平台的交互性不如微信、微博等社交平台，但由于内容独到，更容易吸引眼球。视频平台的用户黏性较高，往往自身拥有较高的流量和用户基数，具备社区属性。健康类视频内容常包括对日常生活健康误区的辟谣、饮食及日常生活相关的健康科普、疾病预防和治疗的科学信息等。在具体的表现形式上，大部分都是采取影音及图解方式，包括真人出镜、动画、实拍加动画相结合等。活跃的表现形式大幅提高了健康内容的可读性，使得健康传播内容轻松有趣。其中近年十分流行的短视频更是具备了短小精悍、碎片化传播的特点，用短至几十秒、长至几分钟的时间来了解某个健康信息，观众的信息接收量少，压力较小，在休闲时间便能获取知识，也易于信息的分享和传播。

第五节　公众健康信息传播模式

随着互联网技术的发展与移动终端的普及，公众获取健康信息的渠道、方式也逐步发生了转变。本节应用社会认知理论、理性行为理论、社会网络理论为健康信息传播提供理论基础，分析不同因素对健康信息传播的影响。同时探索传统媒体、门户网站、新媒体模式下健康信息的传播优势与弊端，分析健康信息的传播特征并提出相应的传播策略，为健康信息传播主体提供策略支撑。

一、传播理论基础

（一）社会认知理论

社会认知理论是社会心理学的经典理论之一，认为个人的行为是通过对社会中他人行为的观察而学习来的。

在健康传播领域，社会认知理论强调健康行为的习得是通过模仿他人的行为或自身的直接经验，受到认知、行为和环境3个因素之间相互作用的影响；"重要他者"（significant others）在识别和鼓励健康行为的采纳上发挥着重要作用；个体通过社交、环境的积极反馈可以激励健康行为的养成。

社会认知理论主要包括以下3个方面内容：三元交互决定论、观察学习及自我效能感。

1. 三元交互决定论　将环境因素、行为、人的主体因素三者看成是相互独立、同时又相互作用从而相互决定的理论实体。其中，个人的主体因素包括行为主体的生理反应能力、认知能力等身心功能。所谓交互决定，是环境、行为、人三者之间互为因果，每二者之间都具有双向的互动和决定关系。

在三元交互决定论中，一方面，人的主体要素如信念、动机等往往强有力地支配并引导其行为，行为及其结果反过来又影响并最终决定思维的内容与形式以及行为主体的情绪反应；另一方面，个体可以通过自己的主体特征如性格、社会角色等引起或激活不同的环境反应；最后一个方面，行为作为人与环境之间的中介，是人用以改变环境、使之适合人的需要而达到生存的目的并改善人与环境之间的适应关系的手段，它不仅受人的需要支配，同时也受环境的现实条件的制约。

2. 观察学习　亦称替代学习，是指一个人通过观察他人的行为及其强化结果习得某些新的反应，或使他已经具有的某种行为反应特征得到矫正。有学者按信息加工的模式对观察学习进行了分析，认为观察学习是由4个相互关联的子过程组成：注意过程、保持过程、产出过程、动机过程。①注意过程：指在观察时将心理资源开通的过程，它决定着观察者选择什么样的示范原型。②保持过程：是对示范活动的保持，要对示范活动进行保持，就必须以符号的形式把它表象化，从而保留在记忆中。观察学习主要依存于表象和言语两个表象系统，其中言语编码较之视觉表象在观察学习时更具有确实性。③产出过程：也就是把符号表象转换成物理形式的外显行为的过程。④动机过程：是观察者在特定的情境条件下由于某种诱因的作用而表现示范行为的过程。

3. 自我效能感　是个体对自己与环境发生相互作用效验性的一种自我判断，自我效能感强的人能对新的问题产生兴趣并全力投入其中，能不断努力去战胜困难，而且在这个过程中自我效能也将会得到不断的强化与提高。反之，自我效能感差的人总是怀疑自己什么都做不好，遇到困难时会一味地畏缩和逃避。

在活动中，个体是通过4个方面的信息来获得或形成自我效能感的。

（1）实践的成败经验：指个体对自己实际活动过程中所取得成就水平的感知，成功经验会增强自我效能感，反之会降低自我效能感。

（2）替代性经验：指看到能力等人格特征和自己相似的他人在活动中取得了成功，进而使观察者相信当自己处于类似活动情境时也能获得同样的成功，从而提高观察者的自我效能感。

（3）言语的劝导：指接受别人认为自己具有执行某一任务的能力的语言鼓励而相信自己的效能。值得注意的是，说服性的言语必须实事求是，能够调动个体的积极性，那些虚幻的、华而不实的劝导会适得其反。

（4）身心状态：指个体在追求目标时，自我效能感通过生理唤起影响行为改变身心状态会影响自我效能感的水平。乐观积极的自我肯定信念能创造积极情感，消极情绪会产生挫败感，所以要变消极情感为乐观心态才能提升自我效能感。

（二）理性行为理论

在健康传播领域，理性行为理论揭示了个体对于相关健康议题掌握的信息、对健康状况的影响，以及采纳健康行为的意愿的重要性。

理性行为理论也是经典的说服理论之一，它假设人们的行动是理性的，并且能够系统、综合地利用可以得到的信息。在决定实施特定行为之前，人们会考虑其行为在特定情境下的影响和后果；个人的意志能够决定某项行为是否发生，但同时个人意志（意向）也是基于态度和社会规范的。

该理论认为，个体的行为在某种程度上可以由行为意向进行合理的推断，而个体的行为意向又是由对行为的态度和主观准则决定的。人的行为意向是人们打算从事某一特定行为的量度，而态度是人们对从事某一目标行为所持有的正面或负面的情感，它是由对行为结果的主要信念及对这种结果重要程度的预估所决定的。主观规范（主观准则）指的是人们认为对自己有重要影响的人希望自己使用新系统的感知程度，是由个体对他人认为应该如何做的信任程度，以及自己对与他人意见保持一致的动机水平所决定的。这些因素结合起来，便产生了行为意向（倾向），最终导致了行为改变。

理性行为理论是一个通用模型，它提出，任何因素只能通过态度和主观准则来间接地影响使用行为，这使得人们对行为的合理产生了一个清晰的认识。该理论有一个重要的隐含假设，即人有完全控制自己行为的能力。但是在组织环境下，个体的行为要受到管理干预以及外部环境的制约。因此，理性行为理论需要引入一些外在变量，如情境变量和自我控制变量等，以适应研究的需要。

（三）社会网络理论

社会网络理论认为，行为并不是个体层面的现象，而是受关系网络所影响。社会网络的概念最早是由英国著名人类学家R.布朗提出来的。布朗所探讨的网络概念，聚焦于文化如何规定有界群体（如部落、乡村等）内部成员的行为。他的研究比较简单，而实际的人际交往行为要复杂得多。较成熟的社会网络的定义是韦尔曼于1988年提出的"社会网络是由某些个体间的社会关系构成的相对稳定的系统"，即把"网络"视为是联结行动者的一系列社会联系或社会关系，它们相对稳定的模式构成社会结构。随着应用范围的不断拓展，社会网络的概念已超越了人际关系的范畴，网络的行动者既可以是个人，也可以是集合单位（如家庭、部门、组织）。社会网络与企业知识、信息等资源的获取紧密相关。网络成员有差别占有各种稀缺性资源，关系的数量、方向、密度、力量和行动者在网络中的位置等因素，影响资源流动的方式和效率。

在健康传播领域，个体采取健康行为的关键，是其所处的广泛的社会网络的范围和特征，以及其中作为参照的人。二元关系是影响健康行为的社会网络中最小的单位；健康行为规范是通过社会网络确立并且被社会网络所影响的健康传播研究。在研究层次上一直偏向对个体传播的研究，对社会网络的关注不够；在渠道层面也侧重对一些"正式"的渠道如报纸、电视等大众媒体进行研究，对诸如家庭内部沟通的人际传播方面关注不够。社会网络理论通过人际传播和社会网络传播，为健康传播研究带来了新视角。

二、传播模式

（一）"5W"传播模式

在健康信息传播中以拉斯韦尔"5W"模式为视角，从传播主体、传播内容、传播渠道、传播受众、传播效果5个不同纬度，分析健康信息传播的状态及传播模式，探索其传播规律，为健康信息传播提供策略提供参考与指引。

美国传播学家H.拉斯韦尔于1948年在《传播在社会中的结构与功能》研究报告中首次提出构成传播过程的5种基本要素：Who（谁）、Say What（说了什么）、To Whom（对谁说）、In Which Channel（通过哪种渠道）、With What Effect（取得什么效果），即"5W传播模式"。

（二）香农－韦弗模式

研究人员利用香农－韦弗模式探索干扰因素、反馈机制等对健康信息传播的影响。

1949年美国信息传播理论研究人员香农和韦弗在《传播的数学理论》中提出了一种信息传播模式，后被称为香农－韦弗传播模式。该模式和其他传播模式最大的不同是导入了干扰的概念，即任何阻碍成功传播的东西。这个概念的提出极大地丰富了传播过程的研究。噪声的出现表明传播不是在理想的真空中进行的，传播过程内外的各种障碍因素会形成对信息的干扰，这对于社会传播过程来说也是一个不可忽视的重要因素。

香农－韦弗模式在健康信息传播中的启示：香农－韦弗模式显示了传播过程中的5个功能环节。①信源将要传播的内容编码，以讯息的形式传递给发射器；②发射器将讯息编码，转换成信号，并借助信道传输出去；③信道传输信号；④接收器将信号译码，转换成讯息；⑤信宿将讯息译码，获得讯息意义。在健康信息传播过程中，传、受双方都是具有主观能动性的人（传播者和受传者），很难达到传递与接收意义的一致性，所以，在健康信息传播过程中引进多媒体等技术对健康信息内容进行多元化呈现是必要的。

噪声概念的引入，表明传播过程内外的各种因素会影响传播效果。噪声，通常泛指嘈杂的、刺耳的、不和谐的声音；传播过程中的噪声，指对传播信息和信号的干扰和歪曲。其实，噪声会影响传播过程中的各个环节因素，这里为了简化，只集中表示对信道的干扰。

传播过程最主要的是信源、媒介和信宿3个环节，这也正是噪声形成的3个主要环节。所以，在健康信息传播过程中，传播者不仅要有科学证据支撑健康信息，还要精简内容，使其详略得当，从而帮助受传者形成清晰的知识脉络；要适当选择传播渠道，力争健康信息内容呈现效果更好。

香农-韦弗模式引进了反馈的概念。反馈是指控制系统把信息传输出去以后，又将信息作用的结果返回控制系统，并对控制系统的再输出发生影响。反馈是实现控制的条件，控制是系统正常运行和良性发展的有力保障。要保证健康信息传播的效果，就必须对健康信息传播过程进行控制，传播者就必须注意收集受传者的反馈信息。

香农-韦弗模式引进了经验范围的概念。经验范围指的是人的政治立场、文化背景、民族心理、宗教信仰、生活习惯、知识结构、兴趣爱好等。皮亚杰认为："学习是建构内部心理表征的过程，学习者并不是把知识从外部'搬'到记忆中，而是以已有的经验为基础，通过与外部环境的相互作用来建构新的图示。"共同的经验范围是传播活动发生的基础。

所以，健康信息传播者要充分考虑受传者原有的知识基础，要把健康信息的起点定在受传者原有的知识结构范围内，然后在此基础上延展新的健康信息，以利于新知识的掌握与吸收。

（三）马莱茨克大众传播场模式

健康信息传播作为大众传播的一种模式，通常引用马莱茨克大众传播场模式探索其传播特征。

马莱茨克大众传播场模式由德国学者马莱茨克于1963年提出，该模式应用了"场论"的研究思想。"场"本是现代物理学的一个概念，它是指从环境与物体的关系上，去把握物体的特征及环境的特性。"场论"是美国学者库尔特·勒温在研究群体动力学时提出的，已经发展成为社会科学的一种研究方法，强调环境内复杂的因素和变量之间的相互影响。大众传播场就是大众传播过程中诸种社会关系的群集和总和，他认为无论是传播者还是受传者的行为，都是在一定的"社会磁场"中进行的，在与社会的互动中显示其传播的性质和作用。

马莱茨克大众传播场模式在健康信息传播的启示：①健康信息传播也是一种大众传播行为，所以它同样受到传播话题、传播主体、传播渠道等多种因素的影响；②健康信息传播的对象需要考虑其个性结构、所属团体以及社会环境等；③健康信息呈现过程中要考虑传达信息、发布媒介的相互关系以及它们在传播过程中的作用力。

三、不同健康信息传播模式优势与弊端

（一）传统媒体传播健康信息的优势与弊端

传统媒体是通过某种机械装置定期向社会公众发布信息或提供教育娱乐平台

的媒体，主要包括报纸、期刊、户外媒体、广播、电视等。

传统媒体传播健康信息的优势主要体现在公信力、专业工作团队、覆盖率、传播内容品质及可靠性4个方面。公信力源于长期以来传统媒体工作者的辛勤耕耘。传统媒体在长期发展中积累有较高的信誉度、权威性、影响力，更多时候人们会选择相信传统媒体的相关健康信息报道。专业工作团队源于长期以来传统媒体工作者与专业医师团队的配合，培养出健康及媒体人才。基于专业队伍，传统媒体可提供更为专业的内容，报道更为可靠的消息。覆盖率源于我国超过95%的广播电视覆盖率，这使得传统媒体仍占据主流媒体阵地。传播内容品质及可靠性是由于传统媒体信奉"内容为王"原则，同时拥有固定且可信度较高的新闻来源渠道，这些都使得传统媒体能够更好地提供可靠、专业的内容。

传统媒体存在的不足是仅能在固定时间进行健康教育，导致其不容易满足受众需要且难以获得及时的互动与反馈，惯性思维的强势态度很多时候也使得传统媒体无法较好地服务受众等。

（二）门户网站传播健康信息的优势与弊端

随着互联网应用的普及，门户网站在健康传播中一直发挥着重要的媒介和平台作用，门户网站因其具有宣传的多样性、广泛性、功能性等特点，在现代健康信息传播中占据一席之地。根据网站运营定位可分为媒体型健康信息网站及专业健康信息网站。

媒体型健康信息网主要包括新浪健康、搜狐健康、腾讯医典等，该类型健康信息网站主要借助其主体网站资源优势及网站知名度，为公众提供相关健康新闻信息，公众通过浏览网站获得信息是其主要的信息提供方式，推送的信息较为固定，无法使公众直接获得所需的健康信息。

专业健康信息网站主要包括中国公众健康网、健康报网等，该类型健康信息网站主要呈现内容包含疾病原因、治疗方法、健康新闻、医疗科研动态等多种健康信息，以常见疾病为基础，向公众介绍疾病概况、典型症状、发病原因、预防、临床检查、鉴别、治疗方法、护理、饮食保健、并发症、疾病自测、疾病图集等。网站中丰富的服务内容，使公众可以比较便捷地获取自己所需的健康信息。同时，该类健康信息网站以其健康信息海量存储、健康信息呈现方式丰富、健康信息交互多样等优势，促进了健康信息的传播与利用。

网站传播健康信息的弊端在于，由于健康信息分类的复杂性及网站数据索引格式的限制，如果健康信息仅采用主题导航展示，就要对健康信息进行大量的题目分类，而数目烦多的主题分类会增加公众的查询负担，在一定程度上并不利于公众查询自己需要的特定健康信息。同时，各健康信息网站的信息呈现结构不同，各健康主题分类也不同，可能导致健康信息存在同义词、俗称的现象，也会对用户的健康信息选择产生影响。

（三）自媒体传播健康信息的优势与弊端

随着移动互联网的高速发展和智能终端的大范围普及，用户获取健康信息的媒介也变得多种多样，用户可以通过各类自媒体平台获取健康信息。

自媒体一经出现，即被公众视为真正的信息开放与信息分享，以传统媒体为"中心"的单向传播模式逐渐被打破，形成了一种"去中心化"的信息传播模式。自媒体平台凭借传播技术与人群画像算法的升级更新，已由最初的信息无差别投送发展到信息定制化推送，为健康信息个性化推送提供了有力保障。同时，自媒体可使位于传播各层级的用户对健康信息进行评论，实现了信息的多向流动，增强了用户的互动性。相较于传统媒体复杂烦琐的运营模式，自媒体平台大幅降低了传播主体的准入门槛，使信息传播速度变得更快，拓展了信息传播的深度与广度，打破了传统媒体对信息资源的垄断地位。

虽然自媒体平台凭借其信息传播速度快、影响范围大、传播成本低等特点，占据当前健康信息传播的主导地位，但某些自媒体平台对健康专业信息监管不全面，内容缺乏专业审核与自律性，平台准入门槛较低，编辑团队在专业素养、知识储备等方面良莠不齐，内容缺乏权威性，极易误导公众，引发社会矛盾。由于自媒体平台向公众提供评论、互动功能，当面对突发卫生事件时，某些公众出于紧张、恐惧或其他目的，通过自媒体平台引导其他公众的倾向性评论，极易造成人群恐慌，引发社会不安。虽然基于网站cookies及App用户数据开展的信息推送已日益成熟，但由于政策法规限制、用户隐私设置及健康信息的复杂性，针对公众的个性化健康信息推送仍需开展进一步研究。

四、健康信息传播策略

（一）传统媒体健康信息传播策略

传统媒体需利用数字新技术开展健康信息传播，改变传统服务思路。公众获取健康信息的方式早已不是传统媒体的被动传播，数字技术对传统媒体带来的技术模式颠覆必须得到重视，传统媒体必须在现状下做到自我革命和自我反思，应充分认识到只有掌握现代传播科技，方可较好服务于公众。"AI＋5G＋VR"技术体系是未来传统媒体融合的焦点，媒体内容端改变、健康信息内容制作流程全面重组、健康信息采集和分析的智能化可基于AI技术实现，媒体可通过多样化内容产品更好地服务于社会大众。5G技术可统一传输平台、提升传输速率、拓展传播容量，传播渠道的融合也可同时实现，终端的接收融合、前端的生产融合也会随之推进。VR技术可实现内容消费的空间维度扩展，全息媒体可为用户带来全方位体验，AI生产的全程化和全息化也可随之实现。在"AI＋5G＋VR"技术体系下，3种技术能够做到互相借力、相互推动，以传统媒体为平台，传播健康信息。

（二）新媒体平台健康信息传播策略

1. 针对不同主体设置相应审核流程，保证内容权威性　商业媒体作为自媒体环境中健康信息的主要传播主体，利用成熟的信息推广策略和丰富多样的健康信息表现形式，生产并传播健康信息。然而受健康信息专业性强、部分商业媒体的健康信息"把关人"能力不足及商业传播行为等因素的影响，容易生产有误导性的健康信息，若被公众广泛传播则会形成谣言信息。虽然自媒体平台及政府部门利用信息筛查技术过滤健康谣言，但面对每日剧增的自媒体健康信息，信息筛查及管控策略难以及时发现和进行正确评判健康谣言。因此，从政府层面增强商业主体的责任意识，加强健康信息生产源头的审核、监督机制，才是管控谣言健康信息的关键。相关机构应要求自媒体平台运营商在审核商业媒体生产健康信息时，与符合资质的专业医学团队建立众包合作机制，由商业媒体筛选、加工的健康信息交由专业的医学团队编辑并审核，在保证健康信息正确无误后，由医学团队签署电子签名并交由商业媒体进行传播。增强商业媒体的审核责任意识，可以提升其生产健康信息的内容质量与信息权威性，增加公众亲和力，得到更大的商业价值。

公众传播主体作为健康信息转发者和二次编辑者，由于用户基数较大，对自媒体平台运营方的审核机制已不适用于该类型的传播主体。因此针对该类型传播主体发布的健康信息，自媒体平台运营方可根据其发布的健康信息传播趋势，设置传播趋势预警机制，当其传播规模达到一定层级时，触发舆情类健康信息报警，自媒体平台运营方需介入，暂停该健康信息的转发、浏览功能并将健康信息内容交由专业团队审核，审核无误后方可继续传播；否则删除该健康信息，并告知传播主体具体原因。同时个人主体也应增强个人责任意识，在保证健康信息源头具备科学性与权威性的前提下，对该信息转发传播。如无法判断某条健康信息内容时，个人主体应做到不编辑、不转发。

2. 优化传播主体服务模式，强化移动端建设　大多数健康信息网站都单纯采用主题导航方式，缺乏健康信息的检索功能模块，主页面的设计也不够简洁，不便于用户浏览，所以健康信息网站要加强自身的健康信息数据库建设，通过建立强大的健康信息数据库，为网站健康信息检索功能提供依据。健康信息网站虽然网页整体设计较为充实，但整体设计并不美观，在主页面设计上缺乏简洁感，用户在浏览查询信息时会造成视觉上的疲劳，并且网站不注重与用户之间的互动，缺乏用户的使用反馈渠道，在某种程度上降低了用户的使用体验，而用户体验的降低则会使网站点击量的下降。因此，网站要建立用户反馈渠道，加强与用户之间的互动。

面对目前移动网络的迅速发展，开发自身网站的手机移动端势在必行。单纯地建设手机网站并不能够满足用户对于健康信息的需求，开发出健康信息网站自身的手机移动端可以提高自身竞争力。将网页端所具有的功能转移到手机移动端中，可以满足用户对于健康信息的需求，提高自身网站的竞争力。

3. 树立健康信息意见领袖，拓展传播渠道　自媒体环境健康信息的互动性，促进了健康信息的人际传播。健康信息内容具有专业性强、信息不对称程度高的特点，当公共卫生事件突发时，作为社会舆论的领导者、权威健康信息生产者的政府及医学机构主体，在该类健康信息传播的过程中，不能忽视公众的评论与反馈意见，应利用自媒体信息交流的多向性建立完善的评论反馈机制，从评论中监测该健康信息传播趋势，选取具有代表性的公众意见，适时有效地进行反馈，发挥公众的知情权，使健康信息公开化、透明化、对等化，让政府及医学机构主体真正成为自媒体环境下健康信息传播的"意见领袖"。

传播主体应根据自媒体环境受众的广泛性和再中心化特点，利用传播主体自身影响力，开展面向受众的线下健康活动，通过多角度进行线上、线下立体推广宣传，建立更多渠道来辅助自媒体环境下健康信息的传播。

4. 增强受众针对性，实现个性化信息推送　大众传播作为自媒体环境下健康信息的主要传播方式，以其传播的广泛性得到多数传播主体的选择。由于健康信息具有个性化的特点，不同职业、性别、生活背景的公众对健康信息的需求不同，传播主体在利用大众传播推送健康信息的同时，也需要通过特定人群传播推送个性化健康信息，提升健康信息的传播效果。

目前，通过对健康信息传播趋势数据与公众浏览行为进行分析的结果显示，可根据人群属性、浏览特征等数据建立多指标体系的用户分组。随着智能终端的大范围普及与用户行为数据的收集，基于用户画像推送健康信息的技术已日趋成熟。因此，自媒体环境下的各传播主体应从健康信息受众需求及受众特征出发，通过医学主题词表对健康信息内容进行标签注释、内容分类，利用用户的画像分析技术，基于用户分类，定向推送健康信息，以满足公众健康信息个性化需求。同时通过分析用户对这些健康信息内容浏览行为，训练并完善健康信息个性化推送模型和用户分类，辅以数据分析与模型训练，不断优化推送策略，可以提升健康信息传播效果，在各类型自媒体平台中构建统一、完善的健康信息个性化传播模式，有助于节省传播成本，促进健康信息推广。

利用有针对性的健康信息个性化推送策略和数据回收，政府及疾病预防控制机构可基于气象、灾害等数据信息，结合健康信息个性化数据反馈，监测不同地区、不同人群属性对某类健康信息的关注度，有助于政府相关部门、疾病预防控制机构及时发现并处理舆情健康事件，为疾病防控、卫生健康突发事件等提供信息预警。

第六节　公众健康信息传播效果

自20世纪初传播学形成独立理论体系开始，传播效果研究就成为传播学研究的重要环节。公众健康信息的传播效果是指健康信息传播对公众产生的有效结果，即公众接受健康信息后，在知晓、认同、态度、行为等方面发生的变化，通常指健康信息的传播在多大程度实现了传播者的目的。健康信息传播既有传播学的特点，又有特殊的专业要求，它要求传播者不仅要具备专业的医学健康知识，还需具备一定的新闻与传播方面的素质。只有如此，才能在实践中得心应手，获得良好的传播效果。

一、传播效果及影响

公众健康信息的传播效果由高到低大致分为4个层次：①知晓健康信息，主要取决于健康信息传播的强度、对比度、重复率、新鲜度、定位点和创意性等信息的结构性因素；②健康信念认同，接受健康信息理解信息中倡导的健康信念并予以认同；③态度的转变，健康传播者通过健康信息的传播，使公众获得知识，促进其向有利健康的方向转变；④采纳健康的行为和生活方式，这是健康传播效果的最高层次，也是对公众教育的最终目的。健康信息的传播效果可能是短期的，如通过传播在短时间内起到告知效果，也可能产生长期影响，如引起社会规范、文化和价值观的转变。

（一）对个体与群体的影响

1. 健康信息传播对公众行为的影响　开展健康相关传播活动，实施行为干预，是医疗卫生服务的重要工作内容，通过健康信息的传播可有效改变人们的健康相关行为，主要体现在就医行为、疾病预防行为和健康生活方式三个方面。

2. 健康信息传播影响行为的方式　①即时性影响：人们的态度和行为往往会直接受到健康相关传播活动或传播内容的影响并通过行为的转变最终达到预防疾病、改善治疗效果、促进康复等目的；②延迟性影响：人们在接受健康信息或参加过健康相关的传播活动后，将对传播内容和传播情景的记忆和回忆，转换成自己的态度和行为并最终产生健康效益；③社会扩散性影响：健康信息会在社会群体中通过人际影响和各种社会圈子进行扩散，从而影响人们的态度、信念和行为，并形成社会文化；④机构扩散性影响：公共机构对健康信息进行强化扩散，以影响人们的态度和行为。

（二）对社会和文化的影响

传播媒介通过长期的宣传报道，会对社会文化的变革、社会规范的形成和文化的传承起重要作用。其社会文化影响包括：①传播媒介通过传播有关新思想和新技术信息，促使人们逐渐接受并变成自己的思想观念和行为；②传播媒介制作和传播各种文化，对文化产生影响，统一或形成新的文化规范；③传播媒介所传播的文化被受众接受并内化，使文化得以延续和发展。如新型冠状病毒肺炎疫情期间，传播媒介通过对新型冠状病毒肺炎疫情的持续报道及后续各项防控措施的更新报道，潜移默化地使戴口罩、勤洗手等行为逐渐变成一种健康文化。

二、传播效果制约因素

影响健康信息传播效果的因素有多方面，包括传播者意图实现的程度、受众受信息影响程度、媒介的客观作用等，归纳起来主要有以下几点。

（一）健康信息提供者与传播效果

健康信息提供者是指生成、制作、发送信息的源头和起点。人们在长期的社会实践中形成了普遍的心理定势，认为可靠的信息来源所提供的信息和有品牌的传播媒介所提供的信息是可信的，所以在健康信息传播活动中，公众对信息的提供者有严格挑选、甄别的过程，专业传播者的社会可信度是影响传播效果的重要因素。医学专家能给予公众可信赖、有效的医学指导。传播者的信誉和威望越高，传播效果越好。同时，传播者自身文化素养、对医学了解的深度与广度、对健康话题的了解、对医学专业术语的科普化、沟通交流的技巧等都有助于公众了解和接受传播的健康信息。

（二）健康信息传播内容与传播效果

健康信息的传播内容是传播媒介、传播者和受众最关注的核心。现代医学不仅关注生理器官的健康及其用药或器械辅助治疗等，更强调的是自身的健康意识和社会的互动能力。因此，现代医学模式决定了健康传播内容包含多个层面，其中健康信息的甄别是保证传播内容真实性的主要环节之一。在健康信息进入传播过程的初期，应首先确保其具有真实性和传播价值，才有必要进行下一步的加工或传播，对于暂时无法鉴别清楚的信息不能轻易投入传播过程中。对健康信息的加工需注意，要选择公众实际需要的相关信息，医学专业术语要尽量转化为通俗简洁的语言，传播的信息要符合特定媒介和特定传播环境的要求，更有利于健康信息顺利地传播给公众。

（三）健康信息传播技巧与传播效果

健康信息传播是媒介和传播者在传播活动中针对特定的公众与特定的信息内容而采用的具体技巧，这些技巧贯穿于信息传播活动的全过程，包括内容确定、媒介安排、时机把握、环境选择、信息顺序等每一个环节，相同主题和观点的内容可能会因为材料组织、论证方法、表达方式不同而产生不同的传播效果。

（四）健康信息传播媒介与传播效果

媒介是传播学研究的重要内容，合理的媒介调配会对传播效果产生影响。不同的受众适用不同的媒介，不同的内容适用不同的媒介，不同的时间适用不同的媒介，不同的环境适用不同的媒介。对于健康信息的受众，在现实生活中也有自己习惯与熟悉的媒介，在每一种传播媒介的周围，都分别集中着一定数量的受众，他们有相对一致的信息需求。在传播活动中哪一种媒介应承担什么信息传递任务，也是媒介自身的特点和长期形成的受众群相关。

1. 传统媒介　电视等传统媒介通过传递重要和可信的信息，影响公众对客观世界的感知和社会行为规范的形成。其传播活动的效果主要体现在暴露率、关注率、理解率、认同率、态度改变和行为改变率。通常传播活动对于一次性健康相关行为（如筛查、免疫接种等）的干预效果优于习惯性或已经形成的行为（如饮食习惯等）的干预效果。

2. 现代网络媒介　互联网具有即时性、交互性、开放性和平等性等特点，基于互联网的微博、微信等社交媒体又成为人们建立关系、交流信息和形成亚文化的重要途径。但网络健康信息具有正面和负面两种传播效果，这不仅取决于用户自身对于信息准确性的判断，还取决于网络健康信息提供者的传播目的。医疗健康信息源具有不对称性，公众筛选与判断健康信息的依据主要来自过去的经验和自身感受，因此是否能够准确描述自己所面临的健康问题，以及如何适当地融入自身经验理解信息，就成了网络健康信息产生效果的起点。

（五）健康信息传播受众与传播效果

健康信息传播的受众是社会人群，他们有不同的健康需求和信息需求，受众也会影响传播效果。同样的健康信息通过同一个传播者以同一种方式进行传播，不同的受众对该信息的接受度可能会不同。因此，提升健康信息传播效果，不仅内容要适应受众的年龄、生理与心理特点，还要注意受众的以下特点，根据受众的特点制定传播策略。①受众的性别、职业、文化水平、宗教信仰、经济状况等背景，生活方式、卫生习惯、卫生知识需求和对新信息的敏感性均可影响其接受健康信息的效果；②受众的健康状况会影响其对健康信息的需求、选择和迫切程度；③受众的心理因素会影响其信息接受效果，受众在接受新的健康信息时，要经历知晓、劝服、采纳、加强4个心理发展阶段，此外，还有求真、求新、求短、求近（与受众在知识、经验、环境、需求欲望等方面接近）、求情厌教的"5求心理"。

三、传播效果测量与评价

一般情况下，传播效果可以分为知晓、认同、态度、行为4个层面，其中行为被认为是传播效果的最终表现。

（一）传播效果的测量标准

传播效果的测量标准主要是从传播力、影响力、公信力、引导力进行综合考量。传播力通常以公众的使用数据直观反应为标准，包括阅读率、关注数、点击率等；影响力是指用一种别人乐于接受的方式改变他人思想和行动的能力，可通过传播主体的覆盖人数、地区、在其他媒体的曝光程度等标准进行衡量；公信力是指传播主体使公众信任的力量，其所表现出的公平、正义、效率等方面的信任力，既是一种对社会系统的信任，也是对公共权威的表达；引导力是指传播主体对舆论的性质、发展趋势和方向进行引导的能力。

（二）传播效果评价指标

健康传播的目标就是通过对正确健康信息和观念进行传播，改变公众不健康的生活方式和行为，使受众了解、掌握健康知识、认同所获得的健康知识内容，并且从态度和情感上相信健康信息，最终落实在行动上，从而改变自身不良健康行为。例如，在受众参与糖尿病知识科普活动后，调查其对于糖尿病预防、治疗知识的了解情况；艾滋病公益广告播出前后，调查受众对于艾滋病及患者的态度；健康类微信公众号提供一系列定制化信息传播服务后，调查用户是否接受并将提到的健康知识运用于日常生活中或将相关健康行为推荐给其他人等行为的概率。

健康传播与科学传播具有密切相关性。科学传播的最终目的是要激发公众对科学产生包括兴趣、理解、愉悦等多种情感。在评价效果时除了要考虑传递正确的科学信息给受众，使其能够接收清晰的信息，还要使其在情感上认同，即产生兴趣，最终达到理性的认识。

（李 扬 侯 震 童惟依 邓靖飞）

参 考 文 献

［1］田向阳. 健康传播学［M］. 北京：人民卫生出版社，2017.

［2］U.S. Department of Health and Human Services. Developing Healthy People 2020：Proposed Objectives［R］. Washington，DC：U.S. Government Printing Office，2010.

［3］张自力. 健康传播学：身与心的交融［M］. 北京：北京大学出版社，2009.

［4］郭玥. 我国健康传播现状分析［J］. 中国健康教育，2007，23（2）：152-153.

［5］KREPS G L. Strategic use of communication to market cancer prevention and control to vulnerable populations［J］. Health Marketing Quarterly，2008（25）：204-216.

［6］MACIAS W，LEWIS L S，SMITH T L. Health-Related Message Boards/Chat Rooms on the Web：Discussion Content and Implications for Pharmaceutical Sponsorships［J］. J Health Commun，2005，10（3）：209-223.

［7］FOX S. The social life of health information，2011［EB/OL］.（2005-05-17）［2013-05-12］. http：//pewinternet.org/Reports/2011/Social-Life-of-Health-Info.aspx.

［8］EYSENBACH G，SA E R，DIEPGEN T L. Shopping around the internet today and tomorrow：towards the millennium of cybermedicine［J］. BMJ，1999，319（7720）：1-5.

［9］REINFELD-KIRKMAN N，KALUCY E，ROEGER L. The relationship between self-reported health status and the increasing likelihood of South Australians seeking Internet health information［J］. Australian & New Zealand Journal of Public Health，2010，34（4）：422-426.

［10］王燕鹏，张士靖. 美国健康信息服务网站CHESS和MedlinePlus介绍及启示［J］. 中国健康教育，2013，29（9）：852.

［11］中国互联网络信息中心. 第4次中国互联网络发展状况统计报告［R/OL］.（1999-07-28）［2021-01-28］. http://www.cnnic.cn/hlwfzyj/hlwxzbg/hlwtjbg/201206/t20120612_26724.htm.

［12］中国互联网络信息中心. 第47次中国互联网络发展状况统计报告［EB/OL］.［2021-02-22］. http://www.gov.cn/xinwen/202102/03/5584518/files/bd16adb558714132a829f43915bc-1c9e.pdf.

［13］武小菲. 泛阅读时代富媒体在数字出版中的应用［J］. 出版发行研究，2014（8）：54-57.

［14］史强，包雅琳，姜永茂. 国外四大医学期刊富媒体数字内容开发现状及对国内医学期刊的启示［J］. 中国科技期刊研究，2018，29（2）：148-152.

［15］张帆，薛铭丹，熊丽娜，等. 疾病预防控制机构公众媒介健康信息传播现状分析［J］. 中国社会医学杂志，2014，31（5）：354-356.

［16］SUAREZ-LLEDO V，ALVAREZ-GALVEZ J. Prevalence of health misinformation in social media：a systematic review［J］. Journal of Medical Internet Research，2021，23（1）：17.

［17］鲜敏. 健康教育人员培训模式研究［J］. 中国健康教育，2016，32（4）：371-373.

［18］乔锐. 我国医务人员健康传播与医学人文精神的关系演进［J］. 中国医学伦理学，2020，33（12）：1530-1533.

［19］苏雅洁. 融媒体时代传统媒体的现状及发展对策研究［J］. 卫星电视与宽带多媒体，2020，9：148-150.

［20］卫生部统计信息中心. 2008中国卫生服务调查研究：第四次家庭健康询问调查分析报告

［M］. 北京：中国协和医科大学出版社，2009.

［21］韩青. 健康传播视野下医患人际互动研究［J］. 今传媒，2014，11：29-31.

［22］李长宁. 新媒体健康传播［M］. 北京：中国协和医科大学出版社，2019.

［23］张尼奇，洪瑾. 社区健康教育与健康信息传播［J］. 北京理工大学学报：社会科学版，2007，3：18-20.

［24］李君荣. 健康教育与健康促进教程［M］. 南京：东南大学出版社，2004.

［25］邵丽文，王卫东. 社区健康教育和健康促进的策略［J］. 中国健康教育，2002，5：322-323.

［26］马丽亚，秦美婷. 电视健康节目受众满意度调查研究［J］. 新闻传播，2013，6：204-205.

［27］汤书昆，秦美婷，朱巧燕. 健康传播类图书的市场特点研究［J］. 中国出版，2006，12：26-27.

［28］中国互联网络信息中心. 第46次中国互联网络发展状况统计报告［EB/OL］.（2020-09-29）［2021-02-21］. http://www.cac.gov.cn/2020-09/29/c_1602939918747816.htm.

［29］刘瑛. 互联网健康传播：理论建构与实证研究［M］. 武汉：华中科技大学出版社，2013.

［30］夏永芳. 微博平台健康信息传播的问题与对策研究［J］. 新闻研究导刊，2019，10（2）：63-64.

［31］王雪倩. 健康传播在短视频平台中的现状及发展探析［J］. 新闻采编，2019，244（1）：49-50.

［32］史超. 当议社会认知理论在思想政治教育中的应用［J］. 大观周刊，2011，34：32.

［33］陈梁. 健康传播［M］. 北京：知识产权出版社，2020.

［34］喻国明. 健康传播：中国人的接触、认知与认同健康传播研究常模：理论框架与学术逻辑——以"HINTS中国"调研项目为例［M］. 北京：人民日报出版社，2017.

［35］闫伟. 机器人仿真平台在中学程序设计教学中的应用研究［D］. 重庆：重庆师范大学，2018.

［36］H·拉斯韦尔. 传播在社会中的结构与功能［M］. 北京：中国传媒大学出版社，2012.

［37］杨同华. 基于香农-韦弗传播模式的企业内知识转移影响因素分析［J］. 商业时代，2013，34：74-75.

［38］刘文灵. 两种发展了的传播模式对教育教学的启示——再论拉斯韦尔的"5W"模式和香农-韦弗模式［J］. 安阳工学院学报，2006，3：150-152.

［39］潘莉莉. 传播学视角：大学生思想政治教育中的逆反心理研究［D］. 浙江：温州大学，2015.

［40］杜薇薇，李菲. 国内外健康信息网站服务比较研究［J］. 图书情报导刊，2018，11：50-54.

［41］和亮. 借鉴马莱茨克传播模式创建现代远程教学模式［J］. 现代远距离教育，2004，3：60-62.

［42］唐颖楠. 传统媒体与新媒体融合的现状与出路研究［J］. 传媒论坛，2021，4（2）：1-2.

［43］侯震. 自媒体环境下的健康信息传播策略研究［D］. 北京：中国医学科学院北京协和医学院，2019.

［44］孙昕霙. 健康传播学教程［M］. 北京：北京大学医学出版社，2020.

［45］段京肃. 大众传播学［M］. 北京：北京大学出版社，2011.

［46］钮文异. 健康传播［J］. 中国健康教育. 2004，4（20）：330-333.

［47］张燕，刘珊珊，王晓春. 提供健康传播效果的探讨［J］. 中国地方病防治杂志，2006，21（1）：63-64.

［48］范禀辉. 作为话语的意识形态问题研究［D］. 哈尔滨：哈尔滨工程大学，2015.

［49］李富. 成都老年人健康传播效果初探［D］. 成都：西南交通大学，2012.

［50］章兴鸣. 1949-1956年中国农村变革中的政治传播研究［D］. 南京：南京大学，2006.

［51］何炬. 网络健康信息的传播效果研究——以网络自助医疗行为为例［D］. 北京：电子科技大学，2015.

［52］匡文波，武晓立. 基于微信公众号的健康传播效果评价指标体系研究［J］. 国际新闻界，2019，41（1）：153-176.

［53］张自力. 论健康传播兼及对中国健康传播的展望［J］. 新闻大学，2001，3：26-31.

［54］聂静虹. 健康传播学［M］. 广州：中山大学出版社，2019.

［55］龚芳敏. 民族地区居民媒介使用对健康行为的影响——基于湘西州的实证研究［D］. 武汉：武汉大学，2016.

［56］黄静. 健康类微信公众号的传播策略及效果研究［D］. 北京：中南财经政法大学，2016.

第六章　公众健康信息交流与互动

　　交流与互动是人们社会交往的重要内容，本身就是一门学问。不适当的交流与互动会使人产生怀疑、发生误解，而良好的交流与互动所带来的效果往往能事半功倍。近年来，随着我国社会经济及信息技术的发展，医疗环境发生了巨大变化，医患沟通的平台逐渐多样化，在医生与患者之间、患者与患者之间出现越来越多新的沟通渠道，但随之也带来一些新问题。

　　信息环境的变化使人与人之间的健康信息沟通效率大幅提高，使公众健康信息交流与互动呈现出了崭新的形态。从面对面、电话、书信等传统医患沟通模式到微信、微博、网站、移动医疗App等新型医患沟通模式，医患之间沟通的渠道逐渐多样化，为公众随时随地获取信息带来极大便利。互联网和现代科技的进步也为患者间的交流打破了信息孤岛，使公众健康信息得以有效流动，满足患者之间除生理、安全需求外的心理需求。另外，患者群体的健康信息也对医学发展起了重要作用，成为促进医疗质量、提高医疗水平的新资源。对比传统形态，新的交流互动形态具有发展医学事业、提升医疗质量、促进个人健康的作用，但互联网技术带来众多便利的同时，也存在无用信息泛滥、恶意欺诈患者等问题。因此，本章从理论角度出发，探讨在信息时代背景下以个人为中心的健康信息交流与互动，以期充分发挥优势、降低风险。

第一节　医患之间的沟通与互动

　　随着传统生物医学模式向"生物—心理—社会"医学模式的转变，公众对于健康信息的需求日益增大，对获得健康信息途径的要求也越来越高。公众健康信息的交流互动对提高公众健康素养、满足公众对健康知识的诉求具有重要作用。医患双方作为医学诊疗活动中最主要的群体，不和谐的医患关系会严重阻碍我国医疗卫生服务体系的健康发展。虽然现行的卫生相关法律法规和《医疗事故处理条例》的完善，对解决医疗纠纷起了重要作用，但要从根本上缓解医患关系的紧张状态，还要从双方的信息交流不对称入手。全媒体时代的到来为公众健康信息的交流与互动带来了新机遇，对于目前的信息环境来说，重要的是利用网络信息技术优势来增强医-患、患-患间的良性交流。因此，本节从医患双方的沟通与互动为例展开，探讨其对推动公众健康信息交流与互动的作用。

一、交流与互动渠道

医患沟通（doctor-patient communication）是涉及医方、患方和信息三方面的复杂动态过程，是指在医疗卫生和保健工作中，医患双方围绕疾病、诊疗、健康及相关因素等信息，由医方为主导，以患方为中心，通过全方位、多途径的信息交流与互动，指引医方为患方提供优质的诊疗服务，实现维护患者健康、促进医学发展的过程。医患沟通包括3个关键词，即"医""患"和"沟通"。"医"是指医护人员、卫生管理人员、医疗卫生机构等；"患"包括患者、患者家属乃至其他社会公众；"沟通"内容包括技术性信息和非技术性信息的交流，既和疾病诊治相关，又涵盖双方思想、情感、要求和期望等内容的表达。随着科技的发展，医患沟通的渠道及方式不断增多，沟通模式也逐渐发生转变。

（一）传统医患沟通模式

传统的医患沟通多是指在医院诊疗过程中医患双方进行面对面的沟通，有时也会以电话和书面的形式进行交流，主要发生在问诊、治疗、检验和取药等过程中。沟通内容基于医患间"一对一"的疾病诊疗咨询，沟通时间短且内容不充分。患者在患病过程中可能存在心理问题，不注重技巧的面对面沟通很有可能导致医疗纠纷，因此需要医生具备较高的沟通能力和同理心，医患沟通技巧也成为临床医生必须掌握的一项基本技能。

1. **面对面沟通**　在传统的面对面医患沟通中，有非口头和口头两方面的沟通技巧。非口头方面指医生需要注意聆听的姿势，给予患者良好的目光接触，主动倾听和使用点头等肢体语言鼓励患者，进行非言语交流；口头方面包括鼓励患者完整地讲述自己的病情来作为就诊开端，再进一步采用开放式问题提问。同理心是另一个重要技能，它可以提高患者对临床医生的专业满意度，并且患者对拥有同理心的医生更容易敞开心扉，从而确保患者得到更好的治疗。

2. **电话沟通**　电话沟通多用于对已出院患者进行随访，这是医疗服务中的一个重要环节。通过电话随访，医生能够收集患者的相关信息，掌握患者出院后的康复情况并给予一定的健康行为指导，同时有利于医院提升自身医疗服务质量，提高患者就诊满意度，为医患关系的构建架起一座桥梁。

3. 书面沟通　医院在对患者进行入院教育和出院随访时多使用书面沟通，把一些常规问题制作成宣教手册，便于患者及家属翻阅，以弥补语言沟通的不足。例如，由于新生儿病房不允许家属陪伴，家属不了解患病儿童的治疗和身体状况，除有限的探视外，医务人员将新生儿在病区一天中的喂养、清洗、护理、治疗等常见情况，以及出院后的照料、喂养护理知识等编写成健康教育手册，发给每位新生儿的家属，以达到沟通的目的。

（二）新型医患沟通模式

随着全媒体时代的到来，医患沟通渠道已不再局限于面对面沟通、电话随访、书面沟通等传统医患沟通模式，从微信、微博等社交媒体到网站、应用程序（App）等医疗信息交互方式，我国正在逐步推广的远程医疗可帮助患者群体随时随地获取有效信息，但这些新型医患沟通模式也有着难以克服的短板。例如，与面对面沟通不同，医患双方仅依靠语音或文字，难以准确、全面地传递信息，不利于医生为患者提供科学合理的建议，多维度的沟通技巧难以施展。目前，医患沟通模型和评价标准也都是基于传统的面对面医学访谈情景，其他非传统的沟通模型仍然缺乏大量的循证医学证据。在沟通交流实践和探索过程中，医方应尽力避免因信息片面而造成的误解，应实现充分、有效的信息共享和互动，从而建立和谐互信的医患关系。

1. 微信在医患沟通中的应用　目前我国医疗机构及医务工作者对微信的使用范围在不断地扩大，各类综合性医院、专科医院在微信上的表现活跃，功能日益齐全。不同医院的用户数量在几百至几十万不等。一方面，医院通过微信平台来发布医生出诊信息、提供网上预约挂号、分享医疗健康知识、收集和反馈意见，以及宣传医院文化等，既为患者提供了发泄情绪的渠道，也给医院的管理部门提供一个了解患者的窗口；另一方面，微信群的出现为医务人员随时了解患者情况、缓解繁重工作压力架起了医患沟通新桥梁。在微信群中，由科室内的医生、护士组成的医疗团队可随时交流该病区患者的情况，突破了面对面交流的时间、空间限制。

可见，微信能够给用户提供定制化的服务，使诊疗服务变得省时省力，减少了因沟通不充分而产生的矛盾，可以提高医患互动的积极性。微信沟通具有灵活、多样的特点，医方可以采取一对一的私信交流，发布公开的健康知识宣传，随时随地解答患者提出的疑问。对于患者普遍关注的问题，负责微信运营的工作人员或医务人员可以定期推送相关的专业信息，对其进行公开解答。另外，在患者来院前，医生可以通过微信收集患者的有关信息，为院内就诊节省时间、提高效率。离院后，医生也可以通过微信与患者保持沟通，了解患者康复情况。

在新型冠状病毒肺炎疫情期间，微信对医患沟通发挥了巨大作用。医生通过文字、语言、图片及视频了解患者的一般信息、症状、体征、心理状态等，向患者进行病情评估、解释所需诊疗活动的意义，及时告知患者所需诊疗的实施时间以取得患者配合，进行心理疏导，向患者传递相关医学资料等，很好地解决了患者住院期间纸张污染问题，缓解了新型冠状病毒肺炎疫情期间隔离病区诊疗工作中与患者沟通障碍的矛盾。有一些医院在医学隔离病区利用微信的高覆盖率和社交功能，使用微信与患者、医院专家组进行实时交流，成为对常规临床医学诊疗活动的补充。通过微信，不仅能及时掌握患者病情信息，疏导患者紧张焦虑情绪，解决医患沟通障碍，还可减少不必要的病原微生物污染，提升服务水平。

2. 微博在医患沟通中的应用　作为基于公共网络的媒体形式之一，微博已成为许多医生表达自我的重要平台。微博的优势在于其强大的实效性和现场感，并且可以有效地反馈信息，使大家获得平等的话语权。在传统的医患沟通中，医生通常非常理性地对疾病做出相关检查、评估、诊断、知情治疗等过程内容，往往很少表达自己的情绪，也就是说在医患面对面沟通时，他们倾向于谈论医疗过程的事实，而微博上的交流可以表达他们的情感。正是这样一个公共媒体平台，为医方群体和患方群体的大规模沟通创造了可能。

与传统的医患沟通相比，微博缺少非语言部分的沟通，即没有声音、声调、肢体动作、面部表情等特征，沟通不充分，但其优势在于引发有关医患关系、疾病治疗或健康相关的话题后，公众均可以发表自己的看法并提出理解和改进建议。医务人员对当前的医疗状况和医患关系有自己的亲身经历和看法，也有各自的改进建议和方法。医务工作者在微博上可以适当宣泄自己的情绪，发表内心的感受并获得公众的支持。另外，微博在健康教育传播方面也具有重要作用，医方群体不仅可以通过微博平台进行医学知识科普，拉近与患方群体的亲近感，获取公众的好感与信任，也可以对网络上不实信息进行辟谣、纠偏，加强科学的健康教育传播效果。

3. 网站在医患沟通中的应用　公众以往通过广播、电视、报纸、杂志等途径获取医疗信息和医学知识，目前随着互联网技术的高速发展，医院网站已成为各大医院面向公众进行信息交流的重要窗口，也是医院进行对外宣传、树立形象、文化交流、加强沟通的一个重要平台。通过医院网站和咨询电话，公众可及时得到医疗方面的帮助和指导，架起医院与外界相互了解的信息桥梁，减少医患双方信息不对称导致的沟通障碍，从而缓解目前紧张的医患关系。另外，医院网站也可针对患者、患者家属或医疗行业人士等不同类型人员来设计不同网站入口，以满足不同需求。

除医院自身网站外，各大门户网站也纷纷设立健康版块。近年来还涌现出了越来越多的医疗健康专业网站，这些网站不仅方便公众查询医疗机构和医生信息，而且开辟了在线咨询等沟通渠道，提高了医生信息的处理速度和质量。有些网站还开设预约挂号等功能，大大减轻了患者来回奔波的压力，为增加医患沟通时间、改善沟通效果创造了条件。

4. 移动医疗App在医患沟通中的应用　移动医疗App是进行健康传播的重要工具之一。首先，移动医疗App的医疗信息公开，可以满足患者需求，尊重患者的知情权和选择权，从而获得患者的信任并拉近医患间的距离。对于医生而言，能通过平台管理他们认为需要随访跟进的患者，可以随时查看患者的电子病历，并且不会干扰医生的私人空间。对于患者来说，也能和自己熟悉信任的医生建立长期稳定的联系，利用合适、方便的时间与医生联络，直接解决传统门诊服务的沟通弊端。

其次，在移动医疗App中进行健康知识传播，可以改善医患间的信息差距，有助于提高患者的信息素养，从而减少医患之间的沟通障碍。另外，患者也可以通过移动医疗App查询相关疾病的知识和治疗方法，在拥有一定数量和质量的信息储备后，共同参与疾病的治疗决策。

再次，通过移动医疗App平台，不仅可以传播医疗健康知识，也有助于体现医生的人道主义精神，树立医生利患利群的形象，增强公众对医生职业功能的认知。例如，近年来关于医疗行业的谣言、抨击、诋毁，在各类媒体平台上不断蔓延，医患关系和社会信任面临着不小的挑战。众多医务工作者依托视频类应用软件传播健康科普知识、对不实谣言进行辟谣，与网络戾气、恶意歪曲、不实谣言作斗争，传递正能量和科学知识，在网络舆论场产生了大量活跃的自媒体新形态，积极引导舆论环境向好发展。

二、信息技术助力患者健康照护的延伸

（一）电子病历与疾病信息存储使用

自进入21世纪以来，互联网及通信产业的不断发展给人们的生活带来了种种便利，医疗行业也受益其中。电子病历的出现大大减轻了医务人员的工作负担，也有利于疾病相关信息的存储与使用。

电子病历可以对信息进行快速搜集查询。在传统模式下，病例的查询需要在大量纸质材料中寻找出对应的病例，耗时且耗力，而借助大数据平台，医生只需要通过终端软件进行搜索，就能完成对往期病例的查看。此外，通过平台可以将

医院信息管理系统、实验室信息管理系统、医学影像存档与通信系统，以及放射信息管理系统等进行整合，实现患者综合信息一键查询，对患者疾病信息的存储与使用具有重大意义。

电子病历可以实现对疾病数据的统一管理。从形式上，电子病历系统提供了超越纸质病历的功能，提高了医务人员效率，优化了医院工作流程，减少部分医疗事故发生，同时有助于提高医疗服务质量；从内容上，电子病历系统可以整合、集成不同类型患者的各类诊疗信息，实现了对患者疾病数据的统一管理。另外，在众多数据来源中，电子病历系统所提供的数据信息也是当前真实世界研究中最为常见的数据来源。

电子病历可以实现患者信息共享。随着区域医疗的发展，将全市多家医院的电子病历系统通过互联网相连接，不仅实现了数据共享，患者也可减少不必要的重复检查，减轻经济负担，提高诊疗效率。

（二）基于互联网的患者健康管理

"互联网医疗＋健康管理"卫生服务模式依托互联网、大数据、物联网、云计算及智能可穿戴健康设备等智慧技术，对健康管理模式提出了新的挑战。当前，现代信息技术的智慧医疗互联网健康管理正在成为大健康领域前进中的热门方向，是对传统医疗服务系统的延伸和发展。

患者可通过客户端App进行个人健康信息的更新、查询和互动，借助在线互动咨询、定期推送健康科普知识等功能，对个人健康状况进行多样化指导与干预，实现机构方与患者方信息的多方位沟通。目前，微信也推出健康管理类小程序及医院服务号，医院通过健康报告解读反馈、门诊和健康体检一键预约、健康咨询消息动态接收等功能，实现对公众健康信息的随时掌握，缩短与患者之间的距离，更好地促进健康相关信息的有效流动。

（三）互联网技术与医患关系的延续

随着信息技术的进步和计算机网络技术的普及，医院管理方法发生了根本性变化。医疗信息在线服务作为一种新型管理模式，不但为公众提供了方便快捷的健康管理服务，而且成为医患双方沟通互动的延续。

互联网技术的应用增加了医患沟通时间，提高了医患沟通有效性。互联网技术帮助医生提高信息处理的速度和质量，为增加医患沟通时间、改善沟通效果创造了条件。曾经书写病历等重复性的工作占据了医生太多时间，很多医生为了节约时间，往往边书写病历边与患者沟通和解释病情，这样既不利于提高病历水平，也影响医生与患者的交流质量。现在，通过远程医疗、数字化医院、电子病历系统等技术手段，医生可以方便快捷地查询到患者既往病情、各种检验报告，并且医生在门诊和病房等地都可以处理患者信息，有效地提高了医生书写病历的效率和准确性，节省下来的时间可以帮助医生与患者进行更多的高效沟通。

互联网技术有助于提高医疗服务质量和患者就医满意度。随着医院信息化的快速发展，移动化和条码化成为各大医院完善的热点。例如，移动护理工作站的应用实现了床旁患者信息查询、生命体征实时采集、医嘱查询与执行、护理工作量统计和条码扫描等多种功能，大大优化了护士工作流程，降低了护士日常工作的失误率。另外，漫长的候诊过程会导致患者产生焦躁情绪，容易干扰医患沟通，甚至会发生严重的医患冲突。目前，网上预约、电子挂号系统、就诊信息查询系统、线上查询检验报告、手机移动支付等互联网技术手段的应用，可以有效减少患者排队候诊时间，减轻患者焦虑感。此外，互联网技术在医联体中的应用，使医院内部、医院与医院之间、医院和监管部门之间做到了信息互通、资源共享。患者在基层医疗机构可以接受上级医院的高质量线上诊疗服务，病历和检查检验结果也可通过云平台与上级医院共享，不仅方便了患者就医，提高了就医满意度，也能够促进医联体内医生专业技术的提升，提高医疗服务质量。

第二节　患者之间的交流与支持

由于疾病种类多样、特点不同，患有不同疾病的患者所面对的情况与需求也有所不同。疾病治愈的全过程不仅需要患者本身的配合、医护的治疗和家人的支持，更需要能够与患者感同身受的病友互相交流，互相支持。患者会渴望与患有相同疾病的病友进行病情、心情等方面的沟通交流，互相宽慰，获得归属感和心理等支持。根据中国互联网络信息中心发布的第46次《中国互联网络发展状况统计报告》，截至2020年6月，我国网民规模达9.40亿。虽然互联网极大地方便了用户的信息获取与共享，但也存在着信息泛滥、虚假诈骗信息和错误不良信息等种种问题，特别是在健康相关信息的获取上，错误的信息可能会让人们作出错误的决策和行为，甚至引发生命危险。患者之间需要交流与支持的同时，也需要专业引导与预防诈骗。

一、归属感与心理支持

马斯洛的需求层次理论把人的需求分成5种，分别是生理需求、安全需求、归属与爱的需求、尊重需求，以及自我实现需求。5种需求是从低到高，呈逐渐递进的过程。但是这个需求层次并不是固定不变的，它可以同时有几种需求。患者患病后对归属与爱、尊重需求和自我实现的需求明显提高，而这3个方面的需求是不能仅通过一种渠道或方式就得到满足的。此时，能够为患者们提供疾病信息、心理支持、尊重并理解患者选择和归属感的患者社群也许能满足这些需求。

社群的广泛含义指可被解释为地区性的社区，或用来表示一个有相互关系的网络，也可以是一种特殊的社会关系，包含社群精神或社群情感。结合当下，我们这里所说的患者社群是患有相同类型或相似疾病的患者通过微信群、QQ群、微博及App等形式寻求共鸣、分享经验、相互支持，并延伸到线下开展病友活动，从而促进疾病康复与互相帮助的组织。

很多人认为人生病了只有医生才能够治愈，恰恰忽视了在"生物—心理—社会"这一医学模式下医疗卫生服务已向4个方面扩大，即从单纯治疗扩大到预防保健，从生理扩大到心理，从医院服务扩大到家庭和社区，从单纯的医疗技术措施扩大到综合的社会服务。因而患者社群的存在有两重意义。一是在医患之间信息不对称的情况下，以患者信息交换为内容的患者间互助行为，是一种应对"看病难"问题的反应。二是中国社会存在两个助人系统即社会和官方助人系统，社会助人系统主要是来自家人、邻居的帮助，官方助人系统主要来自慈善组织、工作单位或政府等，两者均来自外部、均无相同患病经历，而内源性社会支持的层面的患者互助以相同的患病经历为基础，真正能够做到感同身受，可以提供经验性的信息与情感上的理解与支持。患者社群的主要作用包括归属感和心理支持。

（一）归属感

归属感，又称为隶属感，是指个体与所属群体间的一种内在联系，是某一个体对特殊群体及其从属关系的划定、认同和维系，归属感则是这种划定、认同和维系的心理表现。许多患者由于各种原因难于寻求正规的医疗机构进行治疗，也会羞于将自己的病情告知他人，于是会寻求相同疾病的患者社群，为其提供多样的健康信息与安全言说的平台，患者也因此感受到归属感，像找到了在抗争疾病路程中的"港湾"，在病友的帮助下使生活逐渐步入正轨。欧洲70%～90%的网络用户会选择在线获取健康信息，也让我们看到，网络媒介能够促进健康信息的传播。而且Miriam对网络健康信息的研究表明，患者在患者社群中的分享比复杂专业的医学解释更易被理解，能够使其他患者更好地了解自己的病情，促进治疗与康复。因此，患者互助是一种互惠的行为，依靠相同的患病经历与疾病体验引发感知与共鸣。在互助的过程中，患者均以高度能动性的面貌出现，通过自行组织的各种交流活动，逐步实现一定程度上的治愈与自我实现。通过这种积极的互惠行为，使他们的主体意识得到了觉醒，不仅是"外在社会支持"的"被援助方"，而且是成为努力为自己营造更好康复环境的主体，真正在患者社群中找到了归属感。

（二）心理支持

社会支持分情感支持、信息支持、陪伴支持、有形支持等，充分的社会支持有助于个人增强自信、加强自我认同、获取社会资源，并为其提供归属感。情感支持可以理解为我们所说的心理支持。传统社交关系中，人们倾向于从家人与朋友中获得心理支持，而在现今以信息为中心的社会中，网络已成为心理支持的一个重要来源。研究发现，患者对患病后的行为往往难以接受，加之周围亲朋对其行为的不理解，致使他们产生诸多消极情绪。例如癌症患者普遍会感到自己与社会格格不入，或因家人朋友不能感同身受、社会的污名化，而倍感受挫困顿，由此会逐渐怀疑自己的人生意义，甚至自觉成为家人的累赘，从而更加自闭和绝望。此时，患病社群中有着同样经历的病友对彼此的痛苦、压抑感同身受，在互动中，他们对他人的宣泄与倾诉予以情感上的安慰、鼓励、支持，并会在自身有所好转后向病友传授经验，这不仅使自身心理感受到了慰藉，更对其他病友给予了心理上的支持。患者社群这一互助模式，为患者提供了情感性和同伴性的支持，鼓励每一位患者在社群中倾诉、寻求共鸣，帮助其获得知识与信心。可以说，情感上的互助支持能缓解患者的心理压力，减少心理障碍、担忧、惧怕等情绪，使患者在患者社群中获得信息、找到归属感的同时，更获得心理上的支持与安慰，以良好的心态面对疾病治疗的全过程。尽管患者社群目前发展比较缓慢且不完善，组织的正式化和机构的专业化都需要加强，但在病友互助组织领域已做出新的尝试，对病友之间的社会支持模式的实施是一种全新的探索和示范，真正为每一位患者提供亲朋好友外的心理支持。

二、专业引导与预防诈骗

（一）专业引导

健康信息是严谨且严肃的，因为它与人们的生命息息相关，其可靠性尤为重要。如果无法准确判断其准确性与权威性，就会严重影响健康信息在互联网上的高质量传播。患者社群亦是如此，由于大多数成员均为患者，虽能感同身受或是进行经验分享，但并不能证明经验就是对的，是适用于每个患者的，缺少准确性与权威性。因此，患者社群中也需要专业引导的人员存在，才能够使患者社群发挥出更大的效能。

过去患者社群多主要是患者自发组织建立的，近年来，由于意识到患者社群能够深入了解患者的需求，拉近与患者之间的距离，一些医院、药店甚至药企也在开展患者社群管理。针对不同类型的长期患者开展了大量的团体性活动，由专业人士提供服务，多以微信群为主要形式。对于药店来说，患者社群一方面能够帮助患者，另一方面可使自身受益，如口碑的提升、客流量的增加、顾客黏性的提高等。而对于医疗机构来说，不仅可以和患者及时沟通进行随访，更能让患者从心理上感受到医务人员的关心关爱，真正让医疗机构做到"有时治愈、常常帮助、总是安慰"。药店在患者社群中扮演中间人的角色，找到与患者相熟的医学专家负责一定范围的患者社群管理，同时在与医院、药企的沟通合作中起到"桥梁"的作用。如某肺癌社群主要供肺癌患者分享病后生活、治疗经验、方法和患病的心路历程，在社群中互相交流、相互鼓励、彼此支持，共享生命的美好；同时还邀请了资深教授加入患者社群，及时为广大患者答疑解惑，而且定期举行线下交流会，面对面讲解肺癌治疗相关知识，增加患者治病的信心。从以上我们可以看到，患者社群不仅需要患者本身的参与，如果有更加专业的医生、药师加入进来，会使患者们在找到归属感、获得心理支持的同时，确保所获得的健康信息是真实、有效、专业的，才能够使疾病得到有效的治疗与康复。

（二）预防诈骗

以论坛、QQ群、微信群等形式为基础的患者社群，由于其既具有互联网属性，又具有医学上的信息不对称属性，常常会容易引入不法分子，使本来已是不堪重负的患者雪上加霜。比如不法分子以患者的身份进入社群，在与其他患者熟悉之后开始进行虚假经验分享，和一些药店、医生形成利益链条，推荐患者去购买某种药品、看某位医生，收取回报。还有一种要明令禁止的情况，是组建患者社群的初衷发生实质性转变，也就是说从源头上就出现了问题。例如2016年某平台的血友病贴吧事件。原本其作为血友病患者互相交流分享经验的平台，对广大血友病患者的身心健康发挥了重要作用，但一夕之间，负责人全部被换，引入商业化合作的负责人，平台被指责不承担社会责任，唯利是图。如果患者社群的组织者是以逐利为目的创建的社群，就已经失去了公益性，很难保证信息的公正性、准确性。不可否认，目前国内医患信任的缺失、医生资源分配不均，以及对涉及医疗健康类信息的监管体系不强，这也是导致患者社群诈骗发生的因素之一。因此，要采取相应的措施来防微杜渐。

患者社群可能存在于各类互联网应用当中，从而形成了一个广袤无垠的网络社会生态空间，犯罪群体藏匿其中很难被发现、察觉并进行追踪。面对网络空间真实身份的隐匿性、虚拟身份的易变性、空间分布的广域性、封闭式社群的私密性、群组组合方式多样性等特征，仅依靠以政府为中心和主导力量来管理公共产品生产和公共服务，是难以满足互联网社会治理的需求。传统的以政府执法机关为中心的管理模式亟需转变，需要我们建立一种综合监管的模式，包括自身自治、政府监管、行业自律和社会监督，使政府掌舵而非划桨，社会主体协同参与虚拟的公共安全治理模式成为必然选择。

从政府的角度来说，预防患者社群的诈骗，一是管理机制方面，由"属地/属人"管理向"属服务器"管理转移；二是执法力量配置方面，加强网络专门执法力量建设，包括提升执法人员数量和执法水平，尤其是要配备具有医疗卫生背景的专业人员，才能够识别患者社群中的诈骗行为；三是适当应用责任外包策略，通过警务责任外包的方式预防和控制犯罪社群，让第三方接管部分论坛、网站、社区的犯罪控制职责，及时向第三方了解患者社群动向；四是充分利用微博、微信、电视、报纸等多种媒体进行各种形式的防骗宣传活动，在特定情况下和特定时期内实行热播电视节目强制插播公益广告制度；五是实行全国总动员、全民总动员，实施有计划、分层次、全覆盖的全民防骗宣传活动，重点强调预防新型的社群诈骗。

从患者的角度来看，预防患者社群的诈骗，一是从心理上杜绝贪财逐利心理、自证清白心理、防损避祸心理、情义援助心理、攀附权贵心理、好奇猎奇心理；二是提高警惕，不轻易信人、不随意入群、不随便转账；三是在初步怀疑自己收到了诈骗信息时，及时拨打110向公安机关报案，如果已经给对方转账，可以要求民警陪同自己第一时间去银行，将银行卡进行冻结处理，随后根据民警的要求办理报案手续。

从医院的角度来看，预防患者社群的诈骗，一是医院应秉持为患者负责的心态，派专人做好患者的随访工作，了解患者的身体及心理情况，辨别其在患者社群中了解到的信息是否正确；二是对加入患者社群中的专业医师或药师进行教育和严格监管，防止其为逐利而利用患者对其专业的信任。

从药店的角度来看，一是如果药店作为中间人联系患者与医生、药企等，在建立患者社群时要真正从患者角度出发，为患者谋福利，提供一个专业又方便沟通的平台，而不能为了赚取中间利益而不对医生、药企的合法性进行认证；二是如果发现有不法分子混入患者社群中，要及时止损，在提醒患者群体的同时向公安机关寻求帮助，避免不法分子日后卷土再来。

综上，在"生物—心理—社会"的医学模式下，除了在身体上消除患者的病痛，更要从生活、心理上及时关心、关注患者，医生、护士、家人的陪伴与支持是必要的，患者与患者之间的交流与支持也是我们不可忽视的部分。结合当下互联网的发展，患者与患者之间的沟通与交流不仅局限在一个社区、一个医院、一个病房，也可以跨越年龄、地域等以患者社群的方式来沟通，相互给予信息、支持与鼓励。患者社群既可以让每一个患者获得归属感，在这里找到拥有同样经历、感受与目标的病友，又可以使患者真正得到心理上的支持与安慰，从而更加乐观、坚强地与病魔抗争。患者社群不仅要有患者的参与，也要有专业的医生、药师的指导，才能使治疗与康复更有效。同时，由于患者社群的人员混杂，我们的政府、患者本身、医院及药店要保持警惕，采取不同的措施防止诈骗，共同营造相互信任、相互分享、相互支持的患者社群环境。

第三节　患者群体信息助推医学发展

医学信息是医学科研的基础，广泛地获取信息、准确地把握信息、快速地使用信息，有助于推进研究。医学科研需要以全面、准确、及时、实用的信息作为依据。因此，医学信息的收集是至关重要的。为确保信息收集的质量，信息收集具有其相应的收集原则与方法。为了有效地开发和利用信息资源，人们通过现代信息技术对信息资源进行计划、组织、领导和控制。患者群体信息的收集，可以支持医疗决策，改善医患关系，完善和优化医院管理模式等推动医学发展。

一、患者群体信息的收集

信息收集是指通过各种方式获取信息，是有效开发和利用信息资源的第一步，直接关系到整个信息管理工作的质量。

（一）信息收集原则与方法

为确保信息收集的质量，信息收集需要坚持准确性原则、全面性原则、时效性原则。首先，收集到的信息要真实可靠，信息收集者必须对收集到的信息反复核实、不断检验，将误差减少到最低限度。其次，收集到的信息要广泛、全面、完整，反映管理活动和决策对象发展的全貌，为决策的科学性提供保障。再次，信息必须及时、迅速地提供给它的使用者才能有效地发挥作用。

传统信息收集主要方法：①社会调查法，是指运用观察、询问等方法直接从社会中了解情况，收集资料和数据的活动，是获得真实可靠信息的重要手段。利用社会调查收集到的信息是第一手资料，因而比较接近社会，接近生活，容易做到真实、可靠。②建立信息网络，信息网络是指负责信息收集、筛选、加工、传递和反馈的整个工作体系，以满足信息的全面、准确、及时。③战略性情报的开发。④从文献中获取信息。文献检索就是从浩繁的文献中检索出所需信息的过程。

（二）健康信息的收集

随着信息社会的到来，公众参与自我健康管理的需求不断增大，如何运用科学技术手段促进公众获取和利用其所需要的疾病与健康信息，从而参与到自我健康管理、疾病诊断治疗等过程成为大家关注的重点。随着科学技术的快速发展，公众收集健康信息的途径不再局限于纸媒等传统媒介，互联网、移动网络、大数据、人工智能等技术的出现让健康信息的收集途径变得多样。这些技术的发展既增加了健康信息获取与交互的可能性，又实现了符合个体特征的公众个体健康信息的收集。

1. 纸媒等传统媒介仍是公众获取健康信息的重要途径　信息的收集工作十分复杂，需要以缜密周详的计划和最低的成本获取最有用的数据。收集信息的方法包括从组织的新旧信息库中进行检索，通过阅读或研究得到信息，与其他可能拥有该信息的人联络以获取信息。在互联网技术尚未发展起来的时期，公众主要通过新闻报纸、杂志、书籍等传统纸媒获取信息，这也是公众获取健康信息的途径。此外，公众通过医院、社区卫生服务中心、药店等提供的医疗保健服务也可以获取健康信息。

2. 互联网成为公众获取健康信息的主要途径　互联网等技术增加了公众信息获取与交互的可能性。研究显示，互联网平台是获取健康信息的主要途径，包括发展公众健康词汇、优化信息检索和文字的可读性、建立可靠的健康信息导航等。利用互联网技术，公众可以通过浏览器、健康网站、手机App、微信公众号、论坛、知识付费平台等获取其所需要的健康信息，进而参与疾病治疗、患者照护、疾病预防与健康管理环节。研究表明，年轻人、女性、较高学历和较高收入者通过互联网获取健康信息的比重更大。另外，互联网技术的发展打破了地域障碍，利用互联网技术实现的远程医疗或互联网诊疗，有助于提高医疗服务覆盖率，尤其是提高弱势群体和偏远地区公众获得诊疗与健康咨询建议服务的便利性，最大限度实现医疗资源的公平可及。

3. 移动网络技术实现对公众自身健康信息的全面追踪记录　移动网络的普遍可及性使得公众可以不受时间与空间的限制，从各种健康信息平台获取所需要的信息。由于可穿戴传感器小型化和环境传感器技术的进步，将感应器嵌入手机具有了广泛可用性，移动健康应用（mHealth App）、可穿戴的传感设备、普遍可及的社交媒体都促使公众的个人健康信息能够被方便地跟踪、管理和共享，为公众获取和利用其所需的疾病与健康信息提供可能多样的获取途径。利用这些移动健康应用程序，公众几乎可以跟踪到自身的健康和行为所有方面的信息。通过记录、回顾应用程序记录的自身的日常活动和生物学信息，公众可以改善自身的生活、健康状况，通过设定目标、记录健康、健康生活方式的选择等方式，还可以参与到疾病预防与保健的过程中。

4. 人工智能技术让公众健康信息的收集符合个体特征与偏好　随着健康医疗信息化技术的快速发展和广泛应用，医疗服务、健康保健和卫生管理等过程中产生了海量的、类型丰富的医学数据。大数据技术、人工智能等新技术的发展，为公众获取符合个体特征与偏好的个性化健康信息提供更多的便利性，实现公众健康服务与健康保障的精细化。目前，智能家居健康设备的研究被用于公众生理参数监测、日常生活功能监测、不良事件监测及心理监测，满足公众健康信息需求。

（三）健康信息收集面临的困境

1. 临床医疗数据收集集成困难　通过PGHD的收集和分析可能会让医学发生革命性改变，但PGHD的临床集成及应用仍然落后。临床集成面临的挑战包括跨医疗保健系统的数据链接和扩展，提供者的参与及可操作性。跨整个医疗保健系统进行数据链接和扩展的主要障碍在于大多数电子健康记录（electronic health record，EHR）平台缺乏灵活性。例如，在肿瘤学常用的EHR系统已开始采用患者报告结局（patient-reported outcome，PRO）措施，但由于EHR平台本身的可用性问题，对PRO和生物识别数据的吸收都受到了限制。同时，当数据作为临床护理的一部分进行收集时，PGHD可能被埋没在临床记录中，可见度和解释性很差。Rotenstein等报告了在大型放射肿瘤诊所使用PRO数据的障碍，包括难以访问EHR中的数据（60%），难以将数据输入治疗记录（48%），存在过多的数据（38%）和难以解释的数据（26%）。为了解决这些障碍，美国国家癌症研究所的战略科学计划中心在2020年提出，要寻找新方法将PGHD整合到EHR中。快速医疗保健互操作性资源（fast healthcare interoperability resoures，FHIR）数据标准和应用程序编辑接口（API）的开发提供了灵活创建软件的计划，该软件可以安全地将离散数据从EHR提取到第三方软件中。

2. 互联网健康信息搜索真实性客观性难以保障　尽管互联网健康信息搜索有潜在的优势，但人们仍担忧互联网健康信息搜索会对患者产生不利影响。由于在线健康信息的内容范围较广，从同行评审或专业评论到其他患者的个人博客、观点或逸事，信息质量可能会有所不同，并且患者可能没有必要的技能来评估医学信息，将其与自身情况联系起来，从而可能无法真正了解自己的健康状况。

在线信息可能导致患者误传信息、发生困扰，增加自我诊断或自我治疗的不良趋势。

3. 医疗数据收集应用责任主体不明　目前，EHR作为临床医生在当前工作流程中访问患者数据的主要系统，并没有被设计用来接收或存储患者健康跟踪技术数据（从个人健身设备，如可穿戴健身追踪器和智能秤）。此外，临床医生在承担大量新数据的责任时可能会犹豫不决，因为没有具体的指南来指导他们如何将新信息纳入有关诊断和治疗的决策，也没有明确的问责和责任机制。

二、患者群体信息的应用

目前，在许多国际研究合作和大规模分析项目（如遗传学、癌症或者其他慢性病登记、药物滥用、公共卫生监测、流行病学、疾病追踪等）和急诊常规患者护理中，共享健康数据是必不可少的。部分国家的患者体验数据已被应用于医保报销、政府评估和患者对医院的选择中。

（一）支持医疗决策

通过激活历史数据，管理现有数据并扩展新数据，大数据可以对决策等提供信息支持作用。基于患者经验的理论和方法研究始于欧美国家，在英国和其他地方有很多"数据驱动"医疗保健的例子，如机器学习被越来越多地应用在内置电子健康记录（EHR）中，用于肿瘤早期诊断和心血管疾病风险自动化预测工具。

患者生成的健康数据（PGHD）或从患者那里收集的与健康相关的数据有助于解决健康问题。例如，越来越多的文献表明，与标准治疗相比，将PGHD纳入临床治疗可以改善预后。但目前在医疗保健背景下，对大数据的初步尝试主要限于对临床信息、支付和账单数据、基因组学和生物标记物的分析，关于PGHD的具体研究很少。

随着大数据的发展，医学临床决策经历着从循证医学到基于数据的可靠模型的转变。在这一转变过程中，计算工具的辅助及医学知识图谱的构建是必不可少的。医学发展至今，随着临床路径的快速更新、临床指南的规范化应用、临床数据的爆炸式增长，计算机的存储与计算能力使智能医学决策支持系统变得可行。临床决策支持系统（clinical decision support system）是为临床医生提供临床知识和指导的计算工具系统，旨在减轻医生的诊断压力，提高医生诊断效率，一般由电子病历及医学知识图谱构成。

目前，互联网已成为个人信息生活中无处不在的一部分，大多数人可以使用互联网满足自身的信息需求。在医疗保健方面，互联网上健康信息的快速传播导致更多的患者将互联网作为他们的首要健康信息来源，患者可以通过网络更好地访问健康信息，在寻求专业诊断之前获得有关其健康状况的知识，从而使其有机会或更多地参与自身的健康决策。

（二）改善医患关系

患者处于医疗保健过程的中心，从患者病史中收集的信息是医学诊断的核心决定因素。当前，医学咨询过程被认为是医生和患者之间的互动，是他们共同决策的途径。随着在线健康信息的日益普及，患者从互联网搜索健康信息的行为对医患关系的影响受到关注，如患者是否与医生讨论信息及他们之前的关系如何等。由此可见，互联网健康信息搜索可以改善患者和医生的关系。

PRO可以通过更好的沟通来促进共同决策的制定，并加强患者与医生之间的融洽关系。PRO还可以通过提供有效的临床工作流程来减少医生的倦怠。

（三）完善和优化医院管理模式

患者大数据资源在现代医院管理中的创新应用，有利于医院管理层根据患者经验实现实时监督、动态管理和科学决策。医疗服务需紧紧围绕患者的需求，信息技术对于丰富医疗服务内容、优化服务工作流程、增加护理服务的便捷性和快速性至关重要，从而使得医疗服务质量不断提高。

健康医疗大数据应用发展将带来健康医疗模式的深刻变化，海量的患者体验数据助力医院管理模式的完善和优化，推动医院管理更加规范，更加精细，更加科学，为患者提供更安全、更高效和更高质量的服务，不断满足人民群众多层次、多样化的健康需求。

（四）推动医学发展

推动医学发展除了提高临床科研水平，熟练掌握临床基本技能，形成良好的临床思维，善于学习和总结经验，还需要不断增强信息意识与创新精神，从实际工作中发现有价值的信息，进行研究探索。2006年由国际移民组织发表的《学习医疗保健系统》中明确指出，医学领域不仅有道德义务保护患者的隐私，而且有义务收集并学习他们的数据。2009年，FDA发布了一份指导文件草案，鼓励以患者为中心进行药物研发，以确保患者的体验在受益风险评估中得到充分体现。

（邱五七　樊江波　杜海平）

参 考 文 献

［1］DEMIRIS G．Consumer health informatics：past，present，and future of a rapidly evolving do-main［J］．Yearb Med Inform，2016，Suppl 1：S42-S47．

［2］王青松．我国医患沟通的现状、问题及对策研究［D］．南昌：南昌大学，2013．

［3］雷禹．健康传播视域下新媒介使用对医患行为影响的实证研究［D］．上海：上海大学，2019．

［4］QIU W，CHU C，MAO A，et al．Studying communication problems for emergency manage-ment of SARS and H7N9 in China［J］．J Glob Infect Dis，2018，10（4）：177-181．

［5］高宏伟，王世鑫．基于"互联网＋"模式下智慧健康管理平台建设实践［J］．中国医药导报，2020，17（30）：190-192．

［6］邹北骥．大数据分析及其在医疗领域中的应用［J］．计算机教育，2014（7）：24-29．

［7］陈银美．通用远程会诊系统在临床中的应用研究［J］．福建电脑，2020，36（10）：128-130．

［8］王芳，丁亚娣，金玉凤，等．专科护士依托微信公众平台开展延伸服务研究［J］．中国医院，2016，20（4）：50-51．

［9］陈怡帆，任慧玲，孙奇．国外公众健康信息学发展研究［J］．生物信息学，2014，12（2）：145-150．

［10］李梦凡．网络媒介传播对医患关系的影响研究［D］．新乡：新乡医学院，2020．

［11］刘雅．互联网医疗平台上的医患信任建构研究［D］．郑州：郑州大学，2020．

［12］谢广宽．互联网技术对医患关系的影响［J］．中国心理卫生杂志，2015，29（10）：755-759．

［13］陈华，叶尘宇，刘文娟，等．社会化媒体时代的医患关系沟通探索［J］．医学与哲学（A），2014，35（3）：52-54．

［14］陈静，杨兰，姜艳．社交网络对医患关系与医生沟通能力的影响研究［J］．中国医学伦理学，2020，33（12）：1490-1495．

［15］徐彪．网络环境下互助式健康信息交流行为及其影响因素研究［D］．武汉：华中科技大学，2016．

［16］余萍．培育乳腺癌患者病友互助小组的行动研究［D］．昆明：云南大学，2018．

［17］刘菲凡．病友圈微信公众号的社会支持模式研究［D］．武汉：中南财经政法大学，2018．

［18］王思萌．社会学视野下的抑郁症患者互助研究［D］．北京：清华大学，2010．

［19］陈琛．虚拟患者社区的互动社交模式分析［D］．北京：中央民族大学，2020．

［20］王雁飞．社会支持与身心健康关系研究述评［J］．心理科学，2004，5：1175-1177．

［21］莫秀婷，邓朝华．基于社交网站采纳健康信息行为特点及其影响因素的实证研究［J］．现代情报，2014，34（12）：29-37．

［22］梁力凡，那旭，郭祖德，等．慢性病患者使用社交网站的调查与分析［J］．中国卫生信息管理杂志，2013，10（5）：424-429．

［23］吴梦月．病友群，为药店专业化服务架桥梁［J］．中国药店，2019（7）：72-73．

［24］佚名．"百度血友病贴吧"商业化运作的舆情分析［J］．经济导刊，2016（3）：52-57．

［25］谢晓专. 网络犯罪社群行动特征与防控策略［J］. 中国人民公安大学学报（社会科学版），2017，33（2）：10-16.

［26］哈景楠. 电信诈骗犯罪打击难点及应对策略的思考［J］. 中国新通信，2019，21（3）：116.

［27］冉旭，周峰，钟鸣，等. 基于患者体验大数据的现代医院管理创新应用（英文）［J］. Chinese Medical Sciences Journal，2020，35（4）：366-370.

［28］于似月. 医学信息在医疗科研方面的作用［J］. 临床合理用药杂志，2014，7（8）：157-158.

［29］李汝馨. 医学信息采集的策略与方法［J］. 中国高新区，2017，24：46.

［30］AMITAVA BANERJEE，DAVID MATHEW，KATHERINE ROUANE，等. 医疗数据：源于患者，益于患者［J］. 中国医院院长，2018（7）：26-27.

［31］U.S. Department of Health and Human Services FDA Center for Drug Evaluation and Research，U.S. Department of Health and Human Services FDA Center for Biologics Evaluation and Research，U.S. Department of Health and Human Services FDA Center for Devices and Radiological Health. Guidance for industry：patient-reported outcome measures：use in medical product development to support labeling claims：draft guidance［J］. Health and quality of life outcomes，2006，4：79.

［32］KLUETZ P G，SLAGLE A，PAPADOPOULOS E J，et al. Focusing on core patient-reported outcomes in cancer clinical trials：symptomatic adverse events，Physical Function，and Disease-Related Symptoms. Clin Cancer Res［J］. 2016，22（7）：1553-1558.

［33］JIM H S L，HOOGLAND A I，BROWNSTEIN N C，et al. Innovations in research and clinical care using patient-generated health data［J］. CA Cancer J Clin，2020，70（3）：182-199.

［34］BRUBACHER S P，GILLIGAN C，BURROWS K S，et al. Information gathering in investigative and medical interviewing：drawing parallels across contexts［J］. Health Commun，2021，36（4）：521-528.

［35］MARTON C，WEI CHOO C. A review of theoretical models of health information seeking on the web［J］. J Documentation，2012，68（3）：330-352.

［36］朱超宇，刘雷. 基于知识图谱的医学决策支持应用综述［J］. 数据分析与知识发现，2020，4（12）：26-32.

［37］ROTENSTEIN L S，HUCKMAN R S，WAGLE N W. Making patients and doctors happier-the potential of patient-reported outcomes［J］. N Engl J Med，2017，377（14）：1309-1312.

［38］钱庆. "健康医疗大数据管理与应用"专题序［J］. 数据分析与知识发现，2020，4（12）：1.

［39］SCHILSKY R L，MICHELS D L，KEARBEY A H，et al. Building a rapid learning health care system for oncology：the regulatory framework of CancerLinQ［J］. J Clin Oncol，2014，32：2373-2379.

［40］WHITE R W，HORVITZ E. Evaluation of the feasibility of screening patients for early signs of lung carcinoma in web search logs［J］. JAMA Oncol，2017，3：398-401.

［41］PAPARRIZOS J，WHITE R W，HORVITZ E. Screening for pancreatic adenocarcinoma using signals from web search logs：feasibility study and results［J］. J Oncol Pract，2016，12：

737−744.

［42］BRICHETTO G，MONTI BRAGADIN M，FIORINI S，et al. The hidden information in patient−reported outcomes and clinician−assessed outcomes：multiple sclerosis as a proof of concept of a machine learning approach［J］. Neurol Sci，2020，41：459−462.

［43］FIORINI S，VERRI A，TACCHINO A，et al. A machine learning pipeline for multiple sclerosis course detection from clinical scales and patient reported outcomes［J］. Conf Proc IEEE Eng Med Biol Soc，2015：4443−4446.

［44］HUBER M，KURZ C，LEIDL R. Predicting patient−reported outcomes following hip and knee replacement surgery using supervised machine learning［J］. BMC Med Inform Decis Mak，2019，19：3.

［45］ROTENSTEIN L S，AGARWAL A，O'NEIL K，et al. Implementing patient−reported outcome surveys as part of routine care：lessons from an academic radiation oncology department ［J］. J Am Med Inform Assoc，2017，24：964−968.

［46］AHLUWALIA S，MURRAY E，STEVENSON F，et al. "A heartbeat moment"：qualitative study of GP views of patients bringing health information from the internet to a consultation［J］. Br J Gen Pract，2010，60（571）：88–94.

［47］STACCINI P，LAU A Y S. Findings from 2017 on consumer health informatics and education：health data access and sharing［J］. Yearbook of medical informatics，2018，27（1）：163−169.

［48］多丽斯・A.格拉伯. 沟通的力量——公共组织信息管理［M］. 张熹珂，译. 上海：复旦大学出版社，2007.

第七章 公众健康信息设备与技术

公众健康信息技术是以提升健康和生活质量为目的，以促进信息获取和交换，增强决策能力，提供社会和情感支持，以及帮助行为改变的计算机辅助技术。它以"健康消费者"为中心，关注个体健康信息的应用。

随着物联网、人工智能、云边计算等技术的发展，公众健康信息技术的内涵与外延也随之发生变化，催生出的智能设备，如可穿戴健康设备、智能家居健康设备等整合了健康监测、通信与决策支持功能，以及基于这些终端设备的大数据分析技术，并在疾病防治与康复、膳食运动管理、慢性病管理等领域开展应用。本章将围绕公众健康信息服务设备、基于公众健康服务设备的大数据分析技术、公众健康信息技术产业与创新3个方面，阐述相关开发现状、应用与政策，整体框架如图7-1所示。

第一节 公众健康信息服务智能终端设备

公众健康信息智能终端设备是集成了数据采集、计算、传输、人机交互等功能的面向公众提供健康信息服务的可操作硬件设备。智慧医疗时代主导的健康管理模式正从以医院为中心的医疗护理模式向家庭、个人健康管理和护理模式转变。如何将计算嵌入公众日常生活中，实现健康状态的智能感知并提供相适宜的健康干预手段，成为大家关注的焦点。物联网、云计算、边缘计算、人工智能等技术的发展使之成为可能，并在需求的驱动下快速发展。具有嵌入式计算能力的可穿戴健康设备和智能家居设备，可以持续采集健康相关数据，实时监测个体的生命体征、体力活动、日常生活功能、社交活动、环境安全等，快速判别生理、心理等健康状态，识别跌倒、可燃气体泄漏等不良事件，及时发送预警并实施干预措施。本节将围绕可穿戴健康设备和智能家居健康设备，从国内外开发现状、应用和未来发展方向分别阐述两类设备。

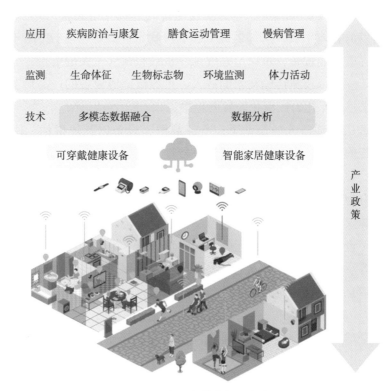

图7-1　公众健康技术与设备应用

一、可穿戴健康设备

可穿戴健康设备（wearable health devices，WHDs）是一种新兴技术，可在日常生活（如工作、在家、体育活动等）或临床环境中持续、动态地监测人体生命体征，最大限度地减少不适和对正常人体活动的干扰。它通过集成各种传感器（如机械传感器、光学传感器、生物传感器和半导体传感器等）、系统芯片和通信模块（如蓝牙、Wi-Fi、ZigBee、NFC、USB和音频接口等），实现对人体数据和环境信息的采集、处理、分析和传输。

（一）国内外现状

可穿戴健康设备伴随着电子元器件的小型化、低功耗而逐步兴起，并在首款手腕计算器成功研发的推动下快速发展，逐步扩展健康监测功能。典型代表如下：2006年耐克与苹果公司合作开发的记录行走距离和速度的运动套件，需配合随身音乐播放器iPod使用；2009年，Fitbit公司研发的首款可穿戴健康设备Fitbit Tracker，可以实现计步、估算卡路里等功能；2011年，Jawbone研发的健身腕带，可以追踪睡眠、运动、饮食等状态，实现与智能手机应用关联；2012年，Pebble技术公司研发的智能手表，可提供健身和健康状态监测等功能；2016年，三星公司研发的可穿戴智能腰带，可以追踪腰围、步数和饮食三大健康指标等。随着新材料、迷你传感器以及新传输技术的嵌入，可穿戴健康设备的产品形态、应用场景将呈现越来越多元化、广泛化的发展趋势。

在公众健康管理需求的驱动下，可穿戴健康设备以其便携性、持续监测能力、远距离传输能力、多指标并行监测等特性，在公众日常生活中扮演着越来越重要的角色，并逐步形成了规模化的行业市场。当前，可穿戴健康设备从产品形态上主要可分为智能手表、智能眼镜、智能服装、智能头盔等类型，采用的传感器涵盖了陀螺仪、生物传感器、加速传感器、压力传感器、磁力传感器、惯性测量传感器、声音传感器、气体传感器、光学传感器、温度传感器、流体传感器和红外传感器等。它们通过互联互通、与各类软件应用相结合，自动感知个人生命体征和环境信息，实现健康状态监测、预警和健康行为干预，从而达到健康促进的目的。

现今，全球可穿戴健康设备行业的主导者包括苹果公司、Fitbit、美国强生、Pear Therapeutics、Phosphorus、罗氏、三星集团、Tidepool、Verily、小米、华为、荷兰皇家飞利浦公司、Lifewatch、佳明、欧姆龙、诺基亚公司、谷歌公司、Plar、Jawbone等。其中，前九位的为美国食品药品监督管理局（Food and Drug Administration，FDA）新电子健康软件预认证领航员项目的指定参与者。据统计，2017年，17%美国人使用智能手表或智能手环等可穿戴健康设备；2018年，全球可穿戴健康设备元件出货量为1.72亿件，并且呈逐年增长趋势；2019—2025年，全球可穿戴健康设备市场复合年均增长预期达到11.3%，2025年预计达到628.2亿美元。在应用可穿戴健康设备促进健康管理方面，60%美国人记录了体重、饮食、锻炼情况；33%记录了身体指标，如血压、血糖、睡眠等；8%使用血糖仪等便携式医疗设备。

从国外开发现状看，由于国外可穿戴智能终端设备的研发起步较早，在数据标准、技术创新、产品开发等方面开始逐渐形成较为完整的产业生态。在标准方面，哈佛大学医学院和波士顿儿童医院共同拟定了一个允许数据在不同医学平台间互联互通的标准——SMART（Substitutable Medical Applications and Reusable Technologies）。联合FHIR（Fast Healthcare Interoperability Resources）标准，医疗数据可以做到跨平台、跨设备的互操作，从而整合不同的传感器数据，将这些数据应用到医疗服务提供者的临床工作流程中。在技术创新方面，探索利用新的生物标志物配合机器学习算法辅助用户进行疾病诊断、日常监测、病情预测等。

例如，基于惯性传感器反馈来帮助前交叉韧带损伤者降低关键风险，利用聚散度矩阵诊断儿童注意缺陷多动症，利用单头心脏监测器和卷积神经网络检测心律不齐等。在产品方面，FDA对软硬件上市前的审核及医疗设备软件安全管理做出了明确要求，在2014—2020年，60余款产品获得审批上市。

从国内发展现状看，中国智能可穿戴健康设备市场规模也在快速增长，据弗若斯特沙利文（Frost & Sullivan）咨询公司统计，国内智能可穿戴健康设备的市场规模由2014年的65.2亿元增长至2018年的304.1亿元，复合增长率达到47%，预测2023年会达到913.7亿元。我国相关研发工作虽然起步较晚，但发展迅速。中国国家药品监督管理局自2014年以来，共批准了40余款可穿戴健康设备，在生理参数监测等领域形成了较为成熟的产品。2019年7月17日，国家药品监督管理局联合14家单位，成立人工智能医疗器械创新合作平台，在政策上对医疗器械领域的人工智能应用进行监管和推进。在技术创新方面，国内很多团队取得了一定进展。例如，复旦大学研究团队研发了一款柔性微流控重组酶聚合酶扩增传感器，用来检测血液中的核酸并可视化呈现结果。结果显示该传感器在病原体检测和肿瘤生物标志物检测等方面有一定潜力。

（二）健康监测

随着现代社会人们生活方式的改变，慢性病患者逐年增加并趋于年轻化，其中肥胖人群的比例有所增加，需要实时监测健康状态，预防疾病的发生发展。同时，人口结构老龄化需要长期、高效地监护老年群体，缓解医疗机构的负担。可穿戴健康设备是对不同人群、不同健康指标、不同行为活动等长期、实时监测的有效手段，为公众所广泛接受。2017—2018年美国埃森哲咨询公司一项由2301位成人参与的调查显示，80%美国人愿意使用体征或运动监测设备。当前，可穿戴健康设备主要应用于生命体征监测、体力活动监测和环境信息监测3个方面，如图7-2所示。

1. 生命体征监测　生命体征是反映个体健康状态的客观指征，主要包括心率、脉搏、血压、呼吸、体温等。可穿戴健康设备通过集成的生物传感器等电子元器件可实现对人体的连续、实时、动态的生命体征监测，辅助后续的健康管理与医疗决策。

目前，可穿戴健康设备可监测的生命体征主要包括心率、血压、呼吸频率、血氧饱和度和体温等传统生理生化指标。例如，Guo等利用搭载在衣物上的压敏电阻织物传感器采集数据，通过由胸腔和腹腔容积变化导致传感器电信号变化可识别呼吸行为，实现对个体呼吸频率的监测。同时，血糖、二氧化碳波形图、心搏量等也是可监测的指标。尤其对于疾病负担较重的糖尿病，患者需要在日常生

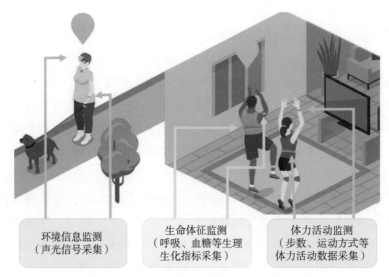

环境信息监测
（声光信号采集）

生命体征监测
（呼吸、血糖等生理
生化指标采集）

体力活动监测
（步数、运动方式等
体力活动数据采集）

图 7-2　可穿戴健康设备在健康监测中的应用

活中长期对血糖进行监测，从而及时调整饮食及用药。穿戴式血糖监测设备为糖尿病患者健康监测带来了便利。例如，Dexcom公司研发的血糖监测贴片可附着在患者腹部、手臂等位置，通过皮下探针实现对血糖连续、无感的监测且不影响日常活动；美国Cygnus公司研发的GlucoWatch，借助电流型生物传感器，通过反向离子分析法从皮肤中提取葡萄糖，实现血糖监测；谷歌公司研发的隐形眼镜则利用泪液对血糖进行检测。

此外，可穿戴健康设备还可以用于汗液、泪液、唾液和组织液（interstitial fluid，ISF）的监测。以唾液为例，其中的代谢物、酶、荷尔蒙、蛋白质等生物标志物是临床诊断的重要依据。应用可穿戴健康设备检测唾液中的生物标志物，可代替传统的血液检查。例如，Kim等利用放置在口腔内的生物传感器，对唾液中的尿酸、乳酸等生物信号进行探测，从而实现对食物成分及人体代谢等信息的采集。

2. 体力活动监测　体力活动是指由骨骼肌收缩产生的使身体消耗能量的活动，也是指在基础代谢水平上，使身体能量消耗增加的活动。体力活动不足是健康的重要独立危险因素之一。客观、精确、重复性高的体力活动测量方法有助于确定体力活动和健康之间的量效关系、评价不同人群的体力活动水平、评估健康干预措施的有效性等。

可穿戴健康设备对体力活动的监测，主要聚焦于走、跑、站等活动，通过计步器、陀螺仪、加速器等传感器采集相关运动数据，并推导相应的运动消耗。例如，Garde 等利用基于加速器的活动监测仪对在校儿童的体力活动进行观察，同时配合一款儿童健身游戏鼓励儿童的运动行为。实验证明了可穿戴健康设备配合游戏鼓励机制对儿童尤其是 BMI 指数较高的儿童有益。另外，Strain 等通过可穿戴健康设备对目标老年人群的步数、单位时间内运动量、能量消耗等指标进行监测，分析体力活动能量消耗和不同强度、全因死亡率之间的关系，进而探讨了应用可穿戴健康设备开展个性化预防的可行性。同时，可穿戴健康设备也可用于个体静息状态（如久坐和睡眠等）的监测。例如，Jawbone Up 和 Fitbit Alta 等商业化睡眠监测设备利用三轴加速器等传感器捕捉运动行为，对用户的睡眠情况进行监测。但是相比临床使用的多导睡眠图而言，在监测失眠患者睡眠情况方面，这类设备的精度和可靠性仍有所欠缺。

此外，膳食行为和营养摄入情况监测也是可穿戴健康设备的重要应用之一。在该应用场景下，主要是通过传感器对个体姿态、咀嚼、吞咽动作进行捕捉，从而识别膳食行为。例如，Dong 等通过手腕佩戴动作感知器来监测个体的膳食频率和膳食习惯；Farooq 和 Sazonov 等通过贴附在颈部和颌部附近的传感器来识别个体咀嚼和吞咽的动作；Päßler 等利用微型麦克风收集咀嚼的声音和电声门图，实现对膳食行为和摄入食物的监测和分析。

3. 环境信息监测　环境是个体生存的空间及其中可直接或间接影响个体生活发展的各种自然因素。可穿戴健康设备通过视频传感器、麦克风、压力传感器和感光传感器等实时监测环境变化对人体健康的影响，是识别健康状态、保护人体免受环境侵害的重要途径。

可穿戴健康设备主要是通过对声音、光照强度等环境数据的测量，配合信号识别算法，实现对个体周围的环境变化或个体外在行为的捕捉。例如，Huang 等利用腕戴光信号传感器和定位装置对个体的到访地点进行识别，并配合心率、心电图、体温、运动水平、睡眠情况等信息，对其心理疲劳程度进行预测。Rhee 等利用随身麦克风对患有哮喘青少年的环境音进行监测，通过识别其中咳嗽的声音来计算个体一周的咳嗽频率，同时利用机器学习的方法对症状进行识别，以期实现病情早期发现和预警。此外，Polat 等利用石墨烯包裹的半导体材料制作了可穿戴的柔性透明传感器。当环境光照射人体皮肤时，该传感器通过观察光线的变化来监测人体的血流、心率等生命体征。

（三）未来发展方向

人口老龄化、亚健康人群扩大、慢性病患者年轻化等社会问题的出现，为可穿戴健康设备行业提供了发展驱动力。在公众健康意识觉醒、健康管理模式转变的推动下，可穿戴健康设备已深入公众日常生活中，并向垂直细分领域发展。未来，可穿戴健康设备将聚焦以下4个方面。

1. **提升对不同群体的适用性**　可穿戴健康设备的广泛应用，促使使用群体差异化特点凸显。老年人、儿童等特定群体对可穿戴健康设备在交互体验、佩戴舒适度、外观、安全性等方面提出了更高的要求。例如，老年群体普遍对高科技产品存在恐惧、抵触心理，因而研发设备时需充分考虑易操作性和实用性，减轻使用负担。可见，基于不同群体的特点和诉求开展差异化可穿戴健康设备研发、提升适用性是未来的发展趋势。

2. **提升多模态数据处理能力**　可穿戴健康设备通常集成了多种传感器以捕获人体与环境信息。随着应用深入，公众对其健康促进功能的需求将越来越多元化、精细化，促使单一设备的功能越来越集成化、智能化、个性化。如何在功耗低、可信度高的前提下，具备实时感知、处理、计算、传输多模态健康数据（如温度、湿度等标量数据，速度、加速度等矢量数据，以及图像、电生理信息等）的能力，是未来可穿戴健康设备需要解决的重要问题。

3. **提升临床可信度**　可穿戴健康设备的真实测量结果往往和实验室环境中的结果存在偏差，导致可信度降低，无法达到临床应用标准。因此，需要研发更可靠的传感器，实现对人体、环境数据的精准感知。同时，提升算法性能，确保感知数据的准确分析与正确解读，以及提高算法泛化能力来适应不同应用场景，也是提高可穿戴健康设备临床可信度的重要途径。

4. **提升适配性和兼容性**　未来，可穿戴健康设备将在提升硬件性能的同时，配合软件应用及其他智能硬件设备（如智能手机、平板电脑等），在健康促进方面发挥更大的作用。尤其在智能家居环境中，如何与各类智能家居健康设备互联互通，在构建体域网的基础上形成更为广泛的家庭传感器网络是未来的发展方向。这需要不同行业主体加强合作，在技术、标准等方面有所突破，提升可穿戴健康设备的适配性和兼容性。

二、智能家居健康设备

智能化的日常生活环境有助于增强老年人的独立生活能力，改善慢性病患者的健康管理，提升个体生活质量。智能家居（smart home）以住宅为主体，综合利用物联网、云边计算、人工智能、自动控制等技术，使家居设备具有集中管理、远程控制、互联互通、自主学习等功能，实现安全、便捷、健康的家庭人居环境。智能家居健康设备通常采用非入侵式传感器，实现健康相关数据的无感化采集。

（一）国内外现状

智能家居设备的发展起步于智能单品阶段。该阶段以产品为中心，关注细分品类的智能升级。随后，以场景为中心的智能家居解决方案兴起。该阶段通过智能设备间的互联互通，实现不同场景的同步转换，形成家居环境智能。随着大数据、人工智能等技术的发展，智能家居设备逐步进入主动智能阶段，表现为以用户为中心，通过构建用户画像、理解用户行为，提供个性化服务。这3个阶段是相互重叠、并行发展的。

在现有的智能家居系统中，智能家居健康设备主要采用环境传感器，包括磁性开关、温度传感器、光电传感器、压力传感器、水流传感器、红外运动传感器、力传感器、烟雾传感器、生物传感器、视频传感器、声音传感器、雷达传感器、地板传感器等。通过将环境传感器安装在家居环境中的不同空间（如起居室、厨房、卧室、厕所、书房等）、不同位置（如地板、床、墙壁、窗户、门、马桶等），形成传感器网络，监测个体行为和健康状态，从而协助个体日常生活，如移动家具、饮食、穿衣、定时服药等。

从国外开发现状看，在智能手机和智能设备普及、远程家居监测需求增长等诸多因素的影响下，智能家居行业的市场规模呈现逐年扩大的趋势。Markets and Markets发布的市场调研报告显示，全球智能家居市场规模预计将从2020年的783亿美元增长到2025年的1353亿美元，在预测期内的复合年增长率为11.6%。爱尔兰的江森自控国际，美国的亚马逊、苹果、谷歌，法国的施耐德电气、Legrand S.A.，德国的博世公司、西门子，韩国的三星电子、LG电子，日本的索尼是行业的主导者，研发的智能家居设备主要涉及照明控制（如智能窗帘等）、安防控制（如智能门锁、门窗检测器等）、暖通空调控制、智能家具（如智能桌椅、智能沙发等）、智能电器（如智能炉灶、智能马桶等）等类别。例如，美国亚马逊公司研发的家庭安全系统Alexa Guard，通过监听玻璃破碎、烟雾和一氧化碳警报、脚步声等识别安全隐患、发送移动警报；德国博世公司研发的智能管家系统，通过语音交互、触摸屏和旋钮等方式实现冰箱、洗衣机、烤箱、咖啡机等智能家电的控制，并根据预设场景灵活组合照明、窗帘、空调、地暖、家电系统的开关。在健康护理领域，韩国三星电子研发的智能空气检测仪，可以实时监测PM2.5、甲醛、噪声、温度、湿度等8项指标，当监测值超过阈值时发送环境警报并联动开启空气净化器、空调等家电。

从国内开发现状看，在国家政策导向、公众对家居生活品质追求等因素的推动下，我国智能家居行业快速发展。《2020中国智能家居行业研究报告》显示，中国2020年智能家居行业市场规模约为4354亿元，预计2025年突破8000亿元。

在行业主导者中，小米已形成智能家居生态，研发了水浸报警器、智能空气净化器、智能马桶、扫地机器人、智能净水器、智能门铃等核心产品；欧瑞博以超级智能开关为切入点，实现照明、暖通、遮阳、净水、安防等智能控制，实现家居家电互联互通和联动。在健康护理领域，智能健身产品FITURE魔镜，应用智能摄像头和运动算法引擎识别系统实时监测用户健身行为，并提供个性化训练计划制定、饮食建议等服务。

（二）老龄健康管理应用

联合国经济和社会事务部发布的研究报告《2019年世界人口老龄化》显示，到2050年，全球将有15亿位65岁以上的老年人。在全球老龄化的背景下，老年人的日常生活场所将成为环境智能的重要应用场景。应用智能家居健康设备，了解他们日常的起居生活、提升独立生活能力、加强慢性病管理、提升身心健康，成为老龄健康管理的关键。当前，智能家居健康设备主要应用于生理参数监测、日常生活功能监测、不良事件检测、安全监测和社交监测5个方面，如图7-3所示。

1. 生理参数监测　实时监测老年人、慢性病人群/风险人群、亚健康人群等的各项生理参数，有助于及时了解人体健康状况，为临床诊疗、健康管理提供准

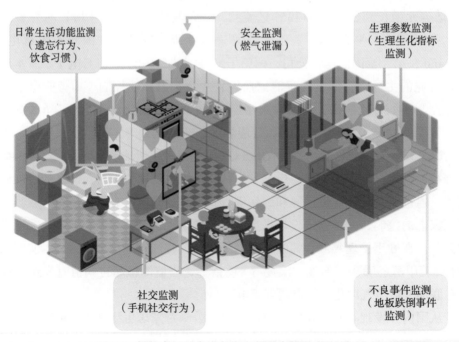

图7-3　智能家居健康设备在老龄健康管理中的应用

确的依据，实现常见疾病及突发疾病的早期发现和预防。

智能家居环境中，生理参数监测主要收集和分析与生理参数测量有关的数据，如心率、体重、血压、血糖水平等生命体征，以及从尿液、粪便中检测的白细胞计数等生物标志物。例如，美国斯坦福大学的Sam Gambhir研究组研发了一套可加装在标准马桶上的软硬件，旨在监测尿液和粪便中的生物标志物。该模块化智能马桶系统包括压力和运动传感器、测试条和视频摄像头（分析尿流及其基本生物化学组分）、计算机视觉和机器学习算法（根据临床标准划分粪便类型），以及指纹扫描仪（识别生物特征）。美国罗切斯特工学院研发了一款智能马桶座监测系统，旨在跟踪心力衰竭患者的心血管健康情况。该智能马桶座可监测单导联心电图、光容积描记图、心包膜心描记图、心率、血容量等9项临床测量数据，准确程度可达医用级监测设备水平。Peng等利用基于压电陶瓷传感器的智能床垫，监测睡眠状态下的呼吸频率、心率等生理参数，以评价睡眠者的健康状况。

2. 日常生活功能监测　日常生活功能监测是识别潜在风险、提供健康干预的前提与基础。它主要收集和分析与日常生活功能测量有关的数据，涵盖睡觉、如厕、工作、做饭、吃饭、洗澡、穿衣、吃药、阅读、待客等日常行为。

智能家居环境中，日常生活功能的监测主要依靠安装在家庭关键节点的环境感知设备，如红外传感器、温度传感器、磁感应开关等，用于监测人与周边物体的交互行为产生的各种变化。例如，Luo等通过安装在老年人卧室内的深度和温度传感器监测其日常生活活动，并在1个月内共观察到1690项活动，其中护理员协助231项。考虑到视觉传感器会在某些环境中存在个人隐私问题，如洗澡、如厕等活动，研究人员探索了应用声学和雷达传感器的可行性。例如，Chen等使用麦克风来检测淋浴和卫生间的活动，其准确度分别达到了93%和91%。在认知功能监测方面，合肥工业大学针对老年人中阿尔茨海默病患者早期发现难、评估周期长等问题，应用门磁报警器、红外报警传感器、燃气传感器等采集老年人行为数据，实现老年人认知衰退预测和居家智能化报警。

3. 不良事件检测　由于老年人身体功能逐渐衰退，跌倒的风险随之增加。跌倒不仅会带来身体上的伤害，还会影响心理健康状况，产生逃避运动、抗拒参加社交活动等结果，降低了生活质量。因此，在无感的智能家居环境中检测跌倒行为，成为保障老年人身心健康的关键。

现有的技术方案主要包括两类，一是基于视频图像的跌倒检测，即应用安装在家中的摄像设备采集人体运动状态数据，通过个体姿势的形态特征识别不同类型的跌倒。例如，Debard等从视频中提取人体轮廓的长度、宽度等特征以检测跌倒。二是基于环境感知设备的跌倒检测，即应用安装在个体周边的传感器，如振动传感器、红外深度传感器、压阻式差压传感器、声学传感器等，采集信号数据以检测跌倒行为。例如，Chaccour等设计了一种结合压阻式差压传感器的智能地毯以检测老年人跌倒；Alwan等通过监测地板振动来检测人体步态和跌倒。

4. 安全监测　老年人记忆力衰退、反应迟缓，致使室内燃气泄漏成为火灾发生的主要原因。实时监测室内环境可燃气体含量，准确预警可燃气体泄漏，远程调控排风、切断、喷淋等措施，对保护老年人生命安全有重要意义。

室内可燃气体泄漏监测，主要应用可燃气体传感器采集相关数据。例如，周厚平研发了一种家用燃气远程监测和处理系统，应用可燃气体传感器实时远程获取厨房环境的燃气泄漏信息，以此为基础构建了预测模型，实现了控制联动处理装置运行和反馈状态信息、预测燃气泄漏并及时发出相应等级的预警信息。

5. 社交监测　心理健康是提升老年人幸福感的重要保障。心理健康问题会导致一系列行为改变，这为识别精神障碍发生、发展提供了观测指标。监测、评估与心理健康相关的社交行为，有助于及时发现老年人心理健康问题，实施必要的人文关怀与干预。

社交监测主要涉及两类社交场景，一是面对面交流，二是以手机等设备为媒介的交流。面对面交流涉及多个个体，因此首先需要识别社交活动的主体，再识别主体间是否处于同一地理位置（即近距离）并相互作用。通常应用蓝牙、红外等设备采集并表征个体的社交活动，再结合精神状态分类、预测个体的精神状态。例如，Congyu等应用蓝牙设备作为接近传感器，从身体接触识别中获取社交特征，并将其与压力水平等精神障碍联系以预测心理健康状态。此外，集成麦克风的设备也是有效的采集手段。例如，Abdullah等应用智能手机采集音频、位置等传感数据以推断双相情感障碍患者的行为和情境模式。在设备为媒介的社交活动中，主要通过记录的社交活动数据，如通话记录、短信等，量化个体的社交能力。例如，Sarda等应用智能手机收集通话记录，分析感知参数与抑郁症症状之间的关联关系。

（三）未来发展方向

现有智能家居健康设备虽然在健康数据采集、处理、传输、计算等方面涌现出了很多新方法，但大部分处于初步探索阶段，在临床实践中的可行性和有效性待进一步验证，各类技术标准之间尚需打通以提升产品间的兼容性。从发展趋势看，未来将着眼于以下4个方面。

1. 无感化 新一代人工智能技术的成熟将推动智能家居健康设备的无感化,即自动实现场景分析、行为监测、健康状态分析、异常事件检测等,在确保数据安全的基础上提升用户体验,完成智能向智慧的转化。

2. 精准化 医疗健康数据的高准确性是评估健康状态、提供诊疗方案、实施健康干预的基础。当主导的健康管理模式向家庭和个人健康管理和护理模式转变时,智能家居环境中采集的个体健康数据,其准确度将影响医疗质量和生命安全。智能家居健康设备将必然寻求更高精度的数据获取手段与技术方法,向精准化的方法发展。

3. 个性化 在用户更注重智能设备与使用习惯匹配度、对个性化需求满足度的背景下,"产品+服务"的模式将逐步成为主流。以用户为中心,基于个人数据分析构建用户画像,提供及时、个性化、智慧化服务,形成硬件、软件、服务一体化的智能家居健康设备是未来的发展趋势。

4. 标准化 当前智能家居涉及的技术类型烦杂,覆盖的软硬件广泛,尚未形成统一的行业技术标准,致使各智能家居产品间兼容性差、无法互联互通。未来,为了更好地服务于公众健康,不同技术、不同标准下的数据必然会走向融合。在此趋势下,智能家居健康设备将向着标准统一的服务型产品发展。

第二节 基于公众健康服务设备的大数据分析技术

传统的公众健康信息技术更多以健康促进平台的方式存在,如通过互联网、移动电话和社交媒体传播健康教育音频、视频资料等。近年来,随着公众健康服务设备的升级,如可穿戴健康设备和基于物联网平台的环境监测设备的普及,以及电子健康记录与医疗设备集成的逐步实现,可捕获的公众健康数据更加丰富和精确,相应的大数据分析处理技术也取得较大发展。本节将从技术开发现状、面向公众健康信息技术的风险评估与有效性验证、未来发展方面等方面进行阐述。

一、国内外现状

本部分主要关注基于公众健康服务设备,即数据来源为可穿戴健康设备或智能家居设备对应的公众健康信息技术研究进展,根据公众健康信息技术所要解决的具体问题对其进行分类,以下将从多模态数据融合技术、面向生理参数的分析技术、面向疾病的防治与康复技术、运动膳食管理技术、面向慢性病的管理技术5个方面，介绍面向健康服务设备的公众健康信息处理技术的研究进展。

（一）多模态数据融合技术

数据融合（data fusion）也称为信息融合（information fusion），是对多来源数据分析处理的过程，目的是得出更准确、统一的信息，通常用来增强决策过程。而来源于公众健康服务设备的数据通常包含多种类型，如①血压、心率、体温、血氧饱和度等生理参数；②心电图、脑电图等电生理信号；③X线图像、CT图像、MRI图像等医学影像；④其他自由文本等。来源渠道不同、类型各异的公众健康数据拥有相对完整且独立的语义，虽然存在差异，但是能够相互印证、相互补充，都从特定的角度表达了医学数据的内容和特点。在如今的健康管理场景下，基于云计算提供的大数据处理能力，面向多模态的数据集、数据融合与数据集成已成为公众健康信息处理技术的必然发展趋势。目前，多模态数据融合主要有3种融合方式：前端融合（early-fusion）或数据水平融合（data-level fusion）、后端融合（late fusion）或决策水平融合（decision-level fusion）和中间融合（intermediate fusion）。基于深度学习的多模态数据融合在公众健康领域得到广泛应用，用于解决影像的分割、标注、检索、语义分割、诊断，以及人体的情绪、动作识别等。

（二）面向生理参数的分析技术

个体生理参数最常见的来源是可穿戴健康设备和智能家居设备，已有研究将生理参数作为健康指标评估不良事件发生的概率，并以此构建不良事件预测系统。Magaña Espinoza等基于无线传感器构建的居家监测系统WBSN，用于监测用户的心率和移动情况，当紧急情况发生时，如用户发生跌倒、心动过速或心动过缓，连接至网络的传感器将向其家人或医护人员发送报警信息；同样在居家环境下，Villarrubia等研究人员则通过分析ECG数据，建立了面向患者的居家心脏功能监测系统，患者可通过视频界面与系统进行交互。近期面向可穿戴健康设备的生理参数分析引入了基于边缘设备的机器学习技术。如Greco等通过设计基于边缘设备的流计算架构解决了生理参数异常检测的问题；Queralta等则提出一种依托于边缘节点的LSTM递归神经网络的跌倒检测解决方案。

（三）面向疾病的防治与康复技术

可穿戴生物传感器与物联网技术的成熟，为疾病的防治与康复提供了全新的解决方案。除了硬件设备的提升，雾计算和边缘计算合作的架构越发引起人们的关注。基于边缘计算和雾计算的医疗物联网技术（internet of medical things, IoMT）极大地改变了全球医疗保健的方式，并逐渐从简单数据收集、传输的单一架构，发展为能够提供数据分析、医疗决策支持的复杂智能系统，极大提高了患者的院内护理质量，并有效促进患者的院外康复。

IoMT收集不同来源的患者健康数据，并对环境、地理位置、生物信号等数据进行智能融合，为疾病的诊断和治疗进行快速预判，使医务人员能够快速作出决策，对患者进行及时治疗以促进健康结局的改善。这种优势在流行病防治中尤为突出。近期COVID-19疫情引发了对快速筛查工具的巨大需求，涌现了大量基于物联网和深度学习算法的非接触筛查工具，能够在非接触条件（至少1米距离）下评估新型冠状病毒感染的主要症状（如发热、发绀、疲倦等）。Hegde等开发的AutoTriage系统，在边缘节点采用深度学习算法，识别定位前额和嘴唇区域，进而使用红外热成像仪预估前额眼区域的温度，同时通过对边缘区域的嘴唇区域评估可见光谱来判断是否出现发绀。

IoMT在精神心理疾病方面也得到越来越多的应用，通过可穿戴健康设备收集的心率、血压、体温、心电图等生理特征参数和生理电信号，可以开发压力监测系统等，用于监测患者精神心理状态。基于简单的皮肤电活动（EDA）传感器开发的名为Emotion Board的压力监测系统收集和测量皮肤电导信号，并通过线性判别分析（linear discriminant analysis，LDA）进行处理，随后使用支持向量机（support vector machine，SVM）分类器监测压力，在33名受试者中获得82.8%的准确率。

IoMT在患者的术后康复中同样发挥了重要作用，其可用于患者院外的健康追踪，进行术后感染或并发症的监测和预测。Mathur等提出了一种通过监测温度和步态来预测下肢截肢者残肢健康状况的解决方案，由智能手机客户端捕获数据并将其发送到执行基于机器学习方法预测的"雾节点"进行数据处理。

（四）运动膳食管理技术

规律运动和合理膳食是实现健康生活方式的两大重点，传统的依靠公众自身进行回忆并记录运动和膳食行为的评估方法，其结果不够精确且容易造成较大负担，影响了后续干预措施的有效性。

基于可穿戴健康设备、环境传感器获取的数据，采用机器学习算法进行运动探测与量化系统的构建，为患者运动行为管理提供支持，可实时响应运动瞬间生成数据，并能够对生成的时间序列数据进行分析与预测。通过降维操作，Fernando将多种模型如无监督聚类、隐马尔可夫等进行组合，准确识别用户在日常生活与健身中心两种场景下机械运动和生理电信号等多源数据所组成的时间序列数据，实现运动强度和运动类型的量化与自动分类，同时对真实世界的运动追踪也能够为运动处方咨询与执行提供依据。

借助移动设备和边缘计算技术，基于深度学习视觉算法，开发计算机辅助的食物识别系统可用于协助膳食评估，提升患者的饮食行为依从性。Zhang等利用SVM等机器学习算法进行食物照片的识别、热量等营养成分的计算，进而实现膳食记录与评估；Liu等开发了一种实时进行食物图像识别进而实现饮食评估的系统，该系统结合了边缘计算和云计算技术，在食物识别任务中，图像预处理和分割在移动设备上执行，而利用卷积神经网络的图像分类则在云计算设备中完成。此外，各大型工业企业、商业机构、政府机构、大中小学校等部门机构庞大的工作餐需求，促使了团餐的形成。面向团餐就餐群体的膳食营养分析也逐渐成为研究热点，如Xu等基于RFID等物联网技术无感获取餐厅用餐人员的膳食信息并进行分析，探索了全新的膳食管理方式。

（五）面向慢性病的管理技术

随着监测设备的便携化（如胰岛素注射笔、连续血糖监测仪、闭环人工胰腺系统等），公众健康信息技术也被更多地用于慢性病管理领域。目前，该领域研究重点主要集中在慢性病发作风险预测。如使用可在智能手机上实现的J48Graft决策树分类器来判断糖尿病患者的风险水平；Priyadarshini等则基于深度学习模型与雾计算的架构开发糖尿病预测模型，该模型可预测压力类型，预估糖尿病和高血压的发作风险。慢性阻塞性肺疾病作为一种进行性加重的疾病，需要患者进行广泛、长期的肺康复运动和患者管理。目前已有为慢性阻塞性肺疾病患者设计的基于多模式传感器的远程康复系统，该系统包括一组针对肺部患者的康复锻炼并提供了锻炼进度追踪、患者表现、锻炼任务和锻炼指导，能够根据收集的患者数据为其提供准确的肺运动指导。

二、技术风险评估与有效性验证

随着公众健康信息服务设备深入公众日常生活及其硬件性能的提升、相应数据集的扩增和数据分析技术的快速推广，已有不少利用相应技术的工具和产品走向临床应用。有研究表明，公众健康信息技术的广泛应用，对各种状况下患者的健康结局都产生了积极作用，如更好地控制了糖尿病患者的血糖，降低了心力衰竭患者的再入院率和死亡率。然而，设计或实施不当的技术会对患者安全构成重大风险。因此，当一项公众健康信息技术被引入临床实践时，需从法律法规、政策监管、技术、标准等方面做好规范，通过合理的应用实现疾病的早发现、早治疗，达到提升公众健康的目的。

机器学习、深度学习等人工智能技术被越来越多地应用到医疗健康软件的设计中，本节主要对基于人工智能技术的公众健康信息技术的风险评估与有效性验证的相关研究进行综述。Jussi 等对医疗人工智能技术用到的相关算法评测指标进行了综述，同时提供了如何有效的对算法性能进行评估的指导意见。但即使经过评测的机器学习算法各项指标性能优良，也不能够保证该算法没有缺陷，这种缺陷可引发医源性风险，对患者造成伤害，甚至导致医疗事故。因此，研究者除了使用通用的算法性能指标和技术应用层面的公众接受度等指标对医疗人工智能技术或算法进行评价，对于具体的临床医疗问题，还需结合临床试验的评价指标以获得更多的临床证据和强有力的临床效果验证。在临床试验中，人工智能技术的可预测性、可重复性、可解释性和透明度至关重要。

目前，人工智能技术已被应用于医疗健康领域，但对其风险和受益进行全面评估的方法较为匮乏。Yoonyoung 等于 2020 年 10 月提出了一种对医疗保健中人工智能技术评估的分阶段方法，用于评估批准药物和医疗设备所需的临床试验阶段。其将基于人工智能技术的公众健康信息技术走向临床过程划分为 4 个阶段，各阶段的详细划分、评估内容及示例见表 7-1。

表 7-1 用于医疗保健的人工智能技术分阶段批准流程

研究阶段	医疗领域人工智能技术	研究方法举例
0阶段：发现与发明	用户需求和工作流程评估 数据质量审核 算法开发与性能评估 原型设计	研究用户人种以识别用户需求，实验室研究以有限的数据集衡量算法预测的准确性
1阶段：安全与剂量	计算机算法性能优化 可用性测试	确定阈值以平衡敏感性和特异性，评估特定临床应用场景中的认知超负荷
2阶段：功效和不良反应	在医疗环境中由目标用户控制算法的性能/功效评估 界面设计 品质提升	使用更大的实际数据集重新训练和重新评估模型性能，测量信息传递的效率以及与代表性用户的工作流集成，在临床环境中对预测算法进行的初步研究
3阶段：疗效	临床试验 不良事件识别	随机对照试验测试基于AI的交付决策支持是否会影响临床结果和/或用户过度信任的结果
4阶段：安全性和有效性	上市后监督	算法漂移性能评估

Reddy等研究人员为了解决在医疗保健场景中使用基于医学人工智能的公众健康信息技术所引起的伦理和监管问题，提出了一种治理模式，其从公平性、透明性、可信性与问责制度4个方面定义监管模型，并且将问责制度分为3个阶段：批准、引入和部署。Alami等则基于健康技术评估模型（healthcare technology assessment，HTA）从技术、临床应用、医生和患者的认知水平等6个方面总结了人工智能技术在临床护理中所面临的主要挑战，从而为决策者制定系统的技术评估手段提供依据。

监管层面，2013年，国际医疗器械监管机构论坛（International Medical Device Regulators Forum，IMDRF）成立SaMD工作组，并发布"*Software as a Medical Device（SaMD），Key Definition*"，明确定义"医疗器械独立软件"为预期用于一个或多个医疗目的，无须作为医疗器械硬件组成部分即可完成预期用途的软件。2017年7月，美国FDA发布"数字健康创新行动计划"（Digital Health Innovation Action Plan），美国FDA器械和放射健康中心（Center for Devices and Radiological Health，CDRH）计划通过开发医疗软件指南，改善数字医疗技术。在本次计划中，美国FDA针对医疗人工智能产品启动医疗器械SaMD预认证试点项目（pre-cert for software pilot program），FDA提出针对此类产品的审评新标准，避免传统烦琐的审核流程。依据企业持续性生产高质量软件并能对其进行可靠测试、维护的能力做出评估，根据不同评估种类，可通过免审或精简审核后上市，极大程度地加快高科技软件产品的应用和推广。

2019年美国FDA对指导文件进行了更新，具体描述了监管部门计划如何针对医疗人工智能辅助决策产品进行监管。指南中不仅包括一般意义上的医疗人工智能辅助诊断产品，还针对基于智能手机医疗应用提供了最新监管修订政策。2020年9月，美国FDA于设备与放射健康中心（Center for Devices and Radiological Health，CDRH）内设立数字健康卓越中心（Digital Health Center of Excellence），该中心的启动是美国FDA进一步推动对数字健康技术，包括移动健康设备、医疗软件、用作医疗设备的可穿戴健康设备（极易用于研究医疗产品）等技术发展的重要举措。

2017年9月，我国国家食品药品监督管理总局发布的新版《医疗器械分类目录》，对医疗软件类别进行明确界定，若诊断软件通过算法提供诊断建议，仅有辅助诊断功能，不直接给出诊断结论，则申报二类医疗器械；如果对病变部位进行自动识别并提供明确诊断提示，则按照第三类医疗器械管理。同时，对医疗软件的风险评估维度进行详细划分。临床使用风险层面，为避免假阳性与假阴性结果，进口软件应考虑中外差异；风险管理层面，应针对预期用途、使用场景以及核心功能，采取必要的软件设计、防护以及警示等措施，进行软件全生命周期的风险管理。此外，软件还需基于预期用途、使用场景和核心功能进行临床试验，并且提供客观证据认定软件可满足用户需求和预期目的，进行软件确认。另外，企业还需综合考虑法规、标准、用户、产品、数据、功能、性能、接口、用户界面、网络安全等进行需求分析，以规避临床需求与使用风险。与此同时，为了更好地促进人工智能医疗器械产业发展和监管，2019年7月，国家药品监督管理局医疗器械技术审评中心联合国家计算机网络与信息安全管理中心、清华大学、中国人民解放军总医院等14家单位共同发起成立人工智能医疗器械创新合作平台，旨在积极应对人工智能快速发展给监管、产业带来的新风险、新挑战；统筹力量，协调各方在数据管理、标准制定、临床评价、检测检验等环节的作用，建立我国人工智能医疗器械科学评价体系；鼓励创新，加快人工智能科技成果在医疗器械领域转化应用。

三、未来发展方向

从发展趋势看，公众健康信息技术未来将着眼于以下4个方面。

（一）多种底层技术助力公众健康信息技术发展

人工智能技术的发展对公众健康信息技术的应用提供助力。人工智能算法的优化升级，可为公众健康信息技术升级提供有效保障。5G技术的发展则为人工智能与公众健康信息技术提供了基础性的支撑，5G网络利用其高带宽、低延迟的特点使得公众健康信息服务设备可以有效完成数据传输，保障公众健康信息服务设备的即时高效运行，从而发挥公众健康信息技术在疾病预测、诊疗、干预等多种医疗场景下的巨大潜力。

（二）公众健康信息技术将被应用于更多医疗场景

随着经济的发展，公众对健康关注度越来越高，其健康需求也从过去的"以治疗为主"逐渐转化为"以预防为主"。因此，基于可穿戴健康设备及智能家居等物联网技术的公众健康信息技术未来将全面贯穿疾病预防、诊断、治疗、护理等整个健康管理过程。同时，基于获取多维度的用户数据、根据不同人群特征建立数字画像、为其提供定制化诊疗服务的个性化公众健康信息技术将获得发展。

（三）公众健康信息技术的可解释性有待增强

尽管可穿戴健康设备及智能家居的概念被越来越多的公众接受，但无论是硬件供应商还是用户，对于如何使用智能设备中的数据仍然是不清楚的。在完成基础的数据收集与存储后，我们需要解决的问题是使用何种信息技术处理数据，以及对数据处理结果的解释。

（四）建立行业标准用于公众健康信息技术的评测

当前世界各国都在积极寻找针对公众健康信息技术评估的有效方式，该行业也在快速发展，迭代创新。通过建立面向公众健康信息技术统一描述框架并详细说明技术特点、所解决的关键领域问题、衡量指标（如技术适用于何种场景，技术的准确性如何，技术能为患者提供什么服务，是否已在类似人群中测试过，是否引起过不良事件，数据安全性的保障等信息），对信息进行描述，明确技术的适用性和局限性，将有助于指导用户（临床医生和患者）进行技术的选择，区分技术优劣。同时，统一的行业标准也将激发不同供应商的良性竞争。

第三节　公众健康信息技术产业与创新

近年来，以互联网、大数据、人工智能等新兴技术为代表的信息技术迅猛发展，推动数据经济与健康医疗产业的深度融合。公众健康作为大健康产业的重要组成部分，相关信息技术产业与创新受到全国各主要经济体的高度重视。各国与公众健康信息产业及创新相关的政策，除传统的健康医疗信息化建设政策之外，主要体现在大数据、人工智能、"互联网＋"的发展布局方面。本节将从大数据与人工智能技术创新及其在健康医疗领域的应用发展战略等方面，介绍美国、英国、欧盟和中国对公众健康信息技术产业和创新发展的战略布局与发展趋势。

一、国内外新兴公众健康信息产业政策概述

近年来，全球"大健康"产业发展迅速，与健康产业相关的股票市值大约占总市值的13%。大健康产业日益成为全球经济发展引擎。美国健康产业最早起源于1963年，以护理保健和医疗服务为主，仅次于制造业、服务业、金融保险业、房地产业，是增速最快的产业。金融危机后，美国的制造业和零售业萎缩，日常消费萎靡不振，健康产业却异军突起，成为美国经济的重要支柱产业。美国的健康产业主要包括医院医疗服务、长期护理服务、家庭和社区保健服务、健康风险管理服务、医疗商品等方面。其中，家庭和社区保健服务是直接面向公众的健康服务，占美国健康产业的一半，是健康产业中最大的一个板块。英国的大健康产业以国家医疗服务保障体系为主体，涵盖医疗器械和药品研发、生产、流通，以及商业健康保险、健康管理等多方面的内容。从中国目前的政策理论体系及产业规模来看，中国的健康产业还处于初步发展阶段。2018年中国大健康产业市场规模为7.27万亿元，较2017年同比增长10.7%，2019年达到8.78万亿元，较2018年增加1.51万亿元，预计未来中国大健康产业规模将持续扩大。

当前，世界主要经济体已将发展大数据、人工智能上升为国家战略。至少有35个国家在2019年4月之前出台了大数据与人工智能相关的战略发展规划，各国的发展规划中都十分重视推进大数据与人工智能技术在各行各业的研发和应用，其中，美国、英国、欧盟和中国等国家和地区对人工智能技术在健康医疗领域的应用发展进行了着重布局，各国与公众健康信息产业相关的政策，除传统的健康医疗信息化建设政策之外，主要体现在大数据、人工智能、"互联网＋"的发展布局方面。

（一）国外现状

1. 大数据及其在健康医疗行业的应用发展战略　美国白宫科技政策办公室于2012年3月发布《大数据研究与发展计划》，提出"通过收集和处理海量高度复杂的数据和信息，从中挖掘知识、获得启示，以提升创新能力，从而推进科学和工程等领域的创新，增强美国的国土安全，实现教学模式转变"。同时，美国联邦政府通过多种倡议和政策，鼓励和支持健康医疗大数据的应用发展。美国信息技术与创新基金会于2013年11月发布了《支持数据驱动型创新的技术与政策》报告，指出政府应着力培养有技能的专业技术人才以推动大数据技术的研究与开发，应研究制定推动数据开放共享的法律法规，同时让广大公众充分认识到数据开放共享的重大意义。美国白宫科技政策办公室在同年发布《数据－知识－行动》计划，进一步明确了利用大数据提升国家治理、推进前沿创新、助推经济增长的战略路径，国防、健康等重要部门也纷纷推出各自的大数据创新行动。美国总统办公室于2014年5月发布《大数据：把握机遇，守护价值》白皮书，对美国大数据发展与治理的现状、政策法规、存在问题等进行了较为全面的阐述，并提出了有针对性的改进建议，表示在促进大数据发挥正面价值的同时，应该警惕大数据的应用对隐私、公平等长远价值带来的负面影响。美国联邦政府于2016年发布《联邦大数据研发战略计划》，形成包括基础设施、技术研发、数据可信度、数据开放与共享、安全隐私与伦理、人才培养、多主体协同7大维度的系统顶层设计，旨在打造面向未来的大数据创新发展生态。

英国于2013年发布《英国数据能力发展战略规划》，深入挖掘大数据的价值，促进国家社会经济发展。2017年3月英国发布《数字战略2017》，提出7大目标及相应举措，特别是对各个目标都提出了更高标准的要求。一是打造世界一流的数字基础设施；二是使每个人都能获得所需的数字技能；三是成为最适合数字企业创业和成长的国家；四是推动每一个企业顺利实现数字化、智能化转型；五是拥有最安全的网络安全环境；六是塑造平台型政府，为公众提供最优质的数字公共服务；七是充分释放各类数据的潜能同时解决好隐私和伦理等问题。

欧盟委员会于2010年3月发布的《欧盟2020发展战略》，提出3大任务、5大目标、7项计划，提出在知识和创新的基础上发展经济，将推进欧洲数字化进程列为7大计划之一，提出加快构建高速互联网、建立家用和商用统一的数字市场，如部署和应用e-政务、网上医疗、智能家居、数字化技能、安全保障等在线服务。2012年9月发布的《释放欧洲云计算服务潜力》和《云计算发展战略及三大关键行动》建议，推进欧洲云计算关键技术应用发展。2014年发布《数据驱动经济战略》，着力推进"数据价值链战略计划"，旨在发展以数据为核心的全链条欧盟生态体系，使数据在产生、验证、加工后，能够以新的产品和服务的形式实现利用和再利用，实现让数据在价值链的不同阶段都能够创造价值。欧盟大数据价值联盟于2015年发布《欧盟大数据价值战略研究和创新议程》，确立了9个优先发展领域，分别为深度分析、优化架构、隐私保护和匿名机制、可视化和可用性、数据管理工程、技能培养、商业模式和产业生态系统、政策法规和标准、社会认知和影响评估。欧盟委员会于2017年发布《打造欧洲数据经济》报告，分析和总结了数据驱动型经济的潜力和面临的障碍，提出针对性的解决方案，指出数据作为一种新型的经济生产要素，在全球经济发展中日趋重要。近年来，很多经济活动都依赖于数据，为健康产业、食品安全、资源效率等诸多行业创造了更多机遇。欧盟委员会于2020年2月发布《欧洲数据战略》，战略目标是确保欧盟成为数据驱动型社会的领导者，以便商业和公共部门能利用数据更好地进行决策，最终目标是更好地利用数据造福社会，其中包括提升生产效率、构建自由竞争的市场、改善公民的健康状况，同时加强环境保护、提升治理的透明度并为公民提供更加便利的公共服务。为了实现这一目标，欧盟必须在数据保护、公民基本权利、安全和网络安全等方面构建完善的法律框架，并建立欧盟内部市场，汇聚各种规模和不同行业基础的有竞争力的公司。

2. 人工智能及其在健康医疗行业的应用发展战略　美国于2016年5月成立了"人工智能和机器学习委员会"，负责协调美国各界的机构和人士在人工智能研发与应用方面的行动，共同探讨、拟定促进人工智能应用发展的政策法规；同年，相继发布《为人工智能的未来做好准备》和《国家人工智能研究和发展战略规划》，提出7大重点战略方向，包括①对人工智能研发进行长期投资；②研发人机协作方法技术；③理解和应对人工智能可能带来的伦理、法律和社会影响；④确保人工智能系统的安全性；⑤开发公共数据集和人工智能方法技术测试平台；⑥建立评估人工智能技术的标准和基准；⑦更好地把握人工智能研发人才需求。美国国立卫生研究院（National Institute of Health，NIH）于2018年6月发布《NIH数据科学战略计划》，提出机器学习、深度学习、虚拟现实等人工智能方法技术的创新与应用，可能在未来十年里为生物医学研究带来革命性的变化，NIH必须充分利用这些创新性的数据管理与分析的技术成果、计算平台与工具，并将已有的数据科学工作融入更大的数据生态系统。《美国人工智能计划》于2019年2月启动，该计划的主要目标是维持美国在全球的人工智能优势，主要从以下5个方面进行了重点布局。一是投资人工智能研发，二是释放人工智能资源，三是制定人工智能行业治理标准，四是加强人工智能人才培养，五是促进人工智能国际合作。美国同年发布了《国家人工智能研究与发展战略计划：2019年更新版》，对2016年版中提出的七项战略进行了更新，并新增了第八项战略：通过拓展政府和社会资本的合作模式，加速人工智能发展。

英国于2017年11月发布《产业战略：创建适应未来的英国》，明确了人工智能和数字经济的4大优先发展领域：一是将英国建设成为全球数据与人工智能创新中心；二是支持各行各业利用数据分析和人工智能技术；三是在数据和人工智能的安全方面保持领先；四是培养公民数字与人工智能工作技能。英国于2018年4月发布了《产业战略：人工智能》报告，立足引领全球大数据与人工智能发展，从升级改造基础设施、鼓励创新创业、培养和吸引人才、优化市场环境，以及促进区域均衡发展五个方面发力。2019年8月，英国国家卫生服务系统（National Health Service，NHS）投资2.5亿英镑建立国家人工智能实验室，推动人工智能在英国健康医疗行业的应用。

欧盟委员会于2016年6月提出人工智能立法动议。欧盟委员会于2018年4月发布《欧盟人工智能战略》，同年12月发布主题为"人工智能欧洲造"（AI made in Europe）的《人工智能协调计划》，计划从增加投资、提供更多数据、培养人才和确保信任四个关键领域发力，以支持人工智能领域的创新活动。

（二）国内现状

1. 中国大健康信息产业发展相关总体发展规划　中共中央、国务院于2016年10月印发了《"健康中国2030"规划纲要》，要求各地区各部门结合实际认真贯彻落实。《"健康中国2030"规划纲要》提出发展健康服务新业态，要求："积极促进健康与养老、旅游、互联网、健身休闲、食品融合，催生健康新产业、新业态、新模式。发展基于互联网的健康服务，鼓励发展健康体检、咨询等健康服务，促进个性化健康管理服务发展，培育一批有特色的健康管理服务产业，探索推进可穿戴设备、智能健康电子产品和健康医疗移动应用服务等发展。""全面建成统一权威、互联互通的人口健康信息平台，规范和推动'互联网＋健康医疗'服务，创新互联网健康医疗服务模式，持续推进覆盖全生命周期的预防、治疗、康复和自主健康管理一体化的国民健康信息服务。实施健康中国云服务计划，全面建立远程医疗应用体系，发展智慧健康医疗便民惠民服务。""加强健康医疗大数据应用体系建设，推进基于区域人口健康信息平台的医疗健康大数据开放共享、深度挖掘和广泛应用。消除数据壁垒，建立跨部门跨领域密切配合、统一归口的健康医疗数据共享机制，实现公共卫生、计划生育、医疗服务、医疗保障、药品供应、综合管理等应用信息系统数据采集、集成共享和业务协同。"

2. 中国"互联网＋"及其在健康医疗行业的应用发展战略　国务院于2015年7月发布《国务院关于积极推进"互联网＋"行动的指导意见》，提出："充分发挥互联网的高效、便捷优势，提高资源利用效率，降低服务消费成本。大力发展以互联网为载体、线上线下互动的新兴消费，加快发展基于互联网的医疗、健康、养老、教育、旅游、社会保障等新兴服务，创新政府服务模式，提升政府科学决策能力和管理水平。""支持智能健康产品创新和应用，推广全面量化健康生活新方式。鼓励健康服务机构利用云计算、大数据等技术搭建公共信息平台，提供长期跟踪、预测预警的个性化健康管理服务。发展第三方在线健康市场调查、咨询评价、预防管理等应用服务，提升规范化和专业化运营水平。依托现有互联网资源和社会力量，以社区为基础，搭建养老信息服务网络平台，提供护理看护、健康管理、康复照料等居家养老服务。"2018年4月进一步发布《国务院办公厅关于促进"互联网＋医疗健康"发展的意见》，提出健全"互联网＋医疗健康"的服务体系，完善支撑体系，加强行业监管和安全保障，其中与公众健康信息产业密切相关的内容为"开展基于人工智能技术、医疗健康智能设备的移动医疗示范，实现个人健康实时监测与评估、疾病预警、慢病筛查、主动干预"。

3. 中国大数据及其在健康医疗行业的应用发展战略　国务院于2015年8月发布《国务院关于印发促进大数据发展行动纲要的通知》，明确提出推进大数据基础研究和核心技术攻关，围绕数据采集、整理、分析、发掘、展现、应用等环节，打造较为健全的大数据产品体系，完善大数据产业链，在城乡建设、人居环境、健康医疗、社会救助、养老服务、劳动就业、社会保障、质量安全、文化教育、交通旅游、消费维权、城乡服务等领域开展大数据应用示范，推动传统公共服务数据与互联网、移动互联网、可穿戴设备等数据的汇聚整合，开发各类便民应用，优化公共资源配置，提升公共服务水平。2016年6月进一步发布《国务院办公厅关于促进和规范健康医疗大数据应用发展的指导意见》，明确提出："培育健康医疗大数据应用新业态。加强健康医疗海量数据存储清洗、分析挖掘、安全隐私保护等关键技术攻关。积极鼓励社会力量创新发展健康医疗业务，促进健康医疗业务与大数据技术深度融合，加快构建健康医疗大数据产业链，不断推进健康医疗与养生、养老、家政等服务业协同发展。发展居家健康信息服务，规范网上药店和医药物流第三方配送等服务，推动中医药养生、健康养老、健康管理、健康咨询、健康文化、体育健身、健康医疗旅游、健康环境、健康饮食等产业发展。研制推广数字化健康医疗智能设备。支持研发健康医疗相关的人工智能技术、生物三维（3D）打印技术、医用机器人、大型医疗设备、健康和康复辅助器械、可穿戴设备以及相关微型传感器件。加快研发成果转化，提高数字医疗设备、物联网设备、智能健康产品、中医功能状态检测与养生保健仪器设备的生产制造水平，促进健康医疗智能装备产业升级。"

4. 中国人工智能及其在健康医疗行业的应用发展战略　国务院于2017年7月发布《国务院关于印发新一代人工智能发展规划的通知》，提出："围绕大数据智能理论、跨媒体感知计算理论、混合增强智能理论、群体智能理论、自主协同控制与优化决策理论、高级机器学习理论、类脑智能计算理论、量子智能计算理论等方面建立新一代人工智能基础理论体系；围绕知识计算引擎与知识服务技术、跨媒体分析推理技术、群体智能关键技术、混合增强智能新架构和新技术、虚拟现实智能建模技术、智能计算芯片与系统、自然语言处理技术等方面建立新一代人工智能关键共性技术体系；围绕人工智能开源软硬件基础平台、群体智能服务平台、混合增强智能支撑平台、人工智能基础数据与安全检测平台等方面统筹布局人工智能创新平台；加强群体智能健康管理，突破健康大数据分析、物联网等关键技术，研发健康管理可穿戴设备和家庭智能健康检测监测设备，推动健康管理实现从点状监测向连续监测、从短流程管理向长流程管理转变。"

5. 中国相关部委出台的促进新兴公众健康信息产业发展的相关政策　近年来，为贯彻落实以上规划纲要和指导意见，国家科技部、国家卫生健康委员会、国家体育总局、国家药品监督管理局、国家中医药管理局、中央军委后勤保障部联合印发了《"十三五"卫生与健康科技创新专项规划》，国家卫生健康委员会印发了《"十三五"全国人口健康信息化发展规划》《国家健康医疗大数据标准、安全和服务管理办法（试行）》《关于深入推进"互联网＋医疗健康""五个一"服务行动的通知》，工业和信息化部印发了《促进新一代人工智能产业发展三年行动计划（2018—2020年）》，对相关领域和任务进行了具体的部署。特别是随着我国进入老龄化社会，针对老年人的智慧健康养老产业出台了专门政策，2017年工业和信息化部、民政部、国家卫生计生委员会联合印发了《智慧健康养老产业发展行动计划（2017—2020年）》，将以下内容作为重点任务："针对家庭、社区、机构等不同应用环境，发展健康管理类可穿戴设备、便携式健康监测设备、自助式健康检测设备、智能养老监护设备、家庭服务机器人等，满足多样化、个性化健康养老需求。""运用互联网、物联网、大数据等信息技术手段，推进智慧健康养老应用系统集成，对接各级医疗机构及养老服务资源，建立老年健康动态监测机制，整合信息资源，为老年人提供智慧健康养老服务。发展健康养老数据管理和智能分析系统，实现健康养老大数据的智能判读、分析和处理，提供便捷、精准、高效的健康养老服务。""推动企业和健康养老机构充分运用智慧健康养老产品，创新发展慢性病管理、居家健康养老、个性化健康管理、互联网健康咨询、生活照护、养老机构信息化服务等健康养老服务模式。""推进智慧健康养老商业模式创新。"

二、主要技术产业布局与创新趋势

针对主要技术的产业布局，应充分发挥大数据与人工智能在健康医疗领域的价值，研发的新兴健康信息产品应满足公众健康需求并符合伦理和安全要求，同时应重视健康医疗信息的基础设施建设。

（一）产业布局发挥大数据和人工智能在健康医疗领域的价值

《"健康中国2030"规划纲要》对我国健康医疗行业发展提出了更高标准的要求，到2030年实现"健康生活方式得到普及，健康服务质量和健康保障水平不断提高，健康产业繁荣发展，基本实现健康公平，主要健康指标进入高收入国家行列"。人民健康是社会文明进步的基础，是民族昌盛和国家富强的重要标志，也是广大人民群众的共同追求。随着人们生活水平的提高，人口老龄化和退行性疾病的增加，以及环境变化和生物安全威胁等，公众的健康医疗需求日益增加。而我国现有的健康医疗服务体系总量不足、结构不平衡、增速有限，亟须理念创新、技术创新、系统创新。大数据、人工智能、"互联网＋"等技术有助于健康管理和疾病监测、提升医疗效率、促进健康公平，其在健康医疗领域的战略价值将日益得到重视。

（二）新兴健康信息产品应满足公众健康的需求

人口老龄化、疾病谱变化、城镇化、生态环境变化、生活方式转变等因素，给我国维护和促进人民健康带来许多新的挑战。健康医疗服务供给总体不足、结构失衡与人民群众的健康医疗需求不断增长之间的矛盾仍然存在。针对我国健康医疗领域的需求与挑战，应当以医疗服务、健康促进、慢性病管理、应对人口老龄化为核心，围绕健康医疗领域的难题，重点推进人工智能在临床诊断、治疗、创新药物研发、智能健康管理、智慧居家健康养老等领域的应用。

（三）新兴健康信息产品应符合伦理和安全要求

新兴健康信息产品关乎公众的生命健康，其设计必须符合社会伦理、道德法律原则，并且是安全有效的。基于大数据和人工智能的新兴健康信息产品将以"伦理原则-法律规范-技术规则"相互结合的方式得到治理。例如，欧盟《人工智能协调计划》在这方面提出了两大原则，一是设计伦理（ethics by design），要求人工智能技术与设备在设计之初就必须在遵循《通用数据保护条例》的基础上，遵守道德、伦理、法律原则，以及相关的商业竞争法律法规等；二是设计安全（security by design），要求人工智能技术与设备在设计之初必须考虑保护网络安全和便于相关执法活动的开展。我国的《国家健康医疗大数据标准、安全和服务管理办法（试行）》也要求"责任单位选择健康医疗大数据服务提供商时，应当确保其符合国家和行业规定及要求，具备履行相关法规制度、落实相关标准、确保数据安全的能力，建立数据安全管理、个人隐私保护、应急响应管理等方面管理制度。"

（四）重视健康医疗信息的基础设施建设

健康医疗信息系统等基础设施是促进医疗服务、医药研发、药品流通、医疗保障等业务高效开展的重要支撑，也是健康医疗数据的主要来源。因此，各国均将推进健康医疗基础设施建设作为促进健康信息产业发展的基石。智慧健康离不开海量数据支持，医药健康数据是大数据与人工智能应用发展的基础。中国幅员辽阔、人口众多，拥有全球第一的健康医疗数据资源，但在数据资源的可用性上与美、英等国家相比仍然差距较大，要充分发挥数据驱动的健康医疗人工智能应用价值，需要将已有的健康医疗数据规划和人工智能应用发展战略进行有效衔接，在平衡个人隐私保护和数据的可用性的前提下，重点解决数据质量和数据共享两大难题，同时加强信息标准化建设和数据治理，从加速健康医疗数据资源的价值转换。

（李　姣　杨　林　徐晓巍）

参 考 文 献

［1］DIAS D, PAULO SILVA CUNHA J. Wearable health devices——vital sign monitoring, systems and technologies［J］. Sensors, 2018, 18（8）: 28.

［2］黄俊骁，王志宇，丁仲祥，等. 警员可穿戴多体征参数监测系统的设计［J］. 传感技术学报，2017，30（4）: 635-640.

［3］SIM I. Mobile devices and health［J］. N Engl J Med, 2019, 381（10）: 956-968.

［4］DINH-LE C, CHUANG R, CHOKSHI S, et al. Wearable health technology and electronic health record integration: scoping review and future directions［J］. JMIR Mhealth Uhealth, 2019, 7（9）: e12861.

［5］MANDEL J C, KREDA D A, MANDL K D, et al. SMART on FHIR: a standards-based, interoperable apps platform for electronic health records [J]. J Am Med Inform Assoc, 2016, 23（5）: 899-908.

[6] CORAVOS A, KHOZIN S, MANDL K D. Developing and adopting safe and effective digital biomarkers to improve patient outcomes [J]. NPJ Digit Med, 2019, 2（3）: 31-71.

[7] 张磊, 田泽懿, 唐春晖, 等. 生理参数检测技术及设备的研究进展 [J]. 光学仪器, 2020, 42（2）: 87-94.

[8] 程怀志, 郭斌, 谢欣, 等. 我国慢性病患病率的社会人口学分析 [J]. 医学与社会, 2014, 27（3）: 4-6.

[9] GUO L, BERGLIN L, WIKLUND U, et al. Design of a garment-based sensing system for breathing monitoring [J]. Textile Research Journal, 2012, 83（5）: 499-509.

[10] APPELBOOM G, CAMACHO E, ABRAHAM M E, et al. Smart wearable body sensors for patient self-assessment and monitoring [J]. Archives of Public Health, 2014, 72（1）: 28.

[11] KIM J, CAMPBELL A S, DE ÁVILA B E, et al. Wearable biosensors for healthcare monitoring [J]. Nat Biotechnol, 2019, 37（4）: 389-406.

[12] GARDE A, UMEDALY A, ABULNAGA S M, et al. Evaluation of a novel mobile exergame in a school-based environment [J]. Cyberpsychol Behav Soc Netw, 2016, 19（3）: 186-192.

[13] STRAIN T, WIJNDAELE K, DEMPSEY P C, et al. Wearable-device-measured physical activity and future health risk [J]. Nat Med, 2020, 26（9）: 1385-1391.

[14] HASSANNEJAD H, MATRELLA G, CIAMPOLINI P, et al. Automatic diet monitoring: a review of computer vision and wearable sensor-based methods [J]. Int J Food Sci Nutr, 2017, 68（6）: 656-670.

[15] DONG Y, SCISCO J, WILSON M, et al. Detecting periods of eating during free-living by tracking wrist motion [J]. IEEE J Biomed Health Inform, 2014, 18（4）: 1253-1260.

[16] FAROOQ M, SAZONOV E. Automatic measurement of chew count and chewing rate during food intake [J]. Electronics（Basel）, 2016, 5（4）: 62.

[17] HUANG S, LI J, ZHANG P, et al. Detection of mental fatigue state with wearable ECG devices [J]. Int J Med Inform, 2018, 119: 39-46.

[18] SANO A, TAYLOR S, MCHILL A W, et al. Identifying objective physiological markers and modifiable behaviors for self-reported stress and mental health status using wearable sensors and mobile phones: observational study [J]. J Med Internet Res, 2018, 20（6）: e210.

[19] RHEE H, BELYEA M J, STERLING M, et al. Evaluating the validity of an automated device for asthma monitoring for adolescents: correlational design [J]. J Med Internet Res, 2015, 17（10）: e234.

[20] HAQUE A, MILSTEIN A, FEI-FEI L. Illuminating the dark spaces of healthcare with ambient intelligence [J]. Nature, 2020, 585（7824）: 193-202.

[21] SOVACOOL B K, FURSZYFER DEL RIO D D. Smart home technologies in Europe: a critical review of concepts, benefits, risks and policies [J]. Renewable and Sustainable Energy Reviews, 2020, 120: 1-20.

[22] AL-SHAQI R, MOURSHED M, REZGUI Y. Progress in ambient assisted systems for inde-

pendent living by the elderly [J]. Springerplus, 2016, 5: 624-644.

[23] UDDIN M Z, KHAKSAR W, TORRESEN J. Ambient sensors for elderly care and independent living: a survey [J]. Sensors (Basel), 2018, 18 (7): 2027.

[24] WANG J, WARNECKE J M, HAGHI M, et al. Unobtrusive health monitoring in private spaces: the smart vehicle [J]. Sensors (Basel), 2020, 20 (9): 2442.

[25] MORAITOU M, PATELI A, FOTIOU S. Smart health caring home: a systematic review of smart home care for elders and chronic disease patients [J]. Adv Exp Med Biol, 2017, 989: 255-264.

[26] PARK S M, WON D D, LEE B J, et al. A mountable toilet system for personalized health monitoring via the analysis of excreta [J]. Nat Biomed Eng, 2020, 4 (6): 624-635.

[27] CONN N J, SCHWARZ K Q, BORKHOLDER D A. In-home cardiovascular monitoring system for heart failure: comparative study [J]. JMIR Mhealth Uhealth, 2019, 7 (1): e12419.

[28] PENG M, DING Z, WANG L, et al. Detection of sleep biosignals using an intelligent mattress based on Piezoelectric Ceramic Sensors [J]. Sensors (Basel), 2019, 19 (18): 3843-3860.

[29] 姚小慧, 邵堃, 王雯云, 等. 基于隐式感知的老人认知健康评估系统 [J]. 计算机应用与软件, 2018, 35 (3): 70-74.

[30] DEBARD G, MERTENS M, DESCHODT M, et al. Camera-based fall detection using real-world versus simulated data: How far are we from the solution? [J]. Journal of Ambient Intelligence and Smart Environments, 2016, 8: 149-168.

[31] WU C, BOUKHECHBA M, CAI L, et al. Improving momentary stress measurement and prediction with bluetooth encounter networks [J]. 2018, 9: 219-231.

[32] ABDULLAH S, MATTHEWS M, FRANK E, et al. Automatic detection of social rhythms in bipolar disorder [J]. J Am Med Inform Assoc, 2016, 23 (3): 538-543.

[33] SARDA A, MUNUSWAMY S, SARDA S, et al. Using passive smartphone sensing for improved risk stratification of patients with depression and diabetes: cross-sectional observational study [J]. JMIR Mhealth Uhealth, 2019, 7 (1): e11041.

[34] PRADHAN A M, PARK L, SHAYA F T, et al. Consumer health information technology in the prevention of substance abuse: scoping review [J]. J Med Internet Res, 2019, 21 (1): e11297.

[35] 余辉, 梁镇涛, 鄢宇晨. 多来源多模态数据融合与集成研究进展 [J]. 情报理论与实践, 2020, 43 (11): 169-178.

[36] DE S, GUPTA K, STANLEY R J, et al. A comprehensive multi-modal NDE data fusion approach for failure assessment in aircraft lap-joint mimics [J]. 2013, 62 (4): 814-827.

[37] RAMACHANDRAM D, TAYLOR G W. Deep multimodal learning: a survey on recent advances and trends [J]. IEEE Signal Processing Magazine, 2017, 34 (6): 96-108.

[38] GRECO L, RITROVATO P, XHAFA F. An edge-stream computing infrastructure for real-time analysis of wearable sensors data [J]. Future Generation Computer Systems, 2018, 93: 1-35.

[39] MATHUR N, PAUL G, IRVINE J, et al. A practical design and implementation of a low

cost platform for remote monitoring of lower limb health of amputees in the developing world [J]. 2016, 4: 7440-7451.

[40] 徐子犊, 耿季, 张帅, 等. 糖尿病自我管理中人工智能技术应用进展 [J]. 医学信息学杂志, 2020, 41 (1): 14-19.

[41] LIU C, CAO Y, LUO Y, et al. A new deep learning-based food recognition system for dietary assessment on an edge computing service infrastructure [J]. IEEE Transactions on Services Computing, 2018, 11 (2): 249-261.

[42] ZHANG W, YU Q, SIDDIQUIE B, et al. "Snap-n-Eat": food recognition and nutrition estimation on a smartphone [J]. J Diabetes Sci Technol, 2015, 9 (3): 525-533.

[43] XU X, WANG J, HOU L, et al. A dietary management system using radio-frequency identification technology to collect information on chinese food consumption: development and feasibility study [J]. JMIR Mhealth Uhealth, 2018, 6 (8): e166.

[44] DEVARAJAN M, SUBRAMANIYASWAMY V, VIJAYAKUMAR V, et al. Fog-assisted personalized healthcare-support system for remote patients with diabetes [J]. 2019, 10 (10): 3747-3760.

[45] MAGAñA-ESPINOZA P, AQUINO-SANTOS R, CáRDENAS-BENíTEZ N, et al. WiSPH: a wireless sensor network-based home care monitoring system [J]. Sensors (Basel), 2014, 14 (4): 7096-7119.

[46] PRIYADARSHINI R, BARIK R K, DUBEY H J C. Deepfog: fog computing-based deep neural architecture for prediction of stress types, diabetes and hypertension attacks [J]. Computation, 2018, 6 (4): 62-87.

[47] TEY C-K, AN J, CHUNG W-Y. A novel remote rehabilitation system with the fusion of non-invasive wearable device and motion sensing for pulmonary patients [J]. Comput Math Methods Med, 2017, 2017: 1-8.

[48] TAO D, OR C K. Effects of self-management health information technology on glycaemic control for patients with diabetes: a meta-analysis of randomized controlled trials [J]. J Telemed Telecare, 2013, 19 (3): 133-143.

[49] PANDOR A, GOMERSALL T, STEVENS J W, et al. Remote monitoring after recent hospital discharge in patients with heart failure: a systematic review and network meta-analysis [J]. Heart, 2013, 99 (23): 1717-1726.

[50] PARK Y, JACKSON G, FOREMAN M, et al. Evaluating artificial intelligence in medicine: phases of clinical research [J]. JAMIA Open, 2020, 3 (3): 326-331.

[51] REDDY S, ALLAN S, COGHLAN S, et al. A governance model for the application of AI in health care [J]. Journal of the American Medical Informatics Association, 2019, 27 (3): 491-497.

[52] ALAMI H, LEHOUX P, AUCLAIR Y, et al. Artificial intelligence and health technology assessment: anticipating a new level of complexity [J]. Journal of Medical Internet Research, 2020, 22 (7): e17707.

[53] 蔡小舒, 吕晖, 于广军. 美国FDA医疗人工智能软件审核指南研究 [J]. 中国数字医学, 2019, 14 (11): 33-37.

［54］鲍勇，王甦平. 基于国际经验的中国健康产业发展战略与策略［J］. 智慧健康，2019，5（14）：1-4.

［55］李莹莹，张建楠，顾宴菊，等. 医药健康领域的国家人工智能战略发展规划比较研究［J］. 中国工程科学，2019，21（6）：106-113.

［56］陈姿含，郭琪. 人工智能法律规制变迁机理与价值导向［J］. 人工智能，2020（4）：13-23.

第八章　基于平台的公众健康信息服务

第一节　公众健康信息服务平台设计

随着医学科技、大数据、人工智能和可穿戴技术的发展，医疗健康领域的信息资源日益丰富。这些信息资源在健康信息传播、居民健康管理以及疾病监控预警等方面有很好的应用前景。对健康信息资源进行深入分析、整合和加工，能够提高其使用率，增加信息传播的广度，增强医疗健康信息获取的便利性。健康信息服务平台是对健康信息资源加以整合利用的有效工具，可以将分散的健康信息、个人健康数据和医疗数据进行有机融合，为公众、医务人员及卫生管理者提供健康知识与自我健康管理和决策支持服务。在健康信息需求扩张和信息环境持续升级的背景下，各种专题和方向的公众健康信息平台建设方兴未艾。为了使公众健康信息平台发挥更大的效用，本章对公众健康信息平台的设计理念和关键技术、平台设计、国内外主流平台与发展方向进行介绍，不仅希望为专业人士提供参考，也希望促进社会公众参与和有效使用健康信息服务平台。

一、设计理念

（一）以公众健康需求为中心

围绕用户需求设计开发平台是建立和维系平台生命力和持续发展的重中之重。因此，在平台建设规划阶段要明确目标用户的基本需求、喜好以及习惯差异等。公众健康信息服务平台的建设应在考虑我国人群健康特点的基础上，充分考虑用户年龄、职业、教育水平和信息搜索水平等不同个体因素。针对不同类型用户需求特点，在提供不同类型的知识服务的同时，确保信息的可靠、易读和查询便捷。

（二）以健康信息资源建设为根本

公众健康信息服务平台旨在为公众提供准确、权威的健康服务，提升公众的自我健康管理水平。因此，获取准确、全面的健康信息资源是平台建设的重点。信息资源的来源应主要为权威指南、教科书、国家标准等，所收录的信息应来自最新版本，代表研究的最新进展。健康信息资源建设为实现检索及基于知识的推理和应用服务提供知识储备。

（三）注重用户界面交互的友好性

公众健康信息服务平台在建设过程中，应充分考虑不同用户群体的需求特征，以目标用户体验为核心来设计，实现自然的人机交互和良好的用户体验。同时，公众健康信息服务平台需注重视觉元素图标的辨识度。系统界面由视觉体验好的图形、文字组成，引导用户迅速熟悉系统、操作系统。

（四）凸显智能性和可扩展性的特点

公众健康信息服务平台应具有数据分析的能力，基于电子健康档案、电子病历等健康信息，为公众提供个性化的健康服务建议。为体现平台的智能性，应将医疗信息与知识库进行恰当地匹配，通过逻辑推理解决相应的决策问题，提供科学可靠的个性化诊疗建议。此外，信息服务的基础来源于知识，知识是不断更新和完善的，因此需要不断地吸收不同来源、不同结构的领域知识。

二、关键技术

知识整合是平台实现信息服务的基础和核心，是指运用科学的方法对不同来源、不同层次、不同结构、不同内容的知识进行综合和集成，实施再建构，使单一知识、零散知识、新旧知识、显性知识和隐性知识经过整合提升，形成新的知识体系。随着科技的发展，知识整合技术迭代更新的速度较快，以下介绍的是当前知识整合的主流技术，主要涉及数据层、语义层和应用层的整合。

（一）数据层的整合

数据整合与交换系统的构建程序复杂，需结合多种成熟的技术来实现，目前较为常见的是消息中间件、面向服务架构、企业服务总线、Web Service、ETL工具及数据库复制等技术。

1. 消息中间件　在现实情况中，业务系统是异构的，且网络环境复杂。消息中间件作为数据整合与共享的支撑方式，可通过屏蔽硬件、操作系统和网络协议的异构性，保证异构系统间信息传输的稳定性和安全性。

2. 面向服务架构（service-oriented architecture，SOA）　指以事先定义的接口和契约的形式连接起各类异构业务系统间的功能单元，实现相互调用不同系统间服务的需求。

3. 企业服务总线　是SOA架构的关键组件，主要实现用户对服务的个性化配置和管理，以及各类服务资源的系统接入和交互，可降低应用系统、组件的耦合度，提高系统拓展和运行的效率，增强业务和流程变化的适应性。

4. Web Service　具有松散耦合、面向组件和跨技术实现这三大特征，有利于信息共享与交换技术接口的实现。

5. ETL工具及数据库复制　ETL将异构数据转换成标准化结构后存储至数据库，形成标准化数据库。可借助前置机对待整合机构的数据库实现数据的抽取、转换、加载、复制、分析，解决前置机到数据中心之间出现的网络复杂性问题。

（二）语义层整合

1. 本体构建方法　常用的本体构建方法包括手工构建、复用已有本体和自动构建3种。在手工构建过程中，由领域专家对知识及其之间的关系进行把关，但是该过程时间和精力消耗较大、工程管理流程缺乏科学依据，且结果具有一定的主观性。复用已有本体，是一种计算机和人工相结合的方法，利用现有的本体资源（如已存在的叙词表、在线本体库等）获取相关领域的知识和概念关系，作为构建本体的基础性条件。但这种方法存在不同本体之间匹配程度低的缺点。自动构建本体法则是通过自然语言处理、机器学习等技术，由计算机自动实现知识和概念关系等资源的获取，但该方法目前还是处于研究阶段。

2. 常用的基于本体的数据整合方法　包括单本体法、多本体法、混合本体法。①单本体法：在单本体法中，一个全局本体被用作所有异构数据源的通用语义模型，与各个数据源相对应。适用条件是各个数据源属于一致的领域视角，且比较稳定；②多本体法：无须进行全局本体的构建，而且当数据源发生变化时（如添加、删除数据源等），只需改动对应的局部本体，适用于整合领域视角不同或动态性较强的数据源；③混合本体法：与多本体法相似，差别在于通过构建共享术语库（或本体）对领域的基本术语进行描述，可支持整合属于不同领域视角的数据源，但也具有一些缺点：a.难以复用已有本体；b.当数据源数量大、类型多、涉及领域广泛时，构建共享术语库存在一定的难度。

3. 基于CUMLS的语义整合　以现有词表作为语义整合的基础能够提高整合效率，扩展系统的适用性。本文以中文统一医学语言系统（CUMLS）的超级叙词表为例加以介绍。以CUMLS超级叙词表和语义网络为基础构建异构数据源的语义模型，主要涉及应用层、业务逻辑层、数据层（图8-1）。

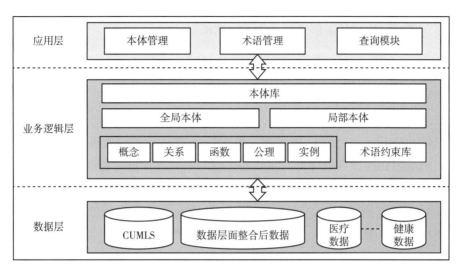

图8-1　语义层医疗数据整合体系结构

（1）应用层：是用户使用与管理本体的交互页面，包括本体管理模块、术语管理模块、查询模块等。用户可以对本体进行编辑、更新，可以进行查询并直接在显示页面上得到查询结果。

（2）业务逻辑层：是系统的核心技术层。当接收到用户输入的某一数据的查询要求，系统会进行逐步检索，先在全局本体上查询，获知待查数据所属的局部本体的类；接着通过局部本体确定该数据的来源，在CUMLS检索与该数据对应的语义信息；最后以用户要求的形式把查询结果返回到显示页面上，实现语义层面的整合。

（3）数据层：是系统的底层，包括各种异构数据源的集合、数据层整合后的数据，以及CUMLS语义及知识集合。业务逻辑层通过数据层与具体的数据源进行交互。

（三）应用层的整合

设计卫生数据整合及共享交换架构，建立基于等级分类的一体化数据共享交换方案，实现居民健康档案的共享，以及在不同级别、不同类型的医疗卫生机构查询检验检查结果、医学影像、医疗费用等医疗数据，为实现全生命期的健康管理提供支撑。

1. 数据整合与交换平台的功能　实现对来自不同来源数据进行数据层面与语义层面的集成与整合，以及面向公众健康服务的相关信息的共享与交换。

2. 面向公众健康服务应用层整合的功能　是知识服务和健康管理等核心业

务。如以 Web 门户平台、手机 App、微信小程序等形式为用户提供知识查询、健康教育、健康评估和健康信息推送等核心功能。

三、平台设计

平台设计采用四层架构（图 8-2），包括数据层、系统层、服务层和用户层。数据层涵盖健康知识的各种来源，主要包括医疗网络资源、专业医学文献、结构化知识库、居民健康档案、电子病历和日常监测数据等；系统层涉及健康知识组织和健康数据存储，主要通过统一的数据标准将不同来源的健康数据和知识进行相互匹配和有机融合，实现数据交换与知识共享；服务层主要在健康知识与个人健康数据相结合的基础上，提供公众健康知识服务和自我健康管理；用户层主要包括患者、健康人群、专业人群等，特别需要关注的是公众的自我健康管理，确保平台传播健康保健知识的同时，还为公众提供个性化的知识服务。

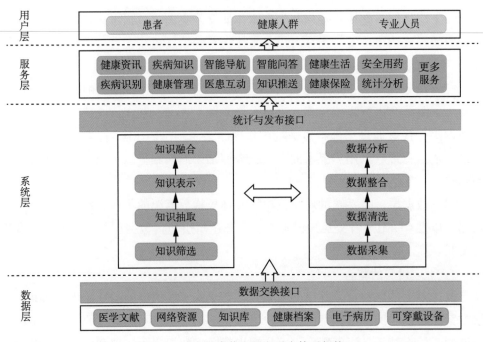

图 8-2　公众健康信息服务平台体系架构

（一）数据层

获取准确、全面的信息资源是平台构建的基础。在平台信息资源建设过程中，一方面要基于用户需求选择相应类型的信息资源，另外一方面要对来源广泛、类型多样的信息资源进行组织再加工，充分揭示各类型资源的内容特征，方便用户获取和使用。平台的知识主要来源于3个方面：一是自建结构化知识库，二是健康网络资源、科学文献数据库，三是医疗健康数据，如电子病历、电子健康档案等。其中自建结构化知识库指包含生理健康和生理健康知识和疾病、诊疗、药物、症状、检查在内的专题知识库。一方面提供公众关心的日常保健、症状和疾病等方面的知识；另一方面通过与医疗健康数据相融合，提供面向公众的个性化健康治疗方案。知识来源包括医学领域核心专著、指南、健康类科普读物、医学领域核心期刊、专家讲座和访谈等音视频、案例、法规等。这些数据资源类型多样，信息存储和表现形式等都有所不同。因此，需要对不同来源的数据和信息进行采集和预处理，将其转化为统一的形式，在扩充和丰富知识库内容的同时，为公众提供最新的健康信息。医疗健康数据涵盖电子健康档案、电子病历、体检数据、可穿戴设备等与个人健康相关数据来源，通过将健康数据和健康知识相互融合，提供针对个体特征的健康知识服务。

（二）系统层

系统层主要包括整个系统涉及的各类数据，该层基于数据层、语义层、应用层3个层面设计一体化医疗健康数据的整合方案，实现面向公众的健康知识、健康咨询、检查检验、医疗服务、公共卫生、健康档案、电子病历等医疗数据集成。

1. 数据层整合　根据公众健康需求，基于合理的数据存储和交换模式，在知识服务应用中，高效的把统一、完整、准确的医疗数据提供给用户。

2. 语义层整合　从基于本体的知识表示视角，结合现有医学本体、医学词表构建语义模型，完成实例融合、域集融合、关系融合、属性融合和概念融合。

3. 应用层整合　围绕公众健康需求，基于知识服务和个性化健康知识服务等核心要求，为就医导航、智能问答、疾病识别、健康信息推送、医患互动、健康管理以及统计分析提供支撑。

（三）功能层

功能层包括公众健康信息服务平台的主要功能（图8-3）。通过对数据层的数据进行抽取、整理、组织和分析，为用户提供符合需求的知识服务。

1. 健康资讯　为公众提供健康服务的最新权威资讯，包括医疗新闻、部门动态报道、健康政策、健康热点、健康经验等。

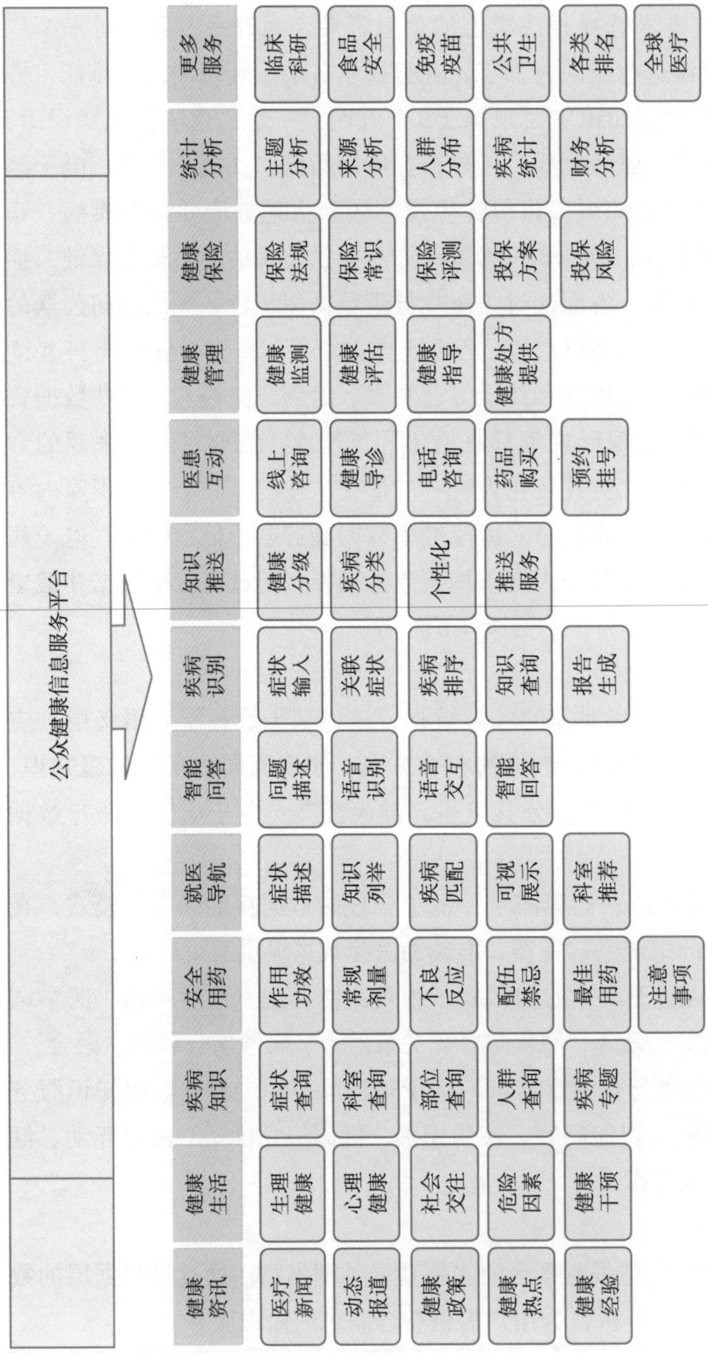

公众健康信息服务平台

健康资讯	健康生活	疾病知识	安全用药	就医导航	智能问答	疾病识别	知识推送	医患互动	健康管理	健康保险	统计分析	更多服务
医疗新闻	生理健康	症状查询	作用功效	症状描述	问题描述	症状输入	健康分级	线上咨询	健康监测	保险法规	主题分析	临床科研
动态报道	心理健康	科室查询	常规剂量	知识列举	语音识别	关联症状	疾病分类	健康导诊	健康评估	保险常识	来源分析	食品安全
健康政策	社会交往	部位查询	不良反应	疾病匹配	语音交互	疾病排序	个性化	电话咨询	健康指导	保险评测	人群分析	免疫疫苗
健康热点	危险因素	人群查询	配伍禁忌	可视展示	智能回答	知识查询	推送服务	药品购买	健康处方提供	投保方案	疾病统计	公共卫生
健康经验	健康干预	疾病专题	最佳用药	科室推荐		报告生成		预约挂号		投保风险	财务分析	各类排名
			注意事项									全球医疗

图 8-3　公众健康信息服务平台功能架构图

2. 健康生活　从健康社会决定因素的内涵出发，提供含生理、心理、社会交往、健康危险因素、健康干预等在内的全方位的健康养生保健生活建议。

3. 疾病知识　提供疾病知识查询服务，公众可按症状、科室、部位、人群等多个维度自查疾病；同时，还提供疾病专题科普，如传染病专题、罕见病专题和常见病防治专题等知识服务，可根据公众需求，针对常见、多发疾病，按照科室分类，梳理其病因、症状、诊断、治疗等信息。

4. 安全用药　提供常见药物的知识，涉及常见药物的功效、常规剂量、不良反应、配伍禁忌、最佳用药以及其他注意事项等。

5. 智能导航　基于症状和疾病知识库，根据居民提供的症状描述，通过可视化终端向居民自动推荐就诊科室。

6. 智能问答　以疾病知识库为基础，利用语音识别等技术，通过可视化终端或移动机器人方式，与居民进行语音交互，提供健康知识服务。

7. 疾病识别　帮助用户根据症状识别疾病。用户输入相应的症状之后，系统根据症状自动列出疑似疾病的排序，并附相应疾病知识的查询入口，自动生成疾病识别报告。

8. 知识推送　根据居民录入的信息，结合健康档案数据，健康评估结果，计算得出居民健康状况的不同危险等级，提示可能患有的主要疾病，为居民提供个性化、智能化的知识推送服务。

9. 医患互动　为公众提供快速问诊的服务。涵盖从诊疗前的线上咨询、电话咨询、药品查询和购买、专家挂号等到就诊期的预约挂号、导诊再到就诊后的康复、随诊、数据追踪等完整的就医环节，为患者提供方便快捷的服务。

10. 健康管理　根据不同的健康需求，为居民提供个性的健康知识服务，包括健康监测、健康评估、健康指导和健康教育处方提供等。

（1）健康监测：通过关联个体疾病就医数据、体检数据、特殊表现的症状数据和个人生活习惯，结合专题知识库进行分析，识别风险因子。通过对个人患病的风险程度进行监测，紧密动态地管理和监测居民身体的疾病情况。

（2）健康评估：根据用户健康状况调整分类，实现动态化分级管理，分析用户病情走势，实现对用户全生命期的管理。同时，通过定期对服务人群进行疾病风险评估，预测健康人群未来发病概率。

（3）健康指导：根据患者的身体状况，针对性地在饮食、运动、生活方面给予预防治疗建议。同时，动态分析不同用户健康情况，推送个性化的健康信息，增强用户的自我健康管理能力。

（4）健康教育处方提供：系统为用户匹配个性化的健康教育处方，包含8个维度，分别是营养膳食处方、健康运动处方、烟酒节制处方、心理减压处方、中医调摄处方、合理用药处方、疾病照护处方、康复管理处方。此外，还可实时更新居民健康风险等级信息，自动为居民更改健康指导处方。

11. 健康保险 整理与公众密切相关的健康保险法规、保险常识、保险评测、投保方案、投保风险等，为公众选择符合自身需求的健康保险提供参考。

12. 统计分析 主要包括关注主题分析、用户来源分析、高危人群分布分析、疾病统计分析和成本效益分析功能。基于后台访问数据，了解公众关注的主题、访问途径；以电子病历、个人健康数据为基础，发现高危人群的分布特点；以时间轴为顺序，分析不同月份、不同疾病的所占数量及比例，为健康管理决策提供数据。结合财务数据进行成本收益分析，为优化医疗卫生资源的纵向和横向配置提供参考。

13. 更多服务 提供临床科研信息的最新发现、疫苗接种、食品安全以及公共卫生实践方面的进展。提供中国医院按照综合排名、专科排名、区域排名（综合实力排名、专科声誉排名、省市上榜专科）的信息。同时，还提供全球医疗的相关讯息，包括全球医院、专科名医、诊疗前沿、创新医药、就医攻略等。

（四）用户层

用户层主要是患者、健康人群和专业人员。健康人群通过系统获取科学权威的健康常识和个性化的防治建议，提升自我健康管理水平。患者通过健康监测、评估、疾病筛查功能及时发现异常指标，获取个性化、多元化的综合健康指导方案；专业人员借助统计分析功能了解辖区内人口分布情况、高危人群占比、人群患病情况，为制定下一步的防治策略提供参考。

四、国内外主流平台与发展方向

（一）国外知名公众健康信息平台

国外在公众健康信息服务平台建设方面起步较早，多数是以政府为主导，保证了健康信息的真实可靠。国外主流平台主要如下。

1. 美国 Medline Plus Medline Plus 是美国国家医学图书馆（NLM）研发的公众健康网站，主要包含四大服务内容：①健康主题：是 Medline Plus 的核心服务模块，收录了 1000 多种疾病的症状、病因、治疗和预防方法等，并可直接链接来自 NIH、PubMed 等权威来源的参考文献。网站包含 150 多种医学测试描述、130 多种遗传条件，1400 个基因、人类染色体和线粒体 DNA 的信息，为筛查、诊断和治疗指导各类健康异常情况提供参考。②药物及药物补充剂：收录 10000 多种处方药和非处方药的相关信息，涉及不良反应、常规剂量、注意事项以及每种药物的储存方式等；提供健康食谱，每个食谱均附有完整的营养成分标签。③医学百科全书：包括疾病医学图像、视频、测试、症状、伤害和手术的4000多条信息。④视频和工具：通过互动教程为公众提供最新的治疗方法、药物信息，以及专业术语、视频和图谱服务。

2. **欧盟EUPHIX**　欧盟的EUPHIX面向专业人员和决策者，提供关于卫生保健、死亡和疾病等相关知识以及相关健康危险因素、健康干预等公共卫生信息。网站中的"人口统计学"栏目显示男性、女性及不同年龄组人群的健康状况，提供按年龄和性别划分的人口规模、粗出生率、已生育女性的年龄分布、生育率、欧盟国家的人口趋势预测、社会经济因素、健康决定因素等信息。

3. **美国Health finder**　美国的Health finder由疾病预防和健康促进中心、美国卫生与公共服务部等部门维护，提供的服务包括健康状况、医生就诊、健康生活和孕期保健等主题服务。另外网站还可链接至"Department of Health and Human Services"（HHS）网站，阐述隐私政策、信息自由法、版权政策、免责声明等事宜。其下设的Health and Nutrition提供包含医生和医疗设施、家庭和子女抚养费的财务帮助、政府提供的卫生信息、健康保险、购买和使用药物、心理健康和药物滥用、疫苗等在内的健康服务。

4. **加拿大Public health**　加拿大的Public health包括公共卫生通告、传染性疾病、慢性病、旅游健康、食品安全、免疫和疫苗、生物安全、应急响应、伤害预防、健康促进、筹资、健康监测、公共卫生实践等，详见表8-1。

5. **澳大利亚Health Insite**　在健康主题中可以查找各种健康信息，这些信息可以根据不同年龄阶段人群健康危险因素的特点进行划分，也可以根据症状进行分类。居民在网站上通过对比疾病信息和自己的症状，判断自身可能患有的疾病。通过症状筛查器，可筛查包括腹痛、新型冠状病毒肺炎、焦虑和抑郁、性健康及其他常见症状的疾病。此外，通过网站还可以寻求健康服务，包括全科医生、COVID-19服务、药店、急诊等服务。

6. **英国卫生部网站**　英国卫生部网站是目前全英国最大的有关疾病、治疗、保健等与健康相关的综合性信息服务平台，提供即时的医疗新闻、部门动态报道、权威政策，以及公众关注的健康问题。主要内容包括以下几个方面。

（1）疾病查询（health A-Z）：通过症状、体征、药品、治疗等关键词进行查询相关疾病的详细信息。

（2）健康生活（live well）：针对常见的健康问题，为公众提供健康知识。通过健康教育和健康促进，帮助居民保持更加健康的生活。

表8-1　加拿大 Public health 各服务信息的功能

服务和信息	功　能
公共卫生知识	查找有关疾病暴发或可能对人群造成健康风险的信息，获取有关如何自我防护的信息
传染性疾病	了解疾病、疫苗接种、血液、器官组织的捐赠等信息
慢性疾病	发现可能人群的风险
旅游健康	寻找安全旅行的信息，避免在旅行中发生患病风险
食品安全	访问最新的食物召回信息，了解食物过敏、引起疾病等信息
免疫和疫苗	了解有关免疫和疫苗的信息，包括疫苗可预防的疾病、可接种时间等
生物安全	了解有关生物安全标准、病原体危害、接触报告、注册、许可证、操作要求的信息
应急响应	了解如何应对流行病或其他可能危险因素的侵害
伤害预防	获取有关任意年龄段人群可能发生的伤害及如何在工作或家庭中防止伤害的实例
健康促进	学习改善整个生命周期的健康及有关滥用药物、吸烟可能发生的风险
筹资	了解有关赠款和捐款计划，如何提供资金等信息
健康监测	获取有关促进健康的方式，了解疾病的传播、病毒、血液、药物等的安全处理的规范
公共卫生实践	规划公共卫生事业，为公共卫生领域专家提供信息、网络资源和培训

（3）关怀与支持（care and support）：提供与国家卫生保健政策相适应的居民健康保险服务、记录注册者信息等。

（4）怀孕：包括与婴儿、妊娠、分娩相关的知识，如分娩到期日计算器、与COVID-19可能存在的关系、怀孕计划、初次怀孕时的注意事项、怀孕期间的测试检查、母婴保健方法、妊娠期可能发生疾病及并发症等。

（二）国内主要公众健康信息平台举例

国内公众健康信息服务以图书馆开展健康服务为主，主要包括3个层面：①围绕患者及患者家属的健康教育服务，如在社区开展急救知识教育与宣传；②基于图书馆已有的信息资源开展信息素养教育，结合图书馆的自身资源优势采用网络、视频、科普讲座等方式为公众提供健康信息服务；③开发健康信息服务平台。公益性质的公众健康信息服务平台以中国公众健康网为代表，该网站由中国医学科学院医学信息研究所创办并维护，与中国科学技术协会、中华医学会、中华预防医学会、中国药学会等官方权威机构共同制作，网站可按照内科、内分泌科、普外科、妇科、儿科等科室进行分类查询疾病，也可按部位/系统/人群查询。其健康指南中拥有医生信息数据库、医院信息数据库、健康科普图书和健康科普视频等，涉及健康快讯、健康生活、健康饮食、心理健康、急救知识、母婴保健、健康新观念以及传染病防治等主题，为大众提供常见疾病和药物治疗方面的知识服务。

（三）发展方向

1. 具有公益性质 健康信息涉及个人信息保护、合法权益、所提供信息的科学责任等。在收集、梳理、整合和利用健康信息的过程中，存在个人隐私泄露、被他人误用、错用甚至恶意利用的风险。在这种情况下，健康信息服务应强调其公益性质，特别是关系到公众健康时。因此，由政府有关部门或社会组织推动公众健康信息服务具有独特的优势。通过建立以政府为主导的具有公益性质公众健康信息服务平台，联合多部门、跨机构整合多种主体服务，扩展健康信息容量，能够提高公众健康信息服务的全面性、科学性、安全性、准确性和可信赖性。

2. 建立有效的监管和评估机制 伴随着互联网中公众健康信息的急剧增长，公众倾向于通过网络获取健康信息，而网络信息资源良莠不齐，质量难以保证，为公众获取和利用健康知识增加了难度。因此，一方面要建立和完善面向医学专家、健康信息网站及公众的伦理原则和行为准则，根据公众健康信息服务的性质出台不同级别的监管法律法规，明确健康信息服务平台监管的主体机构，定期评估监管效果；另一方面，针对健康信息服务平台评价应用很少，缺少健康信息质量认证等问题，建立我国健康信息服务平台的质量评价方法、准则、体系，推进健康信息服务平台的信息质量评估的实践应用。

3. 整合利用多种健康信息数据库 整合利用多种健康信息数据库是构建全面、系统的公众健康信息服务平台的基础。在技术层面，在对各种知识整合和加工的标准、方法和技术进行比较分析的基础上，探索适合我国实际情况的公众健康知识整合技术，研究将各种不同载体、不同类型、分散异构的知识资源无缝链接的方式，为知识服务、健康管理和决策支持等应用提供技术支撑。在组织合作层面，加强与医疗机构、高校等专业机构的合作，共同构建健康信息数据库，为实现居民健康档案、电子病历、医保信息等的有效整合，促进我国公众健康信息服务平台的建设奠定基础。

4. 互动型公众平台 围绕着公众和专业人员等主要用户的需求，构建兼具权威性和互动性的公众健康信息服务平台。首先，平台不仅能够静态展示健康常识，还可以通过整合来自可穿戴设备、健康档案及电子病历等的健康数据，为居民提供个性化的预防治疗建议，实现科学规范的自我健康管理；其次，提供个人与个人之间、医院与个人之间互动的媒介平台，通过交流互动科普健康知识，提升公众的健康素养；再次，建立互动反馈机制，收集并处理公众关于平台使用的反馈意见，完善健康信息服务平台的功能建设，促进健康资源的利用和健康信息的传播。

第二节　个人健康档案

目前已有的公众健康信息服务，在知识服务方面提供了健康咨询、网上预约等服务，但在有效利用个人数据和个性化服务方面需要强化。个人健康档案是很重要的健康数据记录，是以居民个人健康为核心，贯穿居民整个生命过程的健康记录。随着信息环境发展变化，个人健康档案可以发挥的作用越来越大，已经成为健康服务极为重要的基础设施。居民通过个人健康档案不仅能够系统、全面地了解自己不同生命阶段的健康状况和利用卫生健康服务情况，还能接受卫生健康相关机构及家庭医生等的健康咨询和指导，提高健康自我管理和主动识别健康风险的能力；个人健康档案还能够满足健康管理和决策的需要，持续动态积累的健康档案不仅有助于系统的掌握服务对象的健康状况，及时筛查高危人群并实施有效的防治服务，而且能够帮助卫生健康管理行政部门客观地评价居民健康水平、卫生健康服务工作质量和效率、医疗费用负担、医疗行为监管等，为卫生健康规划和政策制定、绩效考核，以及突发公共卫生事件应急管理提供科学决策依据。

一、应用现状

（一）个人健康档案定义、数据来源及服务形式

1. 个人健康档案定义　国外对于个人健康档案的相关概念进行了界定。美国《健康保险携带与责任法》将"受保护健康信息"定义为由受医疗卫生组织或其商业伙伴持有或传输的以口头、书面和电子等任何形式或媒体存在的可识别的个人健康信息；加拿大《个人健康信息保护法》将"个人健康信息"定义为以任何形式记录的涉及个人健康、健康史、卫生保健、个人健康识别码或其他在卫生保健服务过程中收集的识别信息；澳大利亚《个人控制的电子健康记录法》将"个人健康信息"定义为在疾病预防、体检、诊断、治疗、医学研究过程中涉及

的个人身体和精神的健康状况、家族病史等的信息。不同国家对健康信息的定义虽不尽相同，但核心皆为能够反映个人健康特征、贯穿生命过程、内容相对稳定、客观性强的具有个体识别性的健康信息，包括普通标识符（如姓名、地址、出生日期、社会安全号码等）、个人身体或心理健康状况信息、个人健康照护信息、费用信息等。

我国也对相关概念进行了界定。2009年，卫生部印发的《卫生部关于规范城乡居民健康档案管理的指导意见》中对健康档案界定为医疗卫生机构为城乡居民提供医疗卫生服务过程中的规范记录，是以居民个人健康为核心、贯穿整个生命过程、涵盖各种健康相关因素的系统化文件记录。2014年5月国家卫生和计划生育委员会印发的《人口健康信息管理办法（试行）》中所称的人口健康信息，是指依据国家法律法规和工作职责，各级各类医疗卫生计生服务机构在服务和管理过程中产生的人口基本信息、医疗卫生服务信息等人口健康信息。《区域人口健康信息化建设与发展》一书中对健康档案的界定：健康档案是居民健康管理（如疾病防治、健康保护、健康促进等）过程的规范、科学记录，是以居民个人健康为核心，贯穿整个生命过程，涵盖各种健康相关因素、实现多渠道信息动态收集，满足居民自我保健和健康管理、健康决策需要的信息资源。

参考国内外相关概念的定义，我们将个人健康档案定义为：个体从出生到死亡的整个过程中，其健康状况的发展变化情况、所接受的各项卫生健康服务记录，以及各级各类卫生健康服务和管理机构产生的与居民健康相关的管理信息。

2. 个人健康档案数据来源

（1）公共卫生数据：主要是由基层医疗卫生服务机构的日常业务产生，涉及健康档案、妇女保健、慢性病管理、传染病管理、健康体检等信息。其中健康档案信息，包括家庭档案（如住址、人数、各成员基本资料、家族疾病史、建档日期等）和个人档案（如个人基本信息、既往病史等）；妇女保健信息，主要包括孕产妇信息（如基本信息、病史、产前检查、高危监测等）、产褥期信息（如分娩记录、母婴访视、42天检查等）、更年期信息（如随访记录、月经情况、体格检查等）和健康检查信息；慢性病和传染病管理信息，主要包括患者基本信息、发病报告信息（如日期、诊断结果等）、随访信息等；健康体检信息，主要包括体检人历次体检信息（如身高、体重、血压等基本信息，内科、外科、五官科检查信息，心电图、放射、超声、检验等检查信息，检查结论、建议等）和体检辅助信息（如体检管理卡编号、体检人基本信息、体检医生信息、检查日期等）两大类。

（2）医疗服务数据：主要是从医院信息系统（如 HIS、LIS、RIS 系统等）中采集的相关数据，包括患者基本信息、患者就诊履历、检验报告、门诊住院病历等。其中患者就诊履历信息包括就诊记录（如就诊医疗机构、科室、诊断、就诊日期等）、收费明细及类别（如门诊、住院费用等）；检验报告包括患者信息、检查类别、检查时间、检查结果等；住院病历包括病案首页和出院小结，涵盖检验、检查、手术等方面信息。

（3）医疗保障数据：来源于医院 HIS 系统，包括交易记录数据、门诊挂号数据、门诊费用明细数据、住院出入院数据、住院费用明细数据等。其中交易记录数据，是医保参保人员在医疗机构一次就诊记录数据，包括账户信息、总费用、分类费用等；门诊挂号数据包括患者身份信息、挂号费用等；门诊费用明细数据包括患者身份信息、项目明细信息、医生信息等数据；住院出入院数据包括患者身份信息、入院诊断、住院天数等；住院费用明细数据包括住院期间患者身份信息、项目明细信息、医生信息等数据。

3. 个人健康档案服务主要形式　个体从出生到死亡的整个生命过程中，健康状况基本分为4种情况，即健康、亚健康、疾病、康复，本部分从这4个方面来阐述个人健康档案服务的主要形式。

（1）健康评估与健康教育：对健康人群，主要是通过全面、系统地收集个人和群体的健康信息，对个体或群体的健康进行全面监测、分析、评估、提供健康咨询和指导。目前国内外已经开展的有健康评估、健康教育等。

1）健康评估：居民可以通过健康评估系统自动对健康进行评估，健康服务机构也可以对居民基本信息、健康状况等进行综合分析，对居民进行健康评估并反馈相应的健康指导建议。

2）健康教育：居民可以通过一定的途径，例如健康档案信息门户或者健康教育信息化管理平台，查找与自己健康关系密切的个体化的健康教育知识、健康保健知识与技能、医疗资源信息等。平台可以与电子健康档案进行关联，提供相应的有针对性的指导。

（2）健康监测与风险预警：对于亚健康人群主要是指利用居民健康信息预测个体健康状态的可能变化和人群健康状态的发展趋势，及时制定与实行科学有效的预防措施，对健康危险因素进行干预，其主要形式有健康监测和风险预警等。

1）健康监测：通过监测仪，测量居民的心电图、血压、脉搏、血氧饱和度、呼吸频率等数据，将其上传到健康管理平台上，居民可以查看测量数据，也可以按分类查看趋势图，同时健康管理平台还可以进行智能化分析并由专业人员审核后反馈给居民。

2）风险预警：用户使用微型动态心电仪、血压计、血糖仪等生理信号采集设备采集居民个人健康档案，通过与手机、计算机、电视机顶盒连接，将数据上传至健康管理平台，平台可以结合用户个人健康档案对数据进行分析，并将分析结果快速反馈给用户。与此同时，社区中心或医院的医生可通过互联网查看相应人群的生理指标。一旦用户的生理信号检测异常，健康管理平台将自动给出预警信息，通知用户前往医院就医。

（3）在线医疗服务：对患有疾病人群的个人健康档案服务主要是指通过规范收集和合理利用疾病的发生、发展、预后信息及全人群疾病动态信息，为居民疾病的诊断和治疗提供便利，主要包括在线咨询、预约挂号、疾病诊断、疾病治疗和检查结果查询等服务。

1）在线咨询：居民通过登录健康管理平台或各联网医院所提供的咨询资源进行健康咨询申请，中心平台统一处理居民健康咨询申请，并将咨询结果反馈至患者（以手机短信、电子邮件等方式）。

2）预约挂号：通过门诊预约平台，实现统一的预约服务信息共享，使公众在预约平台上享受医院的预约服务。

3）疾病诊疗：疾病诊疗过程是在医疗服务机构内部进行的，通过信息化可以方便居民就诊并减少等待时间，支持系统主要是临床诊疗信息服务系统。

4）检查结果查询：居民通过登录门户网站，利用用户名、密码网上查询个人检验化验报告。

（4）跟踪随访：在居民康复阶段提供的个人健康档案服务，主要是通过收集、整理、分析和定期更新康复医疗服务信息，动态掌握康复患者疾病状态和相关康复影响因素，对患者进行康复指导，对于大手术、癌症放化疗等患者进行跟踪随访和生存分析。

（二）国外个人健康档案典型案例

1. 加拿大国家电子健康档案系统　内容如表8-2所示。

2. 德国医疗档案信息建设　内容如表8-3所示。

表8-2 加拿大国家电子健康档案系统

项目	相关内容
资金来源	政府通过税收筹集
承建机构	第三方机构Infoway，负责领导全国卫生信息化建设，重点推动具有统一标准的、可交互的电子健康档案
功能	建立覆盖全国的电子健康系统，实现从本地、区域、省、到全国的点到点的电子健康记录信息共享和互操作
协同应用	患者就医时，医生可以实时共享电子健康档案，同时把诊疗信息及时传送到原居住地的信息系统
访问	一旦连接到任何一个EHRs实施点，这些经过授权的服务点可以安全访问所有经共享的信息

表8-3 德国医疗档案信息建设

项目	相关内容
标准	制定了相应的标准，对数据格式进行了统一
平台	搭建了一体化的信息服务平台
时间节点	2018年，推出了电子医疗档案并覆盖上千万人员
应用方式	检查结果、化验数据、X线片等可以免费储存
共享方式	与医生进行共享
覆盖范围	14家主要法定医保机构和两家私立医保公司的1350万名参保人员
主要功能	提醒疫苗接种、提示药物配伍禁忌、不良反应

3. 澳大利亚电子健康档案 内容如表8-4所示。

表8-4 澳大利亚电子健康档案

项目	相关内容
组织机构	2005年成立了国家电子健康过渡管理局（2016年解散），实施"健康连接"（Health Connect）项目；2016年成立了澳大利亚电子健康署
配套政策	2009年，颁布了《医疗保健标识法案》（the Healthcare Identifiers Act 2010）
开始使用	2012年，"个人控制的电子健康档案"系统在全国范围投入使用
调整	2016年，把"个人控制电子健康档案"更名为"我的健康档案"，同时将"我的健康档案"的选择性加入（opt-in）模式更改为选择性退出（opt-out）模式

（三）我国个人健康档案应用的发展历程及典型案例

1. 我国个人健康档案应用发展历程　我国的个人健康档案应用研究起步较晚，是伴随着卫生信息系统与社区卫生信息化的发展而展开。经历了从无到有、从零散到系统、从局部到整体、从纸质到电子化的发展过程，主要包括4个发展阶段。

（1）第一阶段：重点人群个人健康档案应用。以疾病为导向，单病种为主的健康记录出现，包括儿童计划免疫档案、孕产妇保健卡。建档重点由单病种向不同人群过渡，出现电子化萌芽。包括20世纪80年代末，出现以儿童、妇女、60岁及以上老年人群为主的健康档案，并在健康促进中建立行为危险因素监测系统，增加了高血压、糖尿病等慢性病及相关行为危险因素的内容。

（2）第二阶段：标准制定及完善阶段。2005年国家"十五"国家科技攻关计划"重大疾病社区预防与控制适宜技术研究"项目中《社区卫生信息技术标准研究》提出将建立以健康为核心，涵盖全部生命过程的个人、家庭、社区健康档案。

（3）第三阶段：快速规范发展阶段。2009年，新医改方案公布，提出加快卫生信息化建设。同年，卫生部印发关于《基于健康档案的区域卫生信息平台建设技术解决方案（试行）》《健康档案基本架构与数据标准（试行）》及《卫生部关于规范城乡居民健康档案管理的指导意见》的通知，为我国后期电子健康档案的快速发展奠定了基础。2011年，卫生部出台关于印发《国家基本公共卫生服务规范（2011年版）》的通知，对电子健康档案的服务规范内容进行了补充和完善。2012年9月，"健康中国2020"战略规划实施，其目标是实现覆盖城乡居民的医疗服务和完善居民的健康档案使用与管理制度。

（4）第四阶段：全面提升阶段。2016年，《基层医疗卫生信息系统基本功能规范》印发，促使我国基层医疗卫生信息系统快速发展。2017年，国家卫生和计划生育委员会印发《"十三五"全国人口健康信息化发展规划》，提出"到2020年，基本实现城乡居民拥有规范化的电子健康档案和功能完备的健康卡"。2020年，国家卫生健康委员会印发《关于深入推进"互联网＋医疗健康""五个一"服务行动的通知》，提出"要加快实现电子健康档案与电子病历、公共卫生服务信息的对接联动，在保障数据安全和个人隐私的基础上，推进电子健康档案在线查询和规范使用，明确开放内容、统一开放路径，逐步实现居民本人或授权便捷调阅个人电子健康档案，更好地记录和管理居民全生命周期的健康信息"。新型信息技术与卫生健康融合发展，促使个人健康档案应用不断优化、全面提升。

2. 我国个人健康档案应用典型案例

（1）上海闵行居民电子健康档案应用：内容如表8-5所示。

表8-5　上海闵行居民电子健康档案应用

项目	相关内容
建设原则	整体规划、统一设计、精心打造
主要内容	以建立居民电子健康档案为基础，统一了居民身份识别，整合了区域现有卫生信息资源
信息化支撑	研发并使用了社区预防保健、慢性病管理和肿瘤筛查管理软件
主要作用	转变社区卫生服务运行机制和居民健康管理模式，提高服务效率和管理水平
业务联动	开通了区域远程医疗会诊中心，并与三级医院电子病历进行共享
配套内容	建设了健康小屋，开展了社区卫生服务机构和社区卫生人员的绩效考核

（2）厦门市电子健康档案系统：内容如表8-6所示。

表8-6　厦门市电子健康档案系统

项目	相关内容
建设目标	"居民电子健康档案跟人走"的目标，拓展线上线下便民惠民应用
主要内容	建立了统一的、可管理的终身电子健康档案
信息化支撑	建立基于云模式的基层医疗卫生机构管理信息系统，覆盖了所有的基层医疗卫生机构
主要功能	利用患者各种医疗保健活动记录数据，自动生成电子健康档案，并与相应电子病历实现共享，实现电子健康档案的动态管理
标准制定	制定了《厦门市居民电子健康档案数据规范》
覆盖范围	已经覆盖95%的常住人口，目前每月居民电子健康档案共享40万人次以上
功能	治疗用药提醒、检验检查结果共享、调阅患者在其他医院的历史报告
作用	减少了重复检查，为居民节省医疗费用支出

二、发展方向

（一）开放个人健康档案服务

个人健康档案汇聚了居民在社区的电子健康档案信息、诊疗信息及医疗机构的电子病历摘要信息，具有全面、权威、可靠，以及可嵌入基本公共卫生和家庭医生签约服务等优势。这是居民最迫切需要的健康信息服务，是主要的医疗卫生服务信息来源。从目前来看，这也是能有效解决居民健康信息碎片化的途径之一。健康体检、基因测序、物联网、智能设备等居民个人在医疗卫生机构以外产生的健康相关的数据，需要有一个以居民个人为中心的安全存储和授权使用的服务端点，帮助居民实现个人健康数据统一管理。健康保险、医养结合、体育健身等健康关联数据，也需要能与上述健康相关数据有机结合、整合利用。此外，利用移动终端帮助居民实现在任何时间、任何地点查询自己的健康档案信息，了解自身健康状况和疾病诊疗信息，从而提高居民自我健康管理意识。

（二）个人自我健康监测和管理

居民可利用移动终端随时随地、连续不断地记录个人日常生活相关的健康信息并进行管理的应用，利用移动设备和传感器长期、连续地对人体的体征信息、运动信息、睡眠和生活环境等进行无线动态连续健康监测，通过对监测的数据进行提取、融合和分析处理，实现对人体健康状况的实时监测、早期预警和长期跟踪，达到以预防为主、无症自诊及日常监护的目的。居民还可以基于个人健康信息构造健康画像，通过健康画像与各类健康服务提供方进行智能匹配和跟踪评价，通过自我健康管理，转变原有生活方式，实现疾病的早期预防和治疗，进而满足居民享受全方位就医咨询、疾病诊疗、健康管理和医疗保健等健康服务的需求，实现个性化、精准化的健康服务。

（三）智慧化就医

由于居民在不同功能定位和特色专长的医疗服务机构接受服务，必然要求各级各类医疗卫生机构能够方便、快捷地提供可靠的医疗服务信息，包括门诊、住院、检查检验、体检等各类医疗服务信息，以及健康教育、疾病预防、康复、护理等健康信息。此外，还要求以上信息能够在不同机构间实现授权调阅和共享互认，以免除居民保存和携带各类就诊资料、重复填写和描述历史信息、重复进行各类检查、检验等麻烦，以及可能的遗漏和差错。在符合医疗质量控制和患者知情同意的前提下，推动医疗机构间电子病历、检查检验结果、医学影像资料等个人健康档案调阅共享与信息互认。患者就医时，通过电子就诊卡，实现整个就诊过程电子化。使用RFID腕带，实现对患者的无线移动护理及定位。

第三节　公众健康信息平台助力健康管理

随着慢性病患者和中国老龄人口逐渐增多，医疗负担正在加重。同时，随着人们生活质量的逐步提高，对公众健康信息服务也提出了更高的要求，居民健康管理需求不断释放与医疗服务能力不足的矛盾急需解决。当前，公众生活的信息环境发生了深刻变化。以智能手机和移动互联网为标志，公众日常生活信息化加速到来，普通人的24小时已被信息技术全面渗透。智能可穿戴设备、人工智能、移动互联网和大数据技术已进入了实践应用，使个性化的健康管理服务成为可能，也促进了健康服务正从以医院为中心向以患者为中心提供开放的全生命周期医疗健康服务的方向转变。通过建立互联互通的医疗健康数据和信息共享平台，打造从胎儿到生命终点的全生命周期的医疗健康服务模式，实现监测、干预、诊断、医疗过程的智能化，将有利于为健康、亚健康、疾病、康复等不同人群提供个性化健康服务。

一、时代背景

随着工业化和城市化的不断发展，经济文化、社会生活、环境与行为方式等因素发生改变，并发症种类与数量增多导致多重慢性病共患，吸烟、饮酒、不良膳食行为以及缺乏体力活动等危险因素盛行，环境污染、精神压力等因素也与疾病的发生发展密切相关。此外，年龄也是患病率增长的主要影响因素。中国疾病预防控制中心研究者发表的调查数据显示，我国60岁及以上老年人群中，75.8%的人被1种及以上慢性病困扰，且一人身患多种慢性病现象严重。在被调查的60岁及以上居民中，58.3%患有高血压，19.4%患有糖尿病，37.2%患有血脂异常。老龄人口慢性病高患病率叠加老年人口比重上升。

随着健康意识的增加和全球各地不断上升的医疗保健费用，新技术、新型材料和新型生物传感器的日新月异，用于疾病预防和早期诊断及治疗的先进新技术获得越来越多的重视，信息技术的应用使人们能够更容易地评测其健康状态，采用更好的生活方式，以及预防大多数严重疾病。基于此，充分利用公众健康信息平台开展健康管理，通过信息技术传播营养膳食、运动、中医治疗等方面的知识，改变不良健康行为，预防疾病，实现切实有效、针对性强的精准健康管理服务能力，推动居民的健康素养和自我健康管理能力，通过个性化有效的健康指导，让群众真正能够获得幸福感是下一步发展的趋势。

二、智能化健康知识服务

（一）健康知识采集系统

健康知识服务平台知识内容是否具有丰富性、可靠性和权威性，直接影响其推送健康知识服务质量和效率。健康知识采集系统通过两种途径（自建健康知识和自动方式）采集相关数据信息，构建形成健康知识库。主要功能包括健康知识自动采集、自建健康知识、健康知识数据库。

1. 健康知识自动采集　通过分析和采集指定的互联网信息，以自动化的方式收集、整理与公众健康相关的新闻资讯动态、科技报道、健康政策法规。

2. 自建健康知识　通过组织自有人员或购买外包服务，收集整合针对性强、符合实际业务运行特点的健康知识。

3. 健康知识数据库　通过大数据方法对健康知识自动采集模块和自建健康知识模块获取的多源异构的健康数据和信息进行去噪、去重等清洗过滤处理和整合，形成健康知识数据库，并将数据存储在健康云数据中心，为健康知识服务平台其他系统功能和其他系统业务开展提供数据支撑。

（二）健康知识管理

健康知识管理系统是依托先进的信息处理和加工技术，基于统一的数据知识管理规范和标准，对健康知识资源进行审核和加工，即相关健康知识资源按照指定标准，基于指定规则进行排重、分类、加工、标引和关联，为定向、精准的健康知识服务和个性化推送奠定规范的数据基础。其主要功能包括健康知识加工和健康知识审核。

1. 健康知识加工　分为知识遴选和知识关联。知识遴选是从健康知识数据库数据中抽取不同健康知识实体、关系、语义类及属性等知识要素，进而形成结构化的数据。知识关联利用自动标注技术，基于健康知识的规范，实现对文本内容相关知识节点的关联操作，进而实现不同健康知识文本内容的关联。

2. 健康知识审核　系统管理员或专业医学人员对健康知识自动加工、标注和关联情况进行审核修订，避免不必要的错误产生。

（三）健康知识服务系统

健康知识服务系统通过对已采集和加工管理的健康知识数据进行整合和揭示，与卫生健康业务数据进行综合分析，实现健康知识导航、个性推送、自动问答等多种服务方式，为公众提供一站式资源的集成健康知识服务。其主要功能包括健康知识导航、健康知识个性推送、健康知识自动问答。

1. 健康知识导航 通过可视化终端向居民提供分类信息查询。健康知识内容主要包括健康科普知识、疫情防控知识、健康政策法规。健康科普知识分为：①疾病科普知识，对常见多发疾病按照科室分类，梳理其病因、症状、诊断、治疗等信息；②健康生活指导，汇总健康饮食、适量运动、心理健康、合理用药、急救知识、健康新观点等内容；③疫情防控知识，包括汇总常见传染病防控知识、全球和国内疫情防控实时动态；④健康政策法规，主要是梳理、分析国家和地方政府部门、疾控部门出台的相关政策法规、防控部署和具体措施。

2. 健康知识个性推送 设计针对不同用户的健康知识服务推送模式。①健康居民：可根据居民年龄、性别等基本信息推送特定健康科普知识；根据不同季节传染病流行特点推送传染病防控知识；根据所在地推送当地常见病、多发病的防控信息。②高危人群：根据健康风险评估和健康危险因素监测和识别情况，推送个性化健康指导。

3. 健康知识自动问答 以健康知识导航内容为基础，利用语音识别等技术，通过可视化终端或移动机器人方式，与居民进行语音交互，提供健康知识服务。

三、智慧化健康监测

健康监测是通过可穿戴设备、医疗机构信息系统、电子健康档案系统等实时动态收集个人健康数据，通过融合云计算、大数据、移动互联网、人工智能、物联网等多种信息技术构建智慧化健康监测模式，辅助居民健康管理，提高公众健康水平。

（一）健康监测信息来源

1. 个人 个人产生的健康信息主要是生活行为记录和健康体征指标，通常借助于可穿戴健康设备、移动App等获得。可穿戴健康设备是可以穿戴在人身体上的微型计算机健康检测装置，它将人与微型计算机紧密结合，实现人体感知能力的扩张与延伸。可穿戴健康设备一方面可以实现对生理参数进行跟踪，另一方面可为医疗机构在诊治过程中远程提供健康数据作为辅助参考。越来越多的生物智能传感器被应用到健康监测中，能同时对多个人体生理参数信号进行监测，包括对心电图、血压、呼吸频率、脉搏、血氧饱和度、心率、体温、睡眠、血管张力、体脂、血糖等众多人体生理参数进行采集和监测。同时，无线通信技术的发展，可以通过互联网随时将采集到人体的基本人体参数进行查询和监测，实现由人、医院、健康数据管理中心组成的医联网系统，开发出定制化的移动App及云端健康数据管理平台，实现对人体健康状况的实时监测。

2. 医疗机构　医疗机构是居民健康信息产生的重要参与者，以每位患者所患的疾病为中心，数据资源包括病史、诊断、治疗、预后、费用、个人信息等，主要通过医院HIS系统、LIS系统、PACS系统、电子病历系统等获得。

3. 基层医疗卫生机构　基层医疗卫生机构是居民健康档案产生的主要参与者，产生个人基本情况，包括姓名、性别等基础信息和既往史、家族史等基本健康信息；健康体检包括一般健康检查、生活方式、健康状况及其疾病用药情况、健康评价等；重点人群健康管理记录包括国家基本公共卫生服务项目要求的0～36个月儿童、孕产妇、老年人、慢性病和重性精神病患者等各类重点人群的健康管理记录；其他医疗卫生服务记录包括上述记录之外的其他接诊记录、会诊记录等。相关信息主要通过基层医疗卫生服务信息系统、电子健康档案系统等获得。

4. 体检机构　包括临床各科室的基本检查，不仅包括超声、心电图、放射等医疗设备检查，还包括围绕人体血液、尿液及粪便的化验检查，主要从体检信息系统获得。

5. 疾病预防控制中心　通过疾病预防控制中心产生的传染病、慢性病、疫苗接种、营养与食品卫生等方面的信息，主要通过疾病预防控制信息系统、疫苗接种系统等获得。

（二）智慧化健康监测流程

将人工智能、可穿戴设备与移动医疗设备结合，可通过健康个人行为，了解患者饮食习惯、锻炼周期、服药习惯等个人生活习惯，通过对大数据进行处理，对疾病整体状态给予评估，并为个体设计个性化的健康管理方案，帮助患者规划日常健康安排，监测睡眠，提供药物和测试提醒，甚至可以反向推出患者日常生活方式，改变患者不良习惯，养成更健康的生活方式，能够无缝融入患者的生活中。

（三）智能健康监测功能

1. 辅助诊断支持　主要包括：①药物安全监测，利用疾病诊疗知识库，系统自动对处方单日用量、药品总量和配伍禁忌进行识别，对异常输入进行提示；②临床检验报警，常见病、慢性病患者在诊疗化验过程中发现异常指标，系统向主管医生发出预警提示；③诊断提醒，结合患者年龄、性别及血压、血氧饱和度、血糖、血脂和心电图等指标值，基于诊疗知识库提供相应的诊疗方案，供医生参考。

2. 监控预警　主要包括健康危害因素监测和慢性病高危人群综合监测。健康危害因素监测主要针对环境危险因素，分析环境危险因素对人群健康的影响效

应，以及干预措施的效果。慢性病高危人群综合监测主要监测慢性病死因、伤害
发生、相关危险因素等，对各类慢性非传染性疾病的高危人群特征、预防控制措
施及效果等进行分析。预警功能是指通过关联个体的就医、体检、特殊表现症状
数据和个人生活习惯，应用数据挖掘模型进行分析，识别风险因子，对个人疾病
患病的风险程度进行定级，判断高、中、低危人群，对高危人群提示风险预警。
同时通过查询电子健康档案中的个人全生命周期的健康数据，定期对服务人群进
行疾病风险评估，及时根据用户健康情况调整分类，实现动态化分级管理以及对
患者全生命周期的管理和诊疗。

四、动态化健康评估

健康评估是健康管理服务中的重要环节，是以合理有效的方式收集公众的详
细健康资料，以用户的连续健康数据为基础，通过评估规则和服务对象健康数
据，对服务对象的健康和疾病风险进行量化评估，并以友好方式向服务对象提供
个人健康管理服务。健康评估不仅可以用于保健，而且还可以用于对疾病的预
防、监控，最终达到对公民进行健康教育、提高健康意识的目的。健康评估包括
营养状况评估、体质评估、指标评估、心理评估。居民可利用多种智能健康工具
对自己的健康状况进行测量，智能健康工具可根据用户的身体症状进行体质判
定，提出合理建议，再根据健康评价结果自动通过相关疾病知识库和引擎给出有
针对性的个性化合理防治预案和建议。

根据健康评价结果将服务人群分为健康人群、低危人群、中危人群、高危
人群和疾病患者，针对不同人群提供不同频率、强度及不同类别的服务项目。
对普通人群进行疾病预防知识的普及和健康教育；根据低危、中危和高危人群
的健康状况和需求进行定期提醒和检查指导，对其身体指标进行实时监测；对
慢性病患者实行疾病管理，提供专家咨询和诊疗指导。通过定期对服务人群进
行疾病风险评估，根据用户健康状况及时对分类进行调整，实现动态化分级
管理。

（一）健康评估流程

健康评估根据居民的年龄、性别、患病情况对未来疾病走向进行预测（图
8-4）。基层医生先在系统中录入居民的基本信息，系统按照《WHO年龄划分标
准》，将居民分成老年、孕妇、儿童和一般人群。之所以划分人群，是因为不同
人群的防控目标不同。而后系统会按照相关权威疾病防治指南的判断标准，依
据居民的化验检查结果和基本信息，将人群划分为健康、高危和患者三类健康状
态。对于健康人群，预测其10年后疾病的发病概率；对于高危人群，按照危险等

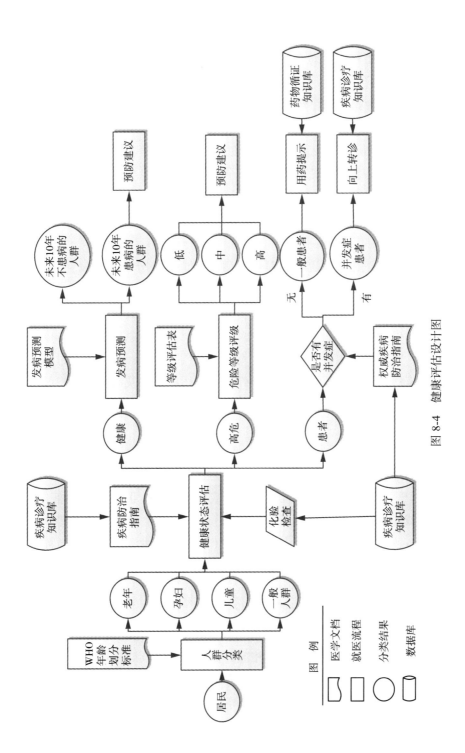

图 8-4　健康评估设计图

级评级，分为低、中、高3个等级；对于患者人群，系统会按照并发症的诊断标准，分为一般患者和并发症患者。对于并发症患者，系统自动提示"向上转诊"；对于一般患者，基层医生在配药时若出现配伍禁忌或用量不当时会自动报错。同时，对于不同类别的人群，系统应自动提供相应的防治建议模板，并允许基层医生在模板上修改形成个性化的诊疗建议，推送至相应的居民。

（二）健康评估系统功能

1. 信息采集模块　信息采集部分主要通过电子健康档案、电子病历、个人健康体检数据、移动App、可穿戴设备等收集个体的基本信息、健康状态、生理指证（如身高、体重、血压、血糖、血脂等）、生活方式（如吸烟、膳食与运动习惯等）、个人既往史、家族健康史及高危因素等。以糖尿病目标人群为例，信息采集内容见图8-5。

2. 风险评估模块　主要包括风险因子监测、病情走势分析、并发症预警、疾病预测等功能。

通过关联个体疾病就医数据、体检数据、特殊表现的症状数据和个人生活习惯，应用数据挖掘模型进行分析，识别风险因子，对个人疾病患病的风险程度进行定级，识别高、中、低危人群，并对高危人群提示风险预警；同时，通过定期对服务人群进行疾病风险评估，预测健康人群未来发病概率。及时根据用户健康状况调整分类，实现动态化分级管理，分析用户病情走势，实现对患者全生命周期的管理和诊疗。

3. 健康评估结果　通过分析居民的卫生健康数据，按照知识库中医学专家制定的临床规则，计算得出该居民所患疾病的不同危险预警等级：Ⅰ级蓝色预警（未发疾病，或患病后相关指标控制较好：达标或可恢复）；Ⅱ级黄色预警（疾病初发刚确诊，或患病已久但相关指标控制不佳：未达标）；Ⅲ级橙色预警（有突发急重症情况，需马上转诊）；Ⅳ级红色预警（有严重并发症、致残、致死性可能）。

五、个性化健康指导

健康指导是基于健康评估的结果，对患者的身体状况，有针对性地在饮食、运动、生活方面给予预防治疗建议并推送相应的健康知识。同时还应该动态分析不同患者的疾病情况，推送个性化的诊疗方案和预防干预措施，增强患者的自我健康管理意识，及时提醒医生进行随访、转诊等服务。

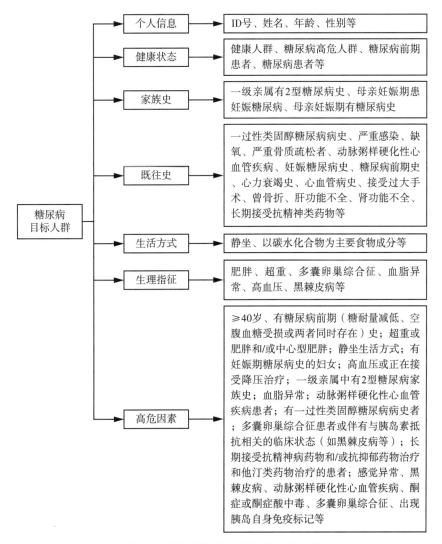

图 8-5　糖尿病目标人群信息采集内容

（一）综合干预

综合干预是社区家庭医生根据居民所患不同疾病的危险等级，针对性地定义出本次个性化的智慧健康指导处方并进行相应的处理措施，从而紧密、动态地管理和监测居民身体的疾病情况。此外，还可根据不同疾病的严重程度，做出"三级预防"的管控，开展未发病期"病因预防"，疾病早期"三早预防"和疾病期"临床预防"，从营养膳食处方、烟酒节制处方、健康运动处方、合理用药处方、心理减压处方、中医调摄处方、疾病照护处方、康复自我管理处方8个维度出发，基于"三级预防"和危险意识的相关关系，开展健康处方指导管理。通过综合干预可以通过家庭医生签约服务对居民实施全过程、个性化、综合健康指导管理，实现"一提、两减、三降"（提升健康意识；减轻国家医保基金支出比例，减少居民疾病经济负担；有效降低发病率、残疾率和死亡率）的优质医疗服务目标。

（二）综合用药指导

结合患者的年龄、性别，血压、血氧饱和度、血糖、血脂和心电图等指标数据，自动通过相关诊疗知识库给出有针对性的个性化用药指导方案，供服务对象参考。

1. 规范用药　在当前不合理用药问题依然严峻的状况下，如何保障患者安全、加强医疗质量管理、提高医院合理用药的水平，仍然是亟待解决的问题。这一需求的实现主要依靠对患者病案信息和医生处方的综合分析。首先是基于《中华人民共和国药典》目录和药品说明书等信息判断配伍、用量等是否合理，如二甲双胍与磺酰脲类药物、胰岛素合用时易引起低血糖，故在血糖控制尚佳时不宜合并使用，若发现处方中出现此种配伍，应及时警示；多数处方剂量都应在说明书规定剂量内，若超过该范围，则应自动检查相关的循证医学证据，判断其安全性，仅在有充分证据证明超剂量服用安全时且有必要时才判断该处方合格，否则应提示更改处方。

经过上述基础的判定之后，还应结合患者目前的状况，如并发症情况、高危因素暴露情况、工作性质等再次检查处方，进行调整或给出合理的使用建议。如中成药消渴丸，体弱者、老年患者、高热、垂体前叶功能减退或肾上腺皮质功能减退者慎用；老年人、既往有乳酸性酸中毒史者应慎用二甲双胍；瑞格列奈可影响服药者驾车和操作机器的能力，从事相关工作的患者应另择合适的药物。

2. 用药提示　结合患者具体情况及药物特点对医生处方进行核查，是合理用药的基本保证。为了达到理想的效果，患者的服药习惯和药物依从性也应被重视。为了提高患者的依从性及尽可能方便患者，应在医生开具处方的同时向患者提供书面医嘱，医嘱信息主要从知识库中自动检索，随药物送达患者。展示信息可以多样化，既可以打印成纸质医嘱，也可以二维码、微信推送等方式展示。在日常服药阶段，可通过社区微信公众号定时向患者推送消息，做到及时提醒。主要包括药品基本信息、用法、推荐用量、最大剂量、适用慎用及禁用人群、配伍禁忌、使用注意事项、不良反应等。控释片或缓释片须整片吞服，不可破坏药片的完整性；服药时应忌酒等。

（三）健康教育

主要为居民提供慢性非传染性疾病预防保健、症状描述、医嘱性的诊疗知识、常见检验/影像正常值知识、用药常识、注意事项、医疗法规知识等科普知识宣传普及，并可结合居民健康状况进行个体化的科普教育和指导。

健康教育服务是基层医疗卫生机构对健康教育信息进行记录和管理的功能模块，主要实现健康教育机构及对象管理、健康教育资料分类管理（按类型、宣教对象、疾病、卫生问题和中医药知识）、健康教育计划管理、健康教育活动信息（包括记录健康讲座、健康宣传与义诊、健康咨询、发放资料等）、健康教育处方管理、健康教育认知评价、健康教育评估、健康指导支持、健康教育查询等功能，以达到对健康教育活动全流程进行管理的目的，包括从健康档案中筛查重点人群、活动实施、认知评价、效果评估等，自动与高血压病、糖尿病及其他慢性病管理模块进行关联。

健康教育的工作流分两类，一类是独立的健康教育，其流程是新建个人（社区）健康教育计划、定期提醒，开出健康教育处方、实施健康教育、教育活动效果评估；另一类是健康服务过程中的健康教育，是在诊疗、周期性体检、儿童保健、妇女保健等不同的健康服务过程中，为社区居民开展健康教育咨询活动（保存记录或开具健康教育处方）。

（四）慢性病管理辅助

随着我国经济建设的快速发展和国民生活节奏的不断加快，慢性病和老年疾病已经严重影响了人们的生活和健康。加强国民健康管理关系到"健康中国"目标的实现。随着健康中国战略的持续推进，从以治病为中心到以人民健康为中心的理念升级，实现全民全覆盖、全过程的健康管理正在逐渐占据卫生健康服务体系顶层设计的重要位置。

对慢性病患者管理实行规范化、智能化提醒有助于患者的健康。功能包括针对患者个性化需求推送诊疗和预防信息，增强患者自我健康管理意识，及时提醒医生进行随访、健康教育、日常保健指导等服务，并提供健康教育信息管理功能即实时查询健康教育干预情况，为实施方案的制定提供决策依据，使健康管理更加个性化、合理化。对慢性病患者提供社区随访管理功能，可对患者的合理饮食、适当运动、规范用药、自我监测、加强护理等自我管理方面的情况进行比较，以供查询分析。

六、学术研究与创新

在大数据、人工智能、移动互联网等新一代信息技术的推动下，健康管理服务模式更加智能化、便捷化、超前化。国内外学者围绕信息技术支撑健康管理开展了多方面的研究，主要侧重于健康管理系统及借助互联网、大数据、智能穿戴设备等信息技术开展健康知识服务、健康监测、健康评估等。

（一）健康管理系统

在健康管理系统方面，陈卓等基于大数据开展了个人健康管理系统的架构设计，并分析了基于大数据应用的个人健康管理系统服务流程；黄愉然也从大数据的角度开展个人健康管理系统设计与实现；李灿东提出以"状态辨识"为核心，提倡以个人为中心，以互联网为基本手段，借助智能穿戴等便携式健康数据采集设备，实时获取个人健康数据，包括饮食、睡眠、运动等生活习惯数据、生命体征和其他如心率、脉搏、血压等相关数据，依托互联网将采集到的个人健康数据上传至中医健康管理大数据平台，经由"状态辨识"对个人健康状态进行判断评估，由专业团队进行审核把控，给出风险预警和干预方案，实现自助、全程的健康管理；项高悦研究了"互联网＋"慢性病健康管理平台的设计及应用，将其分为基础配置层、数据层、服务层、应用层和门户层5个层次；向运华等探讨了人工智能时代老年人健康管理平台的设计及实现路径；美国WellDoc公司研发了糖尿病管理应用系统，用户通过手机App记录数据，获得个性化的健康指导，并为医生诊断提供信息支持；Jung-Ah Lee等通过研究发现，移动健康应用程序通过信息提醒、健康监测和有效沟通等能够改善慢性病患者健康管理状况。

（二）健康知识服务

在健康知识服务方面，黄驰研究的以临床指南知识库为中心的智能健康管理系统框架，从健康数据集成、健康本体知识库构建，以及个性化健康知识推荐3个方面实现了多源医疗健康信息集成为基础，以慢性病临床指南为依据，包含健康监测、健康评估和健康知识推送等功能的智能化健康管理系统。

在健康教育方面，戴春林等总结了苏州区域电子健康教育处方的实施情况，提出了区域电子健康教育处方的建设思路、职能分工和操作流程等相关经验和体会；Brewster L.等研究了6个健康信息处方（其中5个来自英国，1个来自美国）相关网站，对比分析了当前信息处方资源，主要包括内容、质量可靠性、易获得性等。

（三）健康监测

在健康监测方面，张辔骏以老年人的健康监测问题为切入点，开展了社区老年人健康监测系统的设计研究；戴明采用模块化设计的方法，提出并开发了一套新型可穿戴设备，用于老年人防跌倒监测及预警；张海琳等设计并实现了一个在线健康评估与预警平台，具有数据库安全完整和界面简洁操作简单的特点，可应用于亚健康和慢性病的评估及预警；AMON腕式健康与预警网络监测仪器，包括基于振荡法的血压传感器、血氧饱和度传感器及单导联心电测量电路，测量数据通过蜂窝数据传送到远程医疗中心，再由后者给出病患的健康评价；My Heart心血管疾病监测智能穿戴系统将心电监测测量模块和加速度测量模块嵌入智能生物穿戴服装中，通过早期诊断来降低心血管疾病的突发风险；Kim T.W.等研究建立云健康监护和预警系统，主要利用智能穿戴设备等物联网技术，结合大数据技术，实时监测人体周围环境参数、生命体征参数、运动状态、视频等信息，并使用云服务器对健康医疗信息进行存储、管理、分析和共享，从而实现对个人或群体健康行为的实时和个性化管理。

（四）健康评估

在健康评估方面，潘昌霖等利用居民健康卡中的门诊和检查数据，提供对自身健康状况的评估和对多种疾病患病风险的预测，并设计了相关健康评估系统；李鸿通过在远程云服务器中构建基于生理参数的健康评估预警规则，采用逐一对比循环搜索算法，对用户的生理参数进行分析匹配，实现对用户健康的实时评估预警；王丽敏等通过体检数据，结合个人健康史、家族史、生活方式和习惯等，对体检者的健康状况进行分析、评估和预测、综合干预服务等；刘祎洋探讨了面向健康评估的疾病风险自动预警技术研究；吴燎基于人脸识别技术，通过识别颈椎的上下、左右、平面旋转角度，结合评估算法，评价用户的颈椎健康情况，最终实现简单、快速评估颈椎健康的效果；杨思豪设计了基于物联网的可穿戴身心健康评估系统，并运用多传感数据处理方法开展身心健康实验和多特征数据分析。

（胡红濮　高　星　秦盼盼　戴国琳）

参 考 文 献

［1］曹海霞，汪庆. 国外图书馆公众健康信息服务综述［J］. 中华医学图书情报杂志，2019，28（6）：63-68.

［2］任皓，邓三鸿. 知识管理的重要步骤——知识整合［J］. 情报科学，2002，20（6）：650-653.

［3］胡兆芹. 本体与知识组织［M］. 北京：中国文史出版社，2014.

［4］刘鸿燕. 基于临床指南的高血压医学知识库设计研究［D］. 北京：北京协和医学院，2017.

［5］YING D，FOO S. Ontology research and development：Part 1-a review of ontology generation［J］. Journal of Information Science，2002，28（2）：123-136.

［6］杨秋芬，陈跃新. Ontology方法学综述［J］. 计算机应用研究，2002，19（4）：5-7.

［7］范莉娅，肖田元. 基于多层本体方法的信息集成研究［J］. 计算机工程，2008，34（2）：187-189，192.

［8］侯丽，康宏宇，钱庆. 医学图书馆公众健康知识服务平台的构建与应用实践［J］. 图书情报知识，2018（2）：40-49，76.

［9］雷楚越，谈大军. 美国国立医学图书馆健康信息服务案例分析［J］. 图书馆杂志，2018，37（1）：101-107.

［10］马费成，周利琴. 面向智慧健康的知识管理与服务［J］. 中国图书馆学报，2018，44（5）：4-19.

［11］于微微，王珅，曹锦丹. 中美网络健康信息服务平台比较研究［J］. 中国卫生事业管理，2016，33（2）：156-159.

［12］孟群. 区域人口健康信息化建设与发展［M］. 北京：人民卫生出版社，2014.

［13］张涛，宗文红，田国栋. 电子健康档案的发展与现状综述［J］. 中国卫生信息管理杂志，2011，8（3）：83-86.

［14］李新伟，黄薇，郭珉江. 我国电子健康档案发展现状及对策研究［J］. 中国医院管理，2011，31（10）：26-27.

［15］韩瑞鹏. 电子健康档案对比研究［J］. 档案天地，2020（5）：39-42.

［16］上海市闵行区卫生局. 建设新型区域卫生信息平台——闵行区基于居民电子健康档案（EHR）为核心的区域卫生信息化建设［J］. 中国信息界（e医疗），2010（3）：63-65.

［17］健康报社有限公司，国家卫生健康委统计信息中心. 信息为民信息化技术发展实践："互联网＋医疗健康"示范服务优秀案例集［M］. 北京：人民卫生出版社，2020.

［18］王存库，汤学军，包培文，等. 电子健康档案建设现状及开放便民应用技术路径研究［J］. 中国卫生信息管理杂志，2020，17（1）：1-5.

［19］胡秀静，吴小亚，王家骥，等. 慢性病防治视角下的我国医养结合与健康管理发展回顾［J］. 中国慢性病预防与控制，2019，27（8）：561-564.

［20］王丽敏，陈志华，张梅，等. 中国老年人群慢性病患病状况和疾病负担研究［J］. 中华流行病学杂志，2019，40（3）：277-283.

［21］戴明. 可穿戴远程健康监测预警系统研究及设计［D］. 南昌：南昌航空大学，2015.

［22］金小桃. 健康医疗大数据［M］. 北京：人民卫生出版社，2017.

［23］黄驰. 基于知识库的智能健康管理系统研究［D］. 杭州：杭州师范大学，2016.

［24］张国义. 基于Web的健康评估系统的设计与实现［D］. 大连：大连理工大学，2006.

［25］潘昌霖，应俊，何史林，等. 基于居民健康卡的健康评估系统的设计与实现［J］. 医疗卫生装备，2013，34（3）：41-44.

［26］朱依谆，殷明. 药理学［M］. 北京：人民卫生出版社，2016.

［27］王樱华，孟拥军，任军，等. 基于二维码技术的药师用药指导咨询系统［J］. 药学服务与

研究，2018，18（1）：78-80.

［28］陈卓，高忠军. 基于大数据的个人健康管理系统设计与实现［J］. 中国数字医学，2016，11（5）：64-66.

［29］黄愉然. 浅谈基于大数据的个人健康管理系统设计与实现［J］. 电脑知识与技术，2017，13（15）：11-12.

［30］陈锦明，雷黄伟，林雪娟，等. "互联网＋"中医健康管理模式的服务现状与对策研究［J］. 福建中医药，2020，51（5）：62-63，70.

［31］杨雪梅，甘慧娟，赖新梅，等. 基于证素辨证模型的中医健康管理系统研发［J］. 中华中医药杂志，2015，30（8）：2681-2683.

［32］项高悦. "互联网＋"在慢性病管理中的研究与应用［J］. 中国中医药图书情报杂志，2019，43（6）：6-9.

［33］向运华，王晓慧. 人工智能时代老年健康管理的重塑与聚合［J］. 武汉大学学报（哲学社会科学版），2020，73（2）：101-112.

［34］吴宁. 大数据和精准干预助力"治愈系"糖尿病管理［EB/OL］.（2015-11-10）［2020-04-20.］https://www.cn-healthcare.com/article/20151110/content-479545.html.

［35］LEE J A, CHOI M, LEE S A, et al. Effective behavioral intervention strategies using mobile health applications for chronic disease management：a systematic review［J］. BMC Medical Informatics and Decision Making, 2018, 18（1）：12.

［36］张礜骏. 社区老年人健康监测系统设计研究［D］. 西安：西安理工大学，2016.

［37］张海琳，赖小波. 健康评估与预警平台［J］. 福建电脑，2019，35（5）：12-15.

［38］佚名. 可穿戴健康医疗设备前景广阔［J］. 健康管理，2014（2）：25-31.

［39］李鸿. 居家健康监护系统中健康评估预警功能设计［J］. 科学技术创新，2019（19）：81-82.

［40］王丽敏，曹均秋，王春华. 保健人群健康评估、早期预警、综合干预一体化服务体系探讨［J］. 淮海医药，2013，31（4）：368-369.

［41］刘祎洋. 面向健康评估的疾病风险自动预警技术研究［D］. 沈阳：东北大学，2013.

［42］吴燎. 基于人脸识别的颈椎健康评估系统［J］. 科技风，2019（23）：100.

［43］杨思豪. 基于可穿戴手环多感知特征融合的身心健康评估方法研究［D］. 成都：电子科技大学，2020.

［44］戴春林，杨光华. 苏州区域电子健康教育处方实施探索［J］. 医学信息学杂志，2011，32（7）：18-21.

［45］BREWSTER L, SEN B. "Quality signposting"：the role of online information prescription in providing patient information［J］. Health Info Libr J, 2011, 28（1）：59-67.

［46］郭秀梅，徐坤. 国外信息处方研究实践及启示［J］. 中国健康教育，2017，33（6）：559-561，572.

第九章 公众健康信息实践的
伦理与政策监管

第一节 公众健康信息伦理

公众健康信息伦理主要是指在公众健康信息学研究与实践中可能产生的伦理道德规范。在公众健康信息学的传统服务项目中，例如健康信息平台和远程医疗服务，其最突出的伦理问题是公众的个人健康与生物信息的安全与隐私保护问题，以及不同个体之间健康信息不对称所带来的不公平问题。伴随着大数据和人工智能在公众健康信息学领域中的深入研发和应用，类似挑战也在不断增加。应对这些挑战的途径包括4个方面：①国家和政府积极承担保护信息和隐私的责任；②谨慎地权衡相关技术应用所带来的已知和潜在的风险与获益；③减少数字鸿沟，增加健康信息服务的公平性，关注弱势群体的健康权益；④充分尊重公众在其提供的信息存储与处理方面的知情权和自主权，以及是否接受健康信息服务的自主决策权。

一、个人隐私保护：公众健康信息实践存在的伦理议题

（一）保护患者的隐私是2000多年以来的医学伦理规范

2500年前，《希波克拉底誓言》中就提出："医生有为患者保守秘密的道德义务"，而我国明代陈实功在其所著《医家五戒十要》中亦提出了医生应保护患者的隐私。根据2020年《生命伦理学导论（第2版）》中对"隐私"的描述，隐私是指一个人不允许他人随意侵入的领域。隐私在不同的领域具有不同的意义，其中与公众健康信息学密切相关的是私人信息不被播散，要求医疗信息的持有人未经信息提供者（患者）的同意，不能透露或歪曲其信息。在信息时代，公众获得医疗服务的效率和效果得到了巨大的提升和改善，而为这种便利性提供基础的是个人信息和数据，其保护问题成为健康信息伦理研究的首要问题。

（二）信息时代，疾病与健康隐私保护面临空前的挑战

伴随着社会文明的发展进程，人们对隐私的需求越来越高，个人隐私保护面临越来越多的挑战。在农业时代和工业时代，患者的隐私保护主要依靠医生个人的道德自觉与行为约束。然而，在进入信息时代之后，患者的信息保护已经远远超出了医生单方面的控制能力范围，患者隐私保护面临空前的复杂性。例如，即使医生充分意识到保护患者隐私的重要性，他们亦有可能在使用智能手机、电脑程序或社交媒体过程中，无意透露了自己的信息与通讯录，或相关设备受到网络攻击，进而披露了患者的医学或行为信息。

在各种健康信息网站与应用软件中，个人信息保护的情况十分令人堪忧。例如，美国加州医疗保健基金会发现，许多知名医疗保健网站的隐私政策和做法缺乏对公众健康信息的适当保护，如，用户访问健康信息不是匿名的（而用户以为自己是匿名的），相关的隐私政策并没有真正保护用户，且从技术上，网站的安全性亦不足以保护健康信息等。此外，医疗大数据的发展和应用，也从4个方面大大增加了个人健康数据泄露的风险，表现为：①数据能够长期无限复制备份；②整合能力使得传统的个人保护的技术运行模式失灵，去识别化的个人身份被再识别的风险大；③数据往往涉及个人敏感信息；④健康数据利用价值高，潜在"市场"大等。个人健康信息与数据的披露可能带来一系列严重后果，具有不可逆转性。例如，当个人的PHR被泄露，可能会影响其向银行贷款或谋求职业。获取并分析具有高度敏感性的患者健康与生物信息是医疗人工智能发展的基础，因此，个人隐私保护成为最突出的问题。国内学者提出平衡个人权利与公众福利之间张力的3种路径：①权利的集中与责任的集中相平衡；②政府部门承担监管责任；③个人有责任提供数据并有权获益。

（三）健康信息类型、信息安全破坏者与健康网站的应对策略

Georgios Raptis分析了个人健康信息隐私保护的信息类型、破坏者来源以及健康网站的应对策略。首先，在医疗保健领域，需要保护的相关信息包括六类：①EHR，包括诊断、护理、用药、病史、实验室检测结果、医学图像、病情等；②PHR，包括患者书写的有关健康内容的信息和观察；③医生在任何网络中的专业交流；④公众健康信息学服务中产生的数据或医患之间的通信；⑤有关医疗条件、诊断、药物、程序等的搜索或查询；⑥包含医疗内容的已访问网页的信息。其次，破坏健康信息系统者主要包括两类，一类是以娱乐或金钱为目的的犯罪分子；另一类来自世界各地的权威机构，一些软件产品、安全硬件和软件甚至加密标准都可能受到这些权威机构的影响，可能包含能被普通黑客和犯罪分子发现和利用的漏洞。最后，要尽可能减少个人健康信息与数据被披露的风险，提供健康

服务的公司至少应该做到三点：①鼓励提供信息与数据的用户在适当情况下尽可能使用密码；②相关技术人员应建立信息安全管理系统，对防火墙、入侵检测系统、VPN设备、硬件安全模块或安全设备等安全工具，都有一种既定的方法可以在安全管理范围内使用；③委托专业公司进行安全审查并获得安全认证等。

（四）需要进一步研究的伦理问题

有关个人隐私保护需要进一步研究的伦理问题包括：①个人信息与数据的归属权问题；②增加个人健康信息共享可以交换个性化的医疗服务和更广泛的社会支持，如何平衡隐私保护风险与医疗服务便利性之间的关系；③不同公众对健康信息保护的需求和偏好不同，如何为不同个体提供个性化的信息保护标准。

二、健康信息公平：在健康领域解决数字鸿沟问题

（一）健康信息公平的定义与内容

根据《中华医学百科全书·医学信息学》的定义，健康信息公平是指在一定的历史时期和社会环境中，公众在健康信息资源的获取、分配和利用过程中所体现的平衡与对等状态。与之关系密切的概念是信息不对称、数字鸿沟和健康素养。其中，医疗卫生领域的信息不对称强调医疗服务提供方与需求方之间的信息差距，健康信息公平强调社会内部各群体之间的信息水平对比。健康领域的数字鸿沟是指由于信息和通信技术的全球发展和应用，造成或拉大社会内部群体之间的差距。医药卫生领域的数字鸿沟则是在信息时代实现健康信息公平的重要挑战之一。公众健康信息服务是利用信息技术增加健康信息的普及率和利用率，其目的在于将服务和健康效益覆盖到更广泛的人群，即发展公众健康信息学本质上是有利于促进健康公平。但同时必须引起关注的是，信息资源已经成为信息时代的最重要资源，而信息化进一步加大了因生理或经济因素而处于社会弱势地位的群体的弱势地位，其后果体现在很多方面，而且会进一步导致他们的需要和诉求被社会所忽略。

（二）信息弱势群体公平权利实现的挑战与应对

1. 健康信息获取和利用中的挑战与应对　在获取健康信息的阶段，健康信息资源的配置、面向不同群体的可及性，以及公众获取信息的能力，都会影响到公众在获取健康信息中的公平性问题。要减少不同群体在获取健康信息方面的差异性，必须更合理地配置健康信息资源，根据不同群体的特性提供更方便的获取信息方式，以及提高弱势群体获得健康信息的能力。在利用健康信息的阶段，公众健康素养的高低，即对健康信息的批判和吸收能力不同，会影响利用信息的程度。从健康信息提供者的角度，应该尽可能提供客观真实、通俗易懂的健康信

息，尽量减少或避免公众在理解和使用健康信息中可能产生的偏差和错误。公众获取和利用健康信息有助于公众在健康时预防疾病，在患病后做出合理的医疗决定，提高医疗产出和控制医疗费用。最需要健康信息的人群是低文化程度人群、残疾人群、老年患者和低收入患者等弱势人群。因此，增进公众获取和利用健康信息的公平性十分必要。

我国有学者提出"弱势群体信息援助基本模式"：①发挥公共图书馆在信息弱势群体救援中的责任和优势；②为社会弱势群体提供教育培训；③从制度、机构、技术、服务等方面，为弱势群体提供获取和利用信息的无障碍通道。

2. 数字健康信息服务的挑战与应对　大数据和人工智能在公众健康信息学领域中的应用，将从2个方面使该领域中的公平性问题面临更严峻的挑战。一方面，医疗人工智能相关的服务成本高、价格贵，只有少数人群能够从中获益，而大多数人提供了数据却没有从相关服务中获益；另一方面，人工智能的算法基于数据本身而非人类的价值观念，因此可能会产生算法偏见和歧视。为此，有学者提出，该问题应从3个方面应对：①服务项目在研发阶段需要有说服力的成本效益比；②将高成本获益比且有重大意义的服务项目纳入医保；③控制危及个人基本权利的伤害风险。公平并不意味着每个人都获得相同的份额，而是强调公平机会，对于弱势人群，社会应该给予额外的支持，使其原本的不利地位得到补偿，在公众健康信息领域，从根本上是一个需要平衡公平与效用的问题。

（三）我国应对数字鸿沟的政策规定

2020年11月，国务院发布《关于切实解决老年人运用智能技术困难的实施方案》（以下简称《实施方案》），该《实施方案》提出"持续推动充分兼顾老年人需要的智慧社会建设，坚持传统服务方式与智能化服务创新并行，切实解决老年人在运用智能技术方面遇到的困难……便利老年人日常就医，包括提供多渠道挂号等就诊服务、优化老年人网上办理就医服务、完善老年人日常健康管理服务。"根据该方案，应对老年数字鸿沟的解决思路体现在3个方面：①智能技术的设计和应用应该充分关照老年群体的特性；②鼓励、指导和帮助老年人学习和使用相关的智能技术；③尊重老年人的自主选择，保留和完善传统的服务方式。这种解决思路也可以用于低收入人群和偏远地区人群。

三、伦理规范制定

公众健康信息学法律规定代表了立法者所设想的最低标准，此外，法律标准往往是根据目前某些特定情境而制定。对于快速发展变化并不断出现新情况的信息学来说，以往建立的法律标准常常难以提供及时性的指导。由于伦理规范的要求常常会高于法律所要求的底线，也会超出法律所规定的某些特定的情境，并且考虑到未来可以预见的新情况，因此能够为公众健康信息学从业人员的行为规范提供更充分有效的指导。

（一）制定公众健康信息学伦理规范的方法

生命伦理学理论研究进路主要有3种：①汤姆·比彻姆和詹姆士·邱卓思所著的《生命医学伦理原则（第8版）》一书对生命伦理学研究产生了广泛影响，代表了生命伦理学自上而下的研究进路，即把伦理学理论和原则应用到具体的情景中，这是一种演绎的推理模式，适用于解决相对简单的伦理困境；②决疑论基于对原则主义的批判，提出另一种自下而上的研究进路，专注于具体的案例分析，并据此发掘出有创新意义的解决途径，适用于解决相对复杂的伦理困境；③反思平衡法，通过对特定案例的道德判断与普遍道德原则之间进行慎思与调整，以达到平衡或融贯。除此之外，生命伦理学研究也会应用一些社会学方法，包括通过定量研究定性研究、混合研究等方法了解某一伦理问题的相关现实情况（如公众或某类人群的做法、态度、认知或看法等），或通过文献综述了解某个伦理问题的已有研究或在不同国家的管理政策与实践现状。

（二）规范伦理学理论与医疗卫生实践

1. 后果论　后果论（consequentialism）是根据行动的后果判断是非对错的伦理理论，该理论先规定了什么东西是具有内在价值的"善"，然后主张增加了这种"善"的行动在道德上是正确的，即，"善"优先于"正当"。根据对后果的不同界定，后果论存在多种形态。其中，效用论主张当且仅当一个行动能够促进最大多数人的最大利益时，该行动才是正确的。效用论的特征体现在4个方面：①福利作为伦理考虑的唯一基本要素；②与效用相关的价值是可以定量和换算的；③对效用的考量具有普遍性，即必须考虑行动对所有利益相关者带来的影响；④对效用的考量具有不偏不倚性，即应当平等地考虑每个利益相关者的利益。

后果论可以分为一元后果论和多元后果论。经典的效用论是一元后果论，主张快乐是善，痛苦是恶，认为行动所追求的效用是快乐体验的总量减去痛苦体验总量的最大化。经典效用论面临的主要质疑是没有区分不同类型的快乐体验，且快乐并非唯一具有内在价值的善，这些问题使经典效用论无法区分人与动物之间的差异，因此被称为"猪的哲学"。多元后果论者主张友谊、知识、自由、美德、美和能力等都是具有内在价值的善，应该作为行动或政策制定所追求的效用，然而，其面临的主要困难在于如何整合和排序这些不可通约或互不相容的价值。

后果论还可以分为行为后果论和规则后果论。行为后果论是根据特定行动的结果和效用做出道德判断，由于某个具体行动的全部直接与间接后果常常是难以预估和计算的，因此缺乏实践指导性。规则后果论是按照经过效用原则证明其合理性的规则对行动做出道德判断。规则后果论对行动后果的考虑往往超越了具体情境，即考虑了某种或某些规则被普遍遵循所发生的后果，避免了对某个行动在具体情境下的总体效用的复杂计算，从而为行动者提供更直接的实践指导。此外，规则后果论通常接纳了一些义务论元素，有利于避免在某些情境下产生严重违背我们道德直觉的判断。规则后果论所面临的挑战是行动者可能面临相互冲突的不同规则，需要根据具体情境下没有履行不同义务所带来的后果进行权衡并做出选择。

后果论主要代表人物包括杰里米·边沁、约翰·穆勒、乔治·摩尔、彼得·辛格等。后果论关注群体利益和社会效益，支持公共卫生中的很多实践，也支持公众健康信息学的发展。后果论在资源分配中有其优势，但在某些情境下容易忽视个体的权利和利益，或者缺乏对少数群体或弱势群体福利的关照和保障，进而做出的选择和判断可能会严重偏离医师的职业道德和公众的道德共识。因此，后果论及其对效用的终极考虑不能作为公众健康信息学伦理规范制定的唯一依据。

2. 义务论 是根据行动的目的或动机是否出于履行某种义务来判断其是非对错的伦理理论，该理论认为一个行动的道德价值并不取决于其带来的后果或效用。义务论并非否认效用，而是认为行动本身的正当性高于或优先于行动带来的效用，即"正当性"独立并优先于"善"。义务论通常会区分积极义务和消极义务，消极义务优先于积极义务。例如，不伤害他人是消极义务，促进他人福利是积极义务，不伤害他人优先于促进他人福利。

义务论主要分为两种。一种义务论认为道德义务在任何条件下都应当被无条件遵循，而判断一个行动是否道德，则可以通过两种方式来检验。第一种检验方式是这种行动或规则是否可被普遍化，简单来说，就是当行动者准备做一件事情时，需要反思是否每个人都可以这么做，如果是，那么该行动就是符合道德的，如果不是，那么该行动就是违背道德的。第二种检验方式是这种行动或规则是否将人作为目的而非仅仅将人作为手段，即行动者是否在他人同意的情况下利用他人，以及行动者是否在利用他人的过程中与被利用者共享该行动的目的。例如，研究者出于科研热情或谋取利益而对不知情的人群开展人体实验，该行动没有征求受试者的知情同意，也没有与受试者共享该研究的目的，这就是仅仅将受试者作为手段或工具，因此是不道德的。不过，这种义务论理论所面临的主要困难包括：在某些情境下，不计后果地遵从某种义务反而会严重违背我们的道德直觉；没有提供处理不同道德义务之间冲突的方法；缺乏对公众福利的考虑，在公共卫生政策制定中缺乏适用性。

另一种义务论认为并不存在绝对的道德义务，将义务分为"初始义务"和"实际义务"。初始义务包括诚实、补偿、感恩、公正、行善、完善自我、不伤害他人。由于不同的初始义务可能相互冲突，且不同初始义务的优先顺序没有被预先设定，实际义务则依赖于行动者根据具体情境做出道德判断。例如，一位医生对患者的初始义务包括诚实和不伤害，当告知患者病情会对患者造成严重伤害时，这位医生可能认为不伤害的义务更具优先性，即其实际义务是暂时向患者隐瞒病情。然而，由于不同行动者可能对实际义务做出不同的选择和判断，这种义务论容易使得道德判断陷入主观主义的立场。

义务论代表人物包括康德、罗斯、康曼等。义务论更关注个体的权利，在公众健康信息学伦理规范的制定中，为保护个体的自主权、知情同意权、尊严权和隐私权等提供了伦理依据。

综合来看，后果论和义务论各自有其优势和局限性。在医疗卫生实践中，二者都是判断行动正当性的重要依据，对二者的综合考虑也可以体现为平衡公正和效用的过程。例如，在医疗决策和卫生政策制定中，后果论更多地告诉我们应该考虑哪些因素，主要包括健康方面的受益和风险，例如，受益包括痛苦的缓解、失能的降低、预期增加的生命年、预期增加的按照生命质量调整的生命年等，风险包括死亡、短期和长期并发症的数量、严重性及概率等。义务论更多地告诉我们不应该考虑哪些因素，主要包括那些与健康受益或风险不直接相关的因素，例如潜在受益人的性别、年龄、种族、社会价值、社会地位、职业等。

除了后果论和义务论之外，原则主义、美德伦理、社群主义伦理、关怀伦理、女性主义伦理等有代表性的伦理理论，都对医疗卫生实践中的伦理问题研究有参考价值，限于篇幅本文不再一一展开。

（三）制定公众健康信息学伦理规范的一般伦理原则

职业伦理学的两个核心问题是，我对谁，有什么义务。将信息伦理的一般原则应用到HIPs的不同专业联系中时，会产生更具体的道德责任，以下规则概述了这些责任中的重要部分。

公众健康信息学领域中的伦理指导原则包括自主性、真实性、有利、不伤害性和公平性，其中，自主性包括自决、隐私、个人自由和知情同意的基本原则，患者获得有质量的健康信息是其做出自主决定的前提条件；真实性包括告知真相、信守承诺、坦率的医患关系，真实的信息可以帮助患者做出合理的医疗保健选择；有利包括促进他人的福利，帮助有需要的人的职业义务；不伤害性是指避免伤害他人，保护患者免遭危险、疼痛和痛苦。在治疗过程中，除了医生应该遵循有利原则和不伤害原则之外，信息工具也必须是有利和不伤害的。公平是指公正，尊重所有的人平等，公平分配稀缺资源，考虑社会政策。公平原则是在为公众提供共享决策和计算机工具背景下的治疗建议中发挥作用。

1. 自主性原则　对尊重自主权这一伦理价值的强调兴起于20世纪60年代以后，其核心理念在于个人有不被他人所控制的自由，前提是个体具备做出自主决定的能力。在有关患者能力问题上，最有影响力的是生命伦理学家 Allen Buchanan 和 Dan Brock 提出的标准，他们认为自主权限的3个基本要素是：①沟通和理解能力；②一组相对稳定的价值或一个善观念；③推理和慎思能力。不过，这3个要素只是自主权限的一般标准，在具体情境下的最终标准取决于"信息涉及的风险和复杂性"，即对自主权限的判断是与具体决策相关的。根据 Buchanan 和 Brock 的观点，对个体自主权限的分配，既需要考虑个体的自主能力，也需要考虑决定本身的重要性，包括决定产生不良后果的严重程度及风险大小。例如，如果某项医疗服务具备更高的风险，那么服务提供者就需要收集更多能够反映用户自主能力的证据，确保用户真正理解了相关信息并做出了符合其真实自主意愿的决定。由于公众健康信息学所面临的隐私风险，这种规定将为公众健康信息学带来挑战。此外，新技术需要考虑个体自主能力的变化，对于可能丧失行为能力的个体，是否可以通过预嘱或代理决策来授权。

2. 不伤害与有利原则　早在2500年前的《希波克拉底誓言》就对医生提出了"不伤害原则"的要求。不伤害原则是一个消极的、每个人都应该遵循的义务，若违背了该义务，应该受到惩罚或谴责。在公众健康信息服务中，不伤害原则要求信息的发布者、传播者和处理者能够尽量保持信息内容的真实性和权威性，避免错误或不真实的信息给患者的健康和生命带来伤害或风险。信息处理者要以负责任和谨慎的态度保护信息的安全性和信息提供者的隐私，确保个体的人格、尊严和隐私不受侵犯。在公众健康信息学服务的提供中，应尽量避免和降低对受试者健康权益可能带来的伤害及其风险。由于公众健康信息学的医学理念是疾病预防和早诊断早治疗，其相关服务的特征通常具有比较理想的成本-效益比。

最近也有研究表明，公众健康信息服务也可能带来一些负面结果。例如，2018年，加拿大蒙特利尔麦吉尔大学家庭医学系 Reem El Sherif 等在《医学互联网研究杂志》发表《减少在线消费者健康信息的负面影响：与临床医生、图书馆员和消费者的定性解释研究》(Reducing Negative Outcomes of Online Consumer Health Information: Qualitative Interpretive Study with Clinicians, Librarians, and Consumers)。该文章分析了公众健康信息服务可能产生的负面影响，包括增加焦虑情绪，导致更紧张的医患关系，以及导致患者没有选择及时就诊，指出未来应该关注这些问题的预防与应对策略。相关研究有利于有针对性地完善服务进而避免和减少对公众造成伤害。

Thomas Wetter 提出，法律反映了一个社会对风险与利益之前的权衡接受度，对于公众健康信息学健康信息领域的立法应该朝两个方向发展。第一个方向是调查旨在增强当前公众健康信息学服务安全性的方法，从而在不变的利益风险权衡中使得相关技术和方法满足当前的法律安全标准；第二个方向是通过调查公众舆论、政府、专业协会告知的适当的可接受的风险-收益比，根据他们对利弊权衡的态度进行相应的调整。

3. 公正（平等）原则　公正原则包括两类，一类是形式公正（平等）原则，由亚里士多德提出，平等应当平等对待，不平等应当不平等对待；另一类是实质公正原则，包括平均分配、按需分配、按付出（努力）分配、按贡献分配、按优势分配和按自由市场交换分配。国家在制定政策时，会根据不同的情境、范围和条件，诉诸于不同的实质公正原则，例如，对个人生命健康具有重大意义的医疗服务项目，国家将其纳入医保从而保障有需要的患者能够获得这些服务，这体现为一种按需分配的方式。而超出这个范围的医疗服务项目，则可以由有需要的个体自行购买，这体现为一种按照自由市场交换来分配的方式。

4. 对4种伦理原则的权衡　广泛指导生命/医学伦理学实践的4种伦理原则之间常常会产生冲突，权衡法即对具体情境下不同的伦理规则及其相互矛盾的结论做出权衡，这种方式类似于罗斯提出的对初始义务和实际义务的区分。初始义务是在不考虑其他因素时所规定的伦理规则，而实际义务是在实际的各种可能性中确定我们所要采取的行动，尤其是当我们面临不同的伦理规则相互冲突时，应该采取什么行动。罗斯提出了两条原则来处理这种冲突：①当两个初始义务相互冲突时，履行更紧迫的初始义务；②当多个初始义务发生冲突时，履行其初始正确与初始错误比值最大的义务。

四、从业者职业道德

（一）IMIA伦理准则

健康信息从业者（health information professionals，HIPs）是指以其专业能力提供健康信息服务的个人，鉴于健康信息的伦理敏感性。因此，HIPs的行为需要有相应的道德准则作为指导。加拿大维多利亚大学哲学系教授Kluge博士等起草了《2003年IMIA伦理准则》。之后，在2016年8月德国举行的IMIA大会上批准了更新版的《IMIA健康信息从业者伦理准则》（The IMIA Code of Ethics for Health Information Professionals）（以下简称《2016-IMIA伦理准则》），为健康信息专业人士提供了清晰简明的道德准则。《2016-IMIA伦理准则》从4个方面考虑了医学信息学与从业者的特性：①考虑到医学信息学的快速发展，该准则在不牺牲基本原则适用性的基础上亦具有灵活性；②健康信息的敏感性与隐私性更强，其保密性应处于更为突出的位置；③该准则考虑到了HIPs与各方的关系特性，包括与患者、医疗保健人员、管理人员、医疗保健机构、保险公司、研究者和政府机关。基于不同的关系特性，该准则提出了不同的伦理准则；④健康信息对患者及公众的决策与福利至关重要，而且为医疗保健机构、政府和其他部门提供了决策依据，HIPs在促进健康信息建设、维护、储存、访问、使用、连接和操作中，发挥着不同于其他信息学专家的重要作用。《2016-IMIA伦理准则》在全球范围内得到了广泛的尊重和支持，主要包括6项基本伦理原则、7项中层一般伦理原则、与HIPs在6种关系中的伦理准则。

《2016-IMIA伦理准则》包括：①自主性原则（principle of autonomy）：HIPs应确保服务使用者被充分告知其数据的被收集、被存储、被访问、被传播、被操作、被使用和被保护情况和管理机制，使用者的权利，以及可能承担的风险，而后，使用者自主决定是否使用相关服务；②平等正义原则（principle of equality and justice）：HIPs应该以公正平等的方式处理所有的使用者的数据，所有人享有平等的知情权、隐私权和获益权；③有利原则（principle of beneficence）：HIPs应该促进相关服务使用者的合法利益；④不伤害原则（principle of non-malfeasance）：HIPs应该避免对他人造成伤害；⑤不可能原则（principle of impossibility）：HIPs尽可能去实现具有约束力的权利和义务，例如，对于尽了最大努力却仍然无法避免的信息泄露，HIPs不承担道德责任；⑥正直原则（principle of integrity）：HIPs有义务尽其所能地履行其义务。HIPs不只是按要求做事，而是尽其所能让自己接受更好的专业培训，遇到问题总是寻求更好的解决方案。上述6个原则在应用于信息领域时，主要表现为7项更具体的伦理原则，包括：①信息隐私与处理原则（principle of information-privacy and disposition）；②开放性原则（principle of openness）；③安全性原则（principle of security）；④访问原则（principle of access）；⑤合法侵权原则（principle of legitimate infringement）；⑥最小干扰原则（principle of the least intrusive alternative）；⑦问责制原则（principle of accountability）；《2016-IMIA伦理准则》具体内容见附录。

（二）我国健康信息实践的伦理探讨

我国有关健康信息的伦理讨论大多集中在揭示相关伦理问题和提出政策建议上，有关健康信息从业人员伦理原则与规则的探讨并不多。医学专业人士、个体、各类机构和平台都可以作为健康信息的传播主体，这些主体应遵循国家宪法和各行业内的政策法规，遵从其行业内的职业准则和伦理要求。有学者提出，健康传播中应该遵从的伦理原则包括四个方面：①公共利益至上，不能为了商业目的而损害服务的公益性质；②维持生命尊严，避免使用带有侮辱和歧视性质的名词；③关注弱势群体的需求；④消除社会危机，避免夸大事实。2019年底，北京大学健康医疗大数据国家研究院伦理与法律研究中心课题组起草并汇总相关领域专家意见，提出了健康医疗大数据优良实践的伦理共识，可为健康信息从业人员提供参考和依据。根据该共识，在健康医疗数据处理中应该遵循"个人权利（如知情权、数据访问权、更正权、删除权、限制处理权、自动化决策自主权、数据可携带权、反对权、随时退出权、申诉权等）保护原则""知情同意原则""公开透明原则""限制原则（最小必要原则）""数据质量原则""责任与安全原则"和"公平与规范共享原则"。此外，该共识还包括对个人健康医疗数据处理的合理情形、数据控制者和处理者的权利与义务、个人健康医疗数据的跨境处理、行业自律和完善立法等。

五、伦理学建议

（一）公众

我国为公众提供的健康信息服务与交流平台，包括健康网站、论坛、App等社交媒体。公众在互联网发布和传播健康信息时，应该保护自己的个人信息和隐私，避免泄露他人的隐私，避免发布虚假广告和没有权威来源的信息，避免传播具有侮辱性和诋毁性的信息。公众在搜寻健康信息时，应尽量选择更权威的网站和平台，对明显不合常理或具有宣传性质的健康信息保持谨慎的态度。

（二）医学专业人士

当医疗领域的专家为患者和公众提供公众健康信息相关服务时，应该充分了解和尊重《2016-IMIA伦理准则》中的基本伦理原则、一般伦理原则和相关行为规则，以及在医疗机构中所遵循的相关职业准则和伦理要求。医学专业人士提供健康信息服务主要体现在3个方面。第一个方面是发布和传播健康信息，根据2019年的一项数据显示，超过四成的医生会在新媒体账户上发布健康科普信息；半数以上的医生在看到自己所在领域出现谣言后，会主动辟谣；七成医生会主动转发自己认可的专业信息。医学专业人员在发布、传播和评价健康信息时，应该尽可能保持严肃负责的态度，确保内容的真实性和权威性，不诽谤同行或其他机构，避免营销性质的健康信息服务。第二个方面是医学专业人员在机构外或通过交流平台与社交媒体，为患者及其家属提供有关康复的咨询建议。专业人员免费提供咨询建议，有利于医患关系和患者的康复，是值得鼓励的行为，但在此过程中，专业人员仍然有义务确保建议的真实性和权威性，并且避免泄露患者的隐私。第三个方面是医学专业人员提供的远程医疗服务，除了应该遵守在医疗机构的职业准则与伦理原则之外，尤其需要保护患者的信息安全。

（三）信息传播主体

信息传播主体指发布或传播公众健康信息的个人或组织机构，包括健康教育人员、医护人员、疾病预防控制人员、公共卫生人员、基层基本公共卫生服务人员、健康相关媒体采编制作人员、学校等企事业单位的健康保健人员，以及医疗专业机构、商业服务机构和大众传媒等。健康信息传播媒体主体必须遵守国家法律法规和职业伦理要求。对传播内容的科学性和真实性进行严格的把关，避免传播具有侮辱性和诋毁性的信息，避免传播泄露个人隐私的信息。

（四）信息处理者

信息处理者应充分了解和尊重《2016-IMIA伦理准则》中的基本伦理原则、一般伦理原则和具体的行为规则，遵循我国出台的各项政策法规中的规定（详见本章第二节），将相关准则及其实施细则公布在网站上。此外，尤其需要关注以下4个方面：①确保健康信息的公正性、准确性、相关性和及时性；②充分披露网站的赞助商和运营目的；③准确说明资料的出处和版权归属；④保护用户信息的隐私性和安全性。

第二节　公众健康信息安全与保护

健康信息对用户改善身体健康状态非常有益，但这些信息常常面临隐私和安全方面的威胁和风险。随着涉及健康信息的网络犯罪逐渐增多，健康信息的安全与保护已经成为社会各界广泛关注的问题。欧美发达国家对健康信息安全方面的研究开展较早，相继出台了许多健康信息相关法案和国家标准。近年来我国信息安全法律体系逐步完善，公众健康信息安全保护意识显著增强。本节将对我国现行信息安全法律法规、信息安全相关技术及一般原则做简要介绍，有助于提高公众健康信息安全保护意识和防护能力。

一、信息安全与政策综述

（一）信息安全相关政策

国际标准化组织（International Organization for Standardization，ISO）将信息安全定义为"为数据处理系统建立和采取技术、管理的安全保护，保护计算机硬件、软件、数据不因偶然的或恶意的原因而受到破坏、更改、泄露"。

目前我国现行网络信息安全有关的法律法规近百部，涉及网络运行安全、信息系统安全、网络信息安全、网络安全产品、保密及密码管理、计算机病毒与恶意程序防治等多个领域，在文件形式上，有法律、有关法律问题的决定、司法解释及相关文件、行政法规、法规性文件、部门规章及相关文件、地方性法规与地方政府规章及相关文件等多个层次，初步形成了我国的信息安全法律体系。

2017年6月1日起施行的《中华人民共和国网络安全法》（以下简称《网络安全法》）是为保障网络安全、维护网络空间主权和国家安全、社会公共利益，保护公民、法人和其他组织的合法权益，促进经济社会信息化健康发展而制定的法律。《网络安全法》是我国第一部全面规范网络空间安全管理方面问题的基础性法律。《网络安全法》共七章，内容包括网络空间主权原则、网络运行安全制度、关键信息基础设施保护制度、网络信息保护制度、应急和监测预警制度、网络安全等级保护制度、网络安全审查制度等。

网络安全等级保护制度是我国网络安全领域的一项重要制度。1994年2月18日国务院颁布实施的《中华人民共和国计算机信息系统安全保护条例》是为保护计算机信息系统的安全，促进计算机的应用和发展，保障社会主义现代化建设的顺利进行而制定的行政法规。2007年公安部等部门制定的《信息安全等级保护管理办法》规定信息系统的安全保护等级根据信息系统的重要程度、信息系统遭到破坏后的危害程度等因素分为五级，从第一级至第五级的保护要求渐次提高，并规定了每个等级的范围、信息系统运营者的义务及应对措施等。公安部和标准化主管部门制定了相关标准，明确了网络安全等级定级标准、程序及各个方面的具体要求。网络安全等级保护制度的主要内容可以分为技术类安全要求和管理类安全要求两大类。技术类安全要求主要从物理安全、网络安全、主机安全、应用安全和数据安全等几个层面提出，通过在信息系统中部署软硬件并正确配置其安全功能来实现。管理类安全要求主要从安全管理制度、安全管理机构、人员安全管理、系统建设管理和系统运维管理等几个方面提出，通过一系列政策、制度、规范、流程以及记录等手段控制各种角色的活动来实现。

（二）个人信息保护相关政策

随着数字经济的蓬勃发展，个人信息在社会生产生活中的重要作用日益突出，个人信息保护问题也逐渐受到社会各界广泛关注。为了适应时代的发展，近年来国家颁布的法律法规中也对个人信息进行了规定。

2020年5月28日，第十三届全国人大三次会议表决通过了《中华人民共和国民法典》（以下简称《民法典》），自2021年1月1日起施行。《民法典》第一千零三十四条将个人信息的概念以内涵阐释和外延列举的方式进行了界定，明确个人信息包括自然人的姓名、出生日期、身份证件号码、生物识别信息、住址、电话号码、电子邮箱、健康信息、行踪信息等，并指出个人信息中的私密信息适用有关隐私权的规定。《民法典》第一千零三十二条与此相呼应，指出隐私权的保护对象包含不愿为他人知晓的私密信息。可见，私密信息受到个人信息和隐私权的双重保护。对私密信息的处理，《民法典》第一千零三十三条、第一千零三十五条，规定了须有法律规定或者权利人明确同意，否则任何组织或者个人不得处理他人的私密信息。此外，处理个人信息应当遵循合法、正当、必要原则，不得过度处理，并要符合四项条件。由此可见，《民法典》对个人信息特别是构成隐私的私密信息的处理要求相当严格，不仅规定了须有法律规定或者取得权利人明确同意，还规定即使在有权处理的情况下也禁止对个人信息过度处理，并需要满足三项原则、四项条件。

《网络安全法》中也多处提到了个人信息保护，"网络产品、服务具有收集用户信息功能的，其提供者应当向用户明示并取得同意""网络运营者收集、使用个人信息，应当遵循合法、正当、必要的原则，公开收集、使用规则，明示收集、使用信息的目的、方式和范围，并经被收集者同意""网络运营者不得泄露、篡改、毁损其收集的个人信息；未经被收集者同意，不得向他人提供个人信息""任何个人和组织不得窃取或者以其他非法方式获取个人信息，不得非法出售或者非法向他人提供个人信息"等，并规定了相应法律责任。

2020年10月21日，第十三届全国人大常委会第二十二次会议审议通过的《中华人民共和国个人信息保护法（草案）》公布并公开征求社会公众意见。该草案明确规定，个人信息是以电子或者其他方式记录的与已识别或者可识别的自然人有关的各种信息；个人信息的处理包括个人信息的收集、存储、使用、加工、传输、提供、公开等活动。草案确立了个人信息处理应遵循的原则，强调处理个人信息应当采用合法、正当的方式，具有明确、合理的目的，限于实现处理目的的最小范围，公开处理规则，保证信息准确，采取安全保护措施等，并将上述原则贯穿于个人信息处理的全过程、各环节。

在医疗卫生领域,《中华人民共和国执业医师法》第三章执业规则第二十二条医师在执业活动中履行下列义务中第三点提到要"关心、爱护、尊重患者,保护患者的隐私";《护士条例》第十八条"护士应当尊重、关心、爱护患者,保护患者的隐私";《医疗机构病历管理规定》第十五条"除为患者提供诊疗服务的医务人员,以及经卫生计生行政部门、中医药管理部门或者医疗机构授权的负责病案管理、医疗管理的部门或者人员外,其他任何机构和个人不得擅自查阅患者病历""其他医疗机构及医务人员因科研、教学需要查阅、借阅病历的,应当向患者就诊医疗机构提出申请,经同意并办理相应手续后方可查阅、借阅"。《精神卫生法》第四条"有关单位和个人应当对精神障碍患者的姓名、肖像、住址、工作单位、病历资料以及其他可能推断出其身份的信息予以保密";《传染病防治法》第十二条"疾病预防控制机构、医疗机构不得泄露涉及个人隐私的有关信息、资料"。

二、目前应用的主要信息安全技术

(一)密码技术

为了能够让重要信息安全地通过网络传输,通常需要对这些信息进行加密,这样即使这些信息被非法用户截获也无法获知信息的内容。密码学的首要目的是隐藏信息的含义,并不是隐藏信息的存在。密码是通信双方按约定的法则进行信息特殊变换的一种重要保密手段。依照这些法则,变明文为密文,称为加密变换;变密文为明文,称为脱密变换。密码在早期仅对文字或数码进行加、脱密变换,随着通信技术的发展,对语音、图像、数据等都可实施加、脱密变换。影响密码系统安全性的基本因素包括密码算法复杂度、密钥机密性和密钥长度等。

密码算法分为对称密码算法和非对称密码算法。对称密码算法加密速度快、算法简单,适合加密大量数据,但是它也有明显的缺点,比如通信双方需要通过安全信道协商加密密钥、多用户网络中密钥不便管理、无法解决对消息的篡改和否认等问题。常见的对称加密算法有 DES、IDEA、AES、RC5 等。非对称密码算法也称为公钥密码算法,它是建立在数学函数的基础上,而不是基于替代和置换操作。公钥密码算法解决了密钥传递的问题,其缺点是计算复杂、耗用资源大。常见的公钥密码算法有 RSA、SM2、ECC 等。

此外,为了抵抗信息在传输过程中被篡改、冒充和抵赖等形式的威胁,还需要依靠其他密码技术来实现。数字摘要就是采用单项哈希(Hash)函数将需要加密的明文"摘要"成一串固定长度(128位)的密文(数字指纹),不同的明文摘要成密文,其结果总是不同的,而同样的明文其摘要必定一致,其主要用途是消息的完整性检测和数字签名，常见的算法有MD5和SHA-1。

消息认证码利用密钥来生成一个固定长度的短数据块，并将该数据块附加在消息之后，从而用来证实一个消息是来自可信源点，且未被篡改、重放或延迟等。

数字签名是附加在数据单元上的一些数据，或是对数据单元所作的密码变换。这种数据或变换允许数据单元的接收者用以确认数据单元的来源和数据单元的完整性并保护数据，防止被伪造。数字签名是非对称密钥加密技术与数字摘要技术的应用。

数字证书是一个经证书授权中心数字签名的包含公开密钥拥有者信息及公开密钥的文件。最简单的证书包含一个公开密钥、名称以及证书授权中心的数字签名。一般情况下证书中还包括密钥的有效时间，发证机关（证书授权中心）的名称，该证书的序列号等信息，证书的格式遵循ITU-T X.509国际标准。数字证书的基础是公钥基础设施（public key infrastructure，PKI）的建立，它采用密码技术为网络安全通信提供一整套安全服务。PKI能够为所有网络应用提供信息加密和数字签名等密码服务及所必需的密钥与证书管理体系，能够对公私钥对进行管理，支持身份验证、机密性、完整性以及不可否认性服务。

（二）身份鉴别

身份鉴别就是确认访问者的身份。在网络世界中用户的身份信息都是用一组特定的数据来表示的，所有对用户的授权也是针对用户数字身份的授权。这个数字身份可能是人或程序，识别与验证就是验证他们提交的身份识别标识。

身份鉴别的类型包括单向鉴别、双向鉴别、第三方鉴别等。鉴别的方式一般依据实体所知（what you know）、实体所有（what you have）和实体特征（who you are）这3种基本因素或这3种的组合。使用两种鉴别方式的组合（双因素鉴别）是常用的强身份认证形式。使用多因素身份验证能够有效降低身份滥用的风险。目前广泛采用的用户名口令方式就是一种基于实体所知的鉴别方式。基于实体所有的方式，常见的有IC卡、USB-Key等。指纹识别是最常见的基于实体特征的鉴别方式，随着技术的进步，掌纹、静脉、面部识别、视网膜、虹膜、巩膜、语音识别、头骨、耳朵、脑电波等越来越多的生物识别技术被开发出来。

随着信息技术的普及，用户每天需要登录许多不同的信息系统。传统的认证机制采用的身份标识分别被不同的信息系统保存，无法相互传递。为了在网络资源使用过程中更为高效、安全地实现身份认证，由此产生了单点登录技术，即用户只需在网络中进行一次身份认证，便可以访问其授权的所有网络资源，而不再需要其他的身份认证过程，其实质是安全凭证在多个应用系统之间的传递或共享。Kerberos是目前使用广泛的单点登录协议，其认证过程包括3个阶段：获得票据许可票据、获得服务许可票据、获得服务。Kerberos认证也有一定的局限性，例如需要依赖严格的时间同步，并且随着用户数量的增加容易形成系统性能瓶颈等。

（三）访问控制

访问控制是信息系统重要的安全功能之一，目的是对用户的访问权进行管理，防止对信息的非授权篡改和滥用。访问控制对经过身份鉴别的合法用户提供所需的且经过授权的服务，拒绝合法用户越权的服务请求，拒绝非法用户非授权访问，保证用户在系统安全策略下有序使用。系统管理员通常通过访问控制来控制用户对服务器、目录、文件等网络资源的访问。

自主访问控制（discretionary access control，DAC）是应用很广泛的访问控制方法。用这种控制方法，资源的所有者可以规定谁有权访问他们的资源。DAC可以用访问控制矩阵来表示，当某一主体要对客体进行访问，访问控制机制要检查访问控制矩阵中主客体对应的访问权限，以决定主体对客体是否具有访问权限。DAC通常使用访问控制列表或能力表来实现访问控制功能。

强制访问控制（mandatory access control，MAC）是主体和客体都有一个固定的安全属性，系统通过比较客体和主体安全属性，根据已经确定的访问控制规则限制来决定主体是否可以访问客体。这个访问控制规则是强制执行的，系统中的主体和客体均无权更改。

由于安全管理需求越来越多样化，DAC和MAC难以适应复杂的管理需求，基于角色的访问控制（role-based access control，RBAC）逐渐成为安全领域的研究热点。RBAC对系统操作的各种权限不是直接授予具体的用户，而是在用户集合与权限集合之间建立一个角色集合。每一种角色对应一组相应的权限。一旦用户被分配了适当的角色后，该用户就拥有此角色的所有操作权限。这样做的好处是，不必在每次创建用户时都进行分配权限的操作，只要分配用户相应的角色即可，而且角色的权限变更比用户的权限变更要少得多，这样将简化用户的权限管理，减少系统的开销。在基于角色的访问控制中，要求明确区分权限和职责。使用RBAC可以使分配给角色的权限不超过其完成任务必需的权限，同时RBAC还可以实现职责分离，即利用互斥角色约束控制用户的权限。

（四）数据脱敏

数据脱敏技术是一种可以通过数据变形方式对敏感数据进行处理，从而降低数据敏感程度的一种数据处理技术。适当地使用数据脱敏技术，可以有效地减少敏感数据在采集、传输、使用等环节中的暴露，降低敏感数据泄露的风险，尽可能降低数据泄露造成的危害。常见的脱敏算法包括加密、掩码、替换、模糊等。

首先，应该对敏感数据的规则进行分类，分为可恢复与不可恢复两类。可恢复类指脱敏后的数据可以通过一定的方式，恢复成原来的敏感数据，此类脱敏规则主要指各类加解密算法规则；不可恢复类指脱敏后的数据被脱敏的部分使用任何方式都不能恢复，一般可分为替换算法和生成算法两类。数据脱敏方案分为静态数据脱敏和动态数据脱敏。静态数据脱敏是对原始数据进行一次脱敏后，脱敏后的结果数据可以多次使用，适合于使用场景比较单一的场合；动态数据脱敏是在敏感数据显示时，针对不同用户需求，对显示数据进行屏蔽处理的数据脱敏方式，要求系统有安全措施确保用户不能够绕过数据脱敏层次直接接触敏感数据。

数据脱敏技术类型一般采用泛化技术、抑制技术、扰乱技术和有损技术。泛化技术是指在保留原始数据局部特征的前提下使用一般值替代原始数据，泛化后的数据具有不可逆性；抑制技术是指通过隐藏数据中部分信息的方式来对原始数据的值进行转换，又称为隐藏技术；扰乱技术是指通过加入噪声的方式对原始数据进行干扰，以实现对原始数据的扭曲、改变，扰乱后的数据仍保留着原始数据的分布特征；有损技术是指通过损失部分数据的方式来保护整个敏感数据集，适用于数据集汇总后才构成敏感信息的场景。

对数据脱敏技术的选择，需要从敏感信息去除程度、数据缺损、计算开销、通信开销等多方面综合考虑。数据脱敏的难点在于保持数据的完整性，即对包含敏感信息的数据进行抽取变形处理，保证变形后的数据还保持原有数据属性和数据间的依赖关系。

三、一般原则

（一）木桶原则

木桶的最大容积取决于最短的那块木板。攻击者必然会选择最薄弱的地方进行攻击，因此全面完整地对系统的安全威胁和风险进行分析、评估和检测是信息安全管理的基础。

（二）整体性原则

由于不存在绝对的网络信息安全和保密，因此要求在网络发生被攻击、破坏事件时，应尽可能地快速恢复网络信息服务，减少损失。信息安全系统应该包括3种机制：安全防护机制、安全监测机制和安全恢复机制。

（三）最小特权原则

最小特权是指在完成某种操作时所赋予网络中每个主体（用户或进程）必不可少的特权。最小特权原则是指应限定网络中每个主体所必需的最小特权，确保可能的事故、错误、网络部件的篡改等原因造成的损失最小。管理权限交叉，实现相互制约、相互监督，共同保证信息系统的安全。

（四）纵深防御原则

安全体系不应只依靠单一安全机制或多种安全服务的堆砌，而是应该建立相互支撑的多种安全机制，建立具有协议层次和纵向结构层次的完备体系。通过不同类型、不同等级的保护措施协同防御从而使系统得到多重安全保护。

（五）动态化原则

网络信息安全问题是一个动态的问题。所谓的"安全"只是相对和暂时的，不存在一劳永逸的信息安全系统。因此需要根据安全需求和攻击手段的发展进行相应的更新和升级。

（六）适度原则

任何网络/信息系统都没有绝对的安全，所谓适度安全是指采用的安全措施与所保护的信息系统等级相适应。保障信息系统的机密性、完整性和可用性需要针对信息系统的实际风险，就高不就低，实事求是地采取对应的保护强度，在将风险降低到可接受范围之内的同时需要综合考虑各方面的成本。

第三节 监管政策

公众健康信息学研究和实践存在难以预期的潜在风险和不良后果，加上网络环境复杂，信息安全和隐私保护面临的威胁和挑战从未停止，在未来还将越来越严峻。为避免公众的健康权益和隐私安全受到侵害，实现提高公众健康水平的根本目的，就必须对该领域研究与实践中的各个环节进行系统而严格的监管。我国应在充分了解、掌握和评价国内外相关监管政策的基础上，组织该领域内的专家共同讨论形成专家共识，在尊重国内医疗现状与文化价值理念的基础上，尽快建立和完善相关的监管政策，积极推进公众健康信息学的稳步发展。

一、国内外政策现状

（一）国内外个人健康信息保护监管政策及评价

1. 美国个人健康信息保护政策　1996年，美国通过《健康保险可携性和责任法》（Health Insurance Portability and Accountability Act，HIPAA），围绕"受保护的健康信息""受约束的实体"和"最低必要标准"向医生和医疗机构等专业人员提出了隐私保护的具体要求。其中，面向个人健康信息的管理权限尤其值得借鉴，主要内容包括：①个人有权以标注的方式更改EHR上的错误信息，补充不完整信息；②个人可以查看医生或保险公司如何使用和分享其健康信息；③未经个人的许可，其健康信息不能用于与医疗护理无直接关系的其他用途；④未经个人的书面许可，医生不能将信息透露给其雇主，或以营销和广告为目的共享信息；⑤个人可以要求不将自己的健康信息共享给特定的人、团体和公司；⑥不涉及保险公司支付费用的护理和药物，个人可以要求不向保险公司披露相关信息。不过，如果个人要求的不披露信息可能影响其医疗或社会利益，则这些要求可以不被遵从。

2. 欧洲个人健康信息保护政策　1995年，欧盟出台《数据保护指令》，规定处理个人健康等敏感信息必须经过个人同意。在网络信息方面，欧盟理事会先后通过了《电子通讯数据保护指令》《私有数据保护法》《网上个人隐私保护的一般原则》《网上软件、硬件进行不可见和自动化的个人数据处理的建议》等法令，对个人信息数据的收集和处理提出了规定。1977年德国出台《防止个人资料处理滥用法》，对个人隐私权进行了立法保护。1983年德国出台《数据保护法》，提出"信息自决权"，即个人有权决定信息的披露和使用，2001年和2006年德国两次修订该法案，明确了对个人数据的保护机制。此外，德国医学专业组织建议避免将带有健康记录的计算机系统连接到互联网上。1984年英国出台《数据保护法》，之后出台了《调查权法》《通信管理条例》和《通信数据保护指导原则》，对个人信息进行了立法保护。2005年之后，英国出台一系列政策，对EHR提出了立法保障。法国除了对个人信息进行了严格的立法保护之外，对医疗信息的立法保护也比较完善，包括2002年《医疗隐私法》、2004年《医疗保险法》、2007年《关于医疗信息存储于计算机的形式和电子传输的保密法令》、2008年《医院、患者、健康和本土法》等。2018年，欧盟出台《通用数据保护条例》（General Data Protection Regulation，GDPR），提出3种"健康数据"的定义，包括身心健康数据、遗传数据和生物识别数据。此外，GDPR增加了个人处理数据的权利，包括被遗忘权、数据访问和更正权、数据可携权、限定特定处理权、反对自动化决策权、撤销同意处理权和反对自动化决策流程（数据画像）权等。

3. 我国个人信息保护监管政策　我国个人健康信息安全与隐私保护主要依据《侵权责任法》《中华人民共和国执业医师法》《医疗机构病历管理规定》《中华人民共和国护士管理法》等，明确规定了医务人员必须保护患者的隐私权，泄露患者隐私或未经患者同意公开其病历资料将构成侵权责任。除此之外，还有针对一般信息安全的《中华人民共和国民法典》《中华人民共和国网络安全法》《个人信息安全规范》《中华人民共和国个人信息保护法（草案）》等。与公众健康信息学相关的主要内容可归纳为以下几方面：①个人信息和隐私权的界定，个人信息包括一般信息、生物识别信息和健康信息，隐私是指个人不愿意为他人所知晓的私密信息；②未经个人同意，任何组织和个人不得收集和处理其私密信息；③不得泄露、篡改和损坏个人信息；④处理个人信息的目的、方式和范围必须是合理的、公开的、透明的；⑤信息处理者未经同意不得向他人提供或出售信息。

4. 国内外个人健康信息保护监管政策及评价　美国HIPAA法案对患者健康隐私保护的规定涵盖的受辖机构广泛，规则内容丰富具体，对隐私的保护标准分类多，具有很强的可执行性，且平衡了个人健康信息保护与社会利益，规定了受保护的健康信息在社会利益考量下或去识别化之后的公开标准，同时规定了公开个人健康信息的最低标准（最低必要性）。我国还没有建立体系化的健康信息隐私保护政策，相关管理政策分散于各种法律与行政法规中，相关规定不够具体，且缺乏全面性和统一性。美国HIPAA法案能够为我国健康信息立法在法理基础、明确隐私侵权主体、明确细化规定、增加执行性，以及平衡个人权利与社会利益等方面提供借鉴。此外，欧美国家都强调个人对其信息的自主权利，对我国未来在推进公众访问和管理个人健康信息的立法方面提供了充分具体的借鉴依据。

（二）面向信息服务提供者与传播者的分级管理政策

西方发达国家的公众健康信息学管理政策，以社会化医疗模式的德国和市场化医疗模式的美国最具代表性。根据健康信息服务的性质，可以分为"0级""1级""2级""3级"四类：①"0级"公众健康信息服务是指网络上发布和传播的与健康相关的信息，0级服务通常属于个人言论自由的范围而很少受到限制。②"1级"公众健康信息服务是通过信息和通信技术的方法和设备增强已经存在的医患关系，包括加强出院管理，对慢性病（例如慢性疼痛、哮喘、风湿病）及精神类疾病（例如抑郁症）的管理。如今，医生和患者通过信息技术的方法和设备进行交流，也属于这一类。③"2级"公众健康信息服务完全是虚拟的（非面对面的），即避免了由面对面所启动的医患关系。④"3级"公众健康信息服务是指患者（例如乳腺癌患者）作为信息提供者，在自我支持小组中为其他患者提供建议和经验，这类服务也通常被涵盖在言论自由的保护范围内。在法律中，不同级别的信息服务有相应不同的规定。美国、德国和我国公众健康信息服务3级管理政策见表9-1。

表9-1　美国、德国和我国公众健康信息服务3级管理政策

	美国	德国	中国
0级	美国宪法第一修正案赋予了个人言论自由的权利，网络上传播着医学外行人宣传的荒谬的医学建议。当医疗专业人士在网络上发布和传播健康信息时，美国AMA提出了指导和建议，包括：作为"负责任的医生"发布信息；支持IMIA道德标准；医生应提供准确而及时的信息；支持有关处理患者利用信息技术的经济、识字和文化障碍等	德国宪法在赋予个人言论自由的基础上允许该权利与其他个人权利及诽谤、煽动和叛乱等侵犯行为之间取得平衡，并且言论自由的排除条款比美国宪法第一修正案更为宽泛。此外，德国医生专业守则要求医生只有在有利于促进医患信任时才能公开其学位或专业信息，并应遵从和发布公认的医学知识。医生被禁止以营销目的提供服务	根据我国宪法和网络安全法，当患者和健康公众通过网络和社交媒体发布和传播健康信息时，他们有义务提供真实的信息。目前，我国并没有出台专门的法律条例与管理政策要求患者和健康公众应该作为责任主体去承担法律责任。国内医学专业人士参与"0级"公众健康信息服务的积极性比较高，国内相关职业准则中尚缺乏相关的管理规定
1级	在远程医疗方面，AMA"高质量远程医疗"要求医生通过监督等方式，对远程医疗服务的安全性和质量负责，并保持其权威性，在医患互联网交流中，医生对患者承担了明确责任	德国的医生专业守则要求当医生作为健康信息提供者时，远程医疗在两种情况下是被允许的：一种是远程监护，即医生在与患者面对面接触之后，让患者将心率等监测设备带回家中或工作环境中；另一种是远程会诊，在有一名当地医生在场的情况下，另一名外地专家可以参与远程会诊	2018年，国家卫生健康委员会发布《互联网诊疗管理办法（试行）》《互联网医院管理办法（试行）》和《远程医疗服务管理规范（试行）》，提出互联网医院的功能包括为未在实体医院就诊的患者提供部分常见病、慢性病复诊，以及家庭医生的签约服务。对于在实体医院就诊的患者，由接诊医生邀请远程会诊医生参与诊疗
2级	AMA明确规定医生通过互联网向患者提供治疗是非法的。加利福尼亚州《商业和职业准则（California Business and Professions Code）》中，要求"未经适当检查和医疗指示而开处方、配药，或者提供危险药物，构成违反职业道德的行为"。与此同时，各项政策正在鼓励投资市场化的公众健康信息服务	德国医生职业准则规定，医生不得仅通过印刷和通信媒体实施个体化的医疗，特别是医疗咨询，这是对2级虚拟医疗服务的明令禁止。但德国允许欧盟其他成员国的医生在遵守德国专业守则的前提下的临时或偶尔的跨境医疗活动。德国药品法严格遵循没有医生的书面处方就不提供处方药	2018年，国家卫生健康委员会发布《互联网诊疗管理办法（试行）》《互联网医院管理办法（试行）》和《远程医疗服务管理规范（试行）》，明确规定"不得对首诊患者开展互联网诊疗活动"，对符合要求的远程诊疗，可以开具有医生签名的电子处方，并由授权机构配送处方。远程会诊医生可出诊断意见并出具处方
3级	可以发布国家言论自由范围内的任何言论		

（三）面向信息服务提供者与传播者的分级管理政策评价

1. "0级"公众健康信息服务 在公众参与"0级"公众健康信息服务中，可以提供或传播在其国家言论自由规定范围内的任何言论或信息。在医生参与"0级"公众健康信息服务中，美国和德国都要求医生能够负责地，勤勉地写作，并且遵守医师职业准则中的要求。在国内，医学专业人员发布、传播健康信息，辟谣虚假信息的积极性比较高，这种行为被认为是一种职责范围之外的贡献，并没有对相关实践提出明确的要求。随着公众健康信息实践的发展，我国医师职业准则中应该补充相关要求。

2. "1级"公众健康信息服务 在"1级"公众健康信息服务中，美国和德国都规定医生在为患者提供面对面的治疗之后，可以继续提供远程医疗服务，主要是一些疾病监控设备，但在后续的服务中，医生需要承担一系列责任。在我国，远程医疗主要适用于部分常见病和慢性病的复诊，并且可以给患者开具带有医生签名的处方，在远程医疗服务中，医生需要遵从其职业准则中的各项要求。

在远程会诊中，中国和德国的政策相一致，即远程医生参与诊断治疗是在有当地接诊医生在场的前提下才能进行。相比美国和德国的互联网医疗服务实践，我国对远程医疗服务持有更加积极的态度，互联网医院正在试行和快速发展中，相关实践已经比较成熟，配套的政策也比较完善。远程医疗服务有利于提高医疗服务的效率和公平性，且后疫情时代其优势更为突出。

德国对在线处方有更严格的限制，尤其是禁止商业导向下的交付行为，美国对此持有更开放的态度，我国则是通过医疗机构或专门的委托机构配送处方药品，为患者提供了便利，同时也对医生的处方行为也有严格的监管制度。

3. "2级"公众健康信息服务 在美国和德国，非面对面的远程医疗服务是非法的。一些现行的健康信息服务通过规避"医患关系"的成立来实现，例如，只提供诊疗建议但不提供处方。对于一些在研发中有着明显优势的服务项目来说，法律与政策制定滞后性的弊端日益凸显。主要有两种策略有助于改善公众和卫生专业人士对"2级"公众健康信息服务的看法，并推进其合法化。一种是卫生专业人员在遵守专业规则的前提下先提供福利性质的健康信息服务，提高公众对公众健康信息服务的信任度和接受度，之后再向医疗服务转变和升级；另一种是将"2级"的、纯粹虚拟的（非面对面的）服务转变为C转诊（"C-referral"）服务。这种服务是当医生向患者提供面对面的医疗服务时，推荐患者转诊到属于公众健康信息领域的"共病"服务中。例如，当医生为患者提供其他治疗服务时，看到患者存在抑郁倾向，可以引导患者进入虚拟支持小组。由于负责任的医生能够注意到公众健康信息服务难以察觉的隐蔽风险。因此，C转诊在提供更多服务的同时，也增加了安全性与风险控制。这两种思路对我国来说也有一定的借鉴意义。

在我国，部分常见病和慢性病的复诊远程医疗服务是被允许的，相比其他国家，我国在推进互联网医疗服务方面更加积极。尽管我国已经出台了相关的政策，但仍然存在有待于进一步研究和规范的具体问题，主要体现在隐私安全和医疗风险防控上，以及互联网医疗涉及主体的责任界定问题上。

4. "3级"公众健康信息服务 我国有很多为患者提供诊疗与康复信息交流的服务平台，包括针对各种疾病的病友论坛和App，没有相关的政策与管理条例。在美国和德国，也没有专门的要求。在监管政策体系中，"3级"公众健康信息服务的区分意义并不大，可纳入"1级"服务的政策监管体系中。分级监管政策体系和评价中，医学专业人士的职责作为核心内容，今后可以沿着分级监管的思路，将其他信息传播主体和信息处理者的要求纳入其中。

二、责任主体的界定

（一）公众

我国宪法规定："公民有言论、出版自由""公民在行使自由和权利的时候，不得损害国家的、社会的、集体的利益和其他公民的合法的自由和权利。"2017年我国施行《中华人民共和国网络安全法》，规定"任何个人和组织……不得编造、传播虚假信息扰乱经济秩序和社会秩序，以及侵害他人名誉、隐私、知识产权和其他合法权益等活动。"随着移动网络的普及和自媒体时代的到来，公众可以创建公众号发布信息，进而使其发布的信息在更大范围内产生影响力。2021年1月22日，国家网信办发布施行《互联网用户公众账号信息服务管理规定》，要求公众账号生产运营者应当履行用户主体责任，建立健全内容和账号安全审核机制，加强内容导向性、真实性、合法性把关。根据该管理条例，当公众通过公众号来提供或传播健康信息时，需要对内容的真实性和合法性承担更大的责任，对公众提出了更高的要求。由于并没有出台更具体的规范和条例，因此，公众有义务提供真实可信的信息，但没有相关责任。

（二）医学专业人士

医学专业人士在医疗机构从事医疗工作时，需要遵守职业准则和医院的各项管理条例，这里主要探讨医生在医疗机构之外提供健康信息服务中，作为责任主体所应该承担的责任。医生可通过3种方式成为健康信息服务的提供者。

第一种方式是医学专业人员在网络和社交媒体中发布和传播健康知识与信息。国内对医生通过自媒体发布健康科普知识持鼓励和支持的态度，但无论医生还是普通公众，在发布和传播健康信息时，都必须遵守国家现行的各项法律条例和规章制度。医学专业人员作为公众健康信息的提供者和传播者，是否应该对该群体提出更明确的职业准则，是今后需要进一步讨论和研究的问题。例如，如何鉴别医生是在为某种产品、专家或机构提供广告宣传，还是在提供客观真实的信息？

第二种方式是医学专业人员通过医患交流平台和社交媒体，在医疗机构之外与其在医疗机构中已经构成医患关系的患者联系，为他们提供诊疗后续的疾病与康复咨询服务。在此方式中，信息提供者和接受者是已经建立的医患关系，医护人员所提供的健康信息服务是针对患者的个性化服务。因此，医生是否应该遵循其在医疗机构中的职业准则，目前尚不明确。但可以确定的是，无论在机构内还是机构外，专业人员都必须尊重和保护患者的个人隐私，《中华人民共和国执业医师法》《护士条例》《医疗机构病历管理规定》《中华人民共和国精神卫生法》，以及《中华人民共和国传染病防治法》都有相关规定。

第三种方式是作为专业人士为患者和健康公众提供网上问诊服务。在国外，非面对面的网上诊疗服务受到严格的限制，通常情况下是非法的。由于信息时代医疗实践边界变得模糊，判断健康服务中的医患关系是否建立，是判断医生是否作为责任主体的重要方面。Derse AR 和 Miller TE 在《网络效应：线上医学的专业和挑战》（Net effect: professional and ethical challenges of medicine online）一文中对该问题进行了讨论。他们认为判断依据有3个：①医生和患者或明或暗地认同这一关系；②医生向患者提供了医疗服务；③咨询的终止或患者对医生建议的可预见信赖增加了。目前，国内在线问诊服务已经比较成熟，包括相关医疗信息平台以及刚开始试行的由公立医院提供的互联网医疗服务。在后疫情时代，互联网医疗展现出了巨大优势，然而，也产生了一系列亟待解决的问题和困难。线上问诊中，患者能够提供的信息相对有限，增加了医生诊断的困难，一旦出现医患纠纷，如何明确医生的责任，目前还缺乏法律依据。在相关的规范建立之前，医生开展在线问诊将面临一定的风险。

（三）信息传播主体

信息传播主体包括个人、机构和网络平台。传播主体在传播信息时必须遵守国家相关法律管理条例，包括《中华人民共和国侵权责任法》《中华人民共和国著作权法》《信息网络传播权保护条例》《中华人民共和国互联网行业自律公约》《博客服务自律公约》《中华人民共和国网络安全法》等。根据《中华人民共和国刑法修正案》，编造虚假险情、疫情、灾情、警情并严重扰乱社会秩序的行为会受到刑罚制裁。虚假健康信息的传播治理问题主要通过机构和平台技术手段应对，例如，我国主流社交媒体微信上的健康养生类谣言泛滥，腾讯主要通过人工和智能技术手段识别和筛选这类信息。

（四）互联网医院

远程医疗服务涉及的主体比较多，各方之间的法律责任、权利、义务不清晰，容易出现纠纷。2015年，国务院发布《"互联网＋"行动的指导意见》。在"互联网＋"益民服务中，提出推广互联网在构建医学信息共享服务平台、基层远程医疗和基因检测、疾病预防等方面的应用，实现医疗服务均等化、普惠化、便捷化。其中，建构第三方的信息服务平台主要用于医疗机构之间的信息共享，公众是否具备访问、分享、管理和删除自己医疗信息的权限，是需要进一步研究的问题。根据《互联网诊疗管理办法（试行）》《互联网医院管理办法（试行）》和《远程医疗服务管理规范（试行）》，互联网医院各合作方需要明确信息安全和隐私保护等方面的责、权、利并作为重点监管内容。在责任判定上，远程会诊医疗服务中的邀请方、平台建设运营方、受邀方通过协议明确责权利；获得《医疗机构执业许可证》的互联网医院，独立作为法律责任主体；实体医疗机构独立或与第三方机构合作申请互联网医院作为第二名称时，实体医疗机构作为法律责任主体。

（五）信息处理者

公众健康信息的处理者包括健康知识服务平台、互联网医疗服务平台、网站交流平台、医疗保健相关的App，以及个人健康档案数据库中处理个人信息的专业人员。信息处理者在作为责任主体时必须保护个人隐私，主要体现在3个方面：①信息处理的合理性和必要性；②信息处理必须基于信息提供者的知情同意；③信息处理的公开性与透明性。信息处理者必须遵守我国已经出台的一系列相关政策与草案，包括2020年5月通过的《中华人民共和国民法典》第一百一十条规定"自然人享有隐私权"，第一百一十一条规定"自然人的个人信息受到法律保护，任何组织或个人需要获取他人个人信息的，应当依法取得并确保信息安全，不得非法收集、使用、加工、传输他人个人信息，不得非法买卖、提供或者公开他人个人信息"。《民法典》奠定了我国数据保护的基础。《中华人民共和国网络安全法》中对个人信息收集、使用、公开、保密等方面的规定，《中华人民共和国个人信息保护法（草案）》中对处理个人敏感信息的相关规定和要求，以及2016年《国务院办公厅关于促进和规范健康医疗大数据应用发展的指导意见》中的有关规定。

（六）研发人员

科研伦理中的核心原则包括"尊重""不伤害""有利""公正"。其中，"尊重"原则具体体现在研究人员必须充分尊重受试者的自主意愿，充分告知受试者参与研究的潜在风险、获益和随时退出的权利，不泄露受试者的相关信息，尊重受试者的隐私权；"不伤害"体现在尽量消除、减少和避免对受试者造成的伤害，将潜在的风险最小化，重点保护孕妇、儿童等高风险人群，以及老年人、贫困人口、缺乏自主同意能力的弱势人群，保障受试者在参与研究过程中的健康与生命权益不受到损害；"有利"体现在相关研究必须具备科学性和必要性，有较高的成本－效益预期，从而确保研究过程和结果对患者和受试者有利；"公正"体现在受试者之间公平地分配利益与负担，任何违反科研伦理规定的行为将受到法律制裁、行政处罚或道德谴责。

公众健康信息相关服务的研究与开发人员，必须遵从机构科研伦理的规定。《涉及人的健康相关研究的国际伦理指南（2016版）》是最新版的国际指南，根据该指南，可能与公众健康信息学研究相关的具体要求主要包括以下方面。①研究必须具备社会和科学价值，研究者具备伦理培训资质并充分尊重受试者权利；②确保受试者风险最小化并确保受试者的潜在个体收益和研究价值之间成恰当的比例；③潜在受试者对研究相关信息充分知情和理解，并有权自由选择是否参与研究，当研究者与潜在受试者存在依赖关系，例如医患关系，应由中立的第三方寻求潜在受试者的知情同意；④涉及儿童与青少年的研究在获得其法定监护人同意时，也必须获得与其能力相符的同意，研究风险最小化且不大于潜在的个体收益；⑤对失去行为能力的成年人，其法定代理人必须根据其之前的偏好和价值观做出同意参与研究的决定，其参与研究的预嘱应该被尊重；⑥对参与研究的弱势群体给予特殊的保护并确保其权益的落实；⑦在确保受试者理解研究性质、自愿参与研究、研究具有重要的社会价值且对受试者造成的风险不超过最小风险时，可根据研究需要修改或免除知情同意；⑧生物材料与健康相关研究中的数据采集、存储和使用中，必须获得材料或数据提供者的具体或广泛的知情同意（或由知情的退出程序替代）；⑨当试图对过去收集的材料或数据进行二次使用而无法获得知情同意时，如果研究对受试者造成的风险不超过最小风险，在合理的管理程序下可免除知情同意；⑩对受试者的补偿程度不能与其同意承担的风险程度相关，合理报销研究受试者在研究期间产生的直接费用，合理补偿其参与研究的损失和不便；⑪当受试者在参与研究中遭受来自身体、心理和社会的伤害及损失，研究者对其提供免费的医疗服务和经济补偿；⑫研究者使用从网络环境和数字工具中获得的数据时必须评估、减少、监控并告知隐私风险；⑬研究中的利益相关者按照利益冲突的严重性，成比例地分担利益冲突相关政策与程序中的责任。

（刘　辉　方　安　杨晨柳）

参 考 文 献

［1］翟晓梅，邱仁宗. 生命伦理学导论［M］. 北京：清华大学出版社，2020.

［2］DEBORAH L，GUNTHER E，HOLLY B J，et al. Consumer health informatics：informing consumers and improving health care. NY：Springer Science，Business Media，2005.

［3］刘辉，丛亚丽. 临床医学大数据的伦理问题初探［J］. 医学与哲学，2016，37（10）：32-36.

［4］郭旭芳，刘辉. 生物医学领域人工智能应用的伦理问题［J］. 基础医学与临床，2020，40（2）：285-288.

［5］WETTER T. Consumer health informatics：new services，roles，and responsibilities［M］. Cham：Springer International Publishing AG，2015.

［6］代涛. 中华医学百科全书·医学信息学［M］. 北京：中国协和医科大学出版社，2017.

［7］徐漪. "信息弱势群体"信息公平权利的实现［J］. 产业与科技论坛，2015（5）：29-31.

［8］中华人民共和国中央人民政府. 国务院办公厅印发《关于切实解决老年人运用智能技术困难的实施方案》［EB/OL］.（2020-11-24）［2021-02-04］. http：//www.gov.cn/xinwen/2020-11/24/content_5563861.htm.

［9］International Medical Informatics Association. The IMIA code of ethics for health information professionals［EB/OL］.（2016-08-28）［2021-01-25］. https：//imia-medinfo.org/wp/wp-content/uploads/2019/08/IMIA-Code-of-Ethics-2016.pdf.

［10］BUCHANAN A，BROCK DW. Surrogate decision-making for elderly individuals who are incompetent or of questionable competence［M/OL］.［2017-05-16］. https：//digital.library.unt.edu/ark：/67531/metadc97362/m2/1/high_res_d/1001676404.pdf.

［11］SHERIF RE，PLUYE P，THOËR C，et al. Reducing negative outcomes of online consumer health information：Qualitative interpretive study with clinicians，librarians，and consumers［J］. Journal of medical Internet research，2018，20：e169.

［12］罗晓兰，韩景倜，樊卫国，等. 互联网时代的健康信息与健康焦虑［J］. 情报资料工作，2019，40（2）：76-86.

［13］比彻姆，邱卓思. 生命医学伦理学原则［M］. 北京：北京大学出版社，2014.

［14］白剑峰. 健康传播中的人文精神［C］.2008年中国高校医学人文社会科学发展论坛论文集，2008：51-53.

［15］人民健康网. 新媒体已成为医生获取信息的主要途径——体媒介使用行为调查结果发布［EB/OL］.（2019-01-26）［2021-03-09］. http：//health.people.com.cn/GB/n1/2019/0126/c14739-30591159.html.

［16］中华人民共和国中央人民政府. 中华人民共和国执业医师法［EB/OL］.（2005-08-01）〔2021-02-15〕. http://www.gov.cn/banshi/2005-08/01/content_18970.htm.

［17］中华人民共和国中央人民政府. 中华人民共和国国务院令第517号. 护士条例［EB/OL］.（2008-05-12）〔2021-02-15〕. http://www.gov.cn/gongbao/content/2008/content_912536.htm.

［18］中华人民共和国中央人民政府. 关于印发《医疗机构病历管理规定》的通知［EB/OL］.（2002-07-19）〔2021-02-15〕. http://www.gov.cn/gongbao/content/2003/content_62113.htm.

［19］中华人民共和国中央人民政府. 中华人民共和国精神卫生法［EB/OL］.（2012-10-26）〔2021-02-15〕. http://www.gov.cn/jrzg/2012-10-26/content_2252122.htm.

［20］全国人民代表大会. 中华人民共和国传染病防治法.［EB/OL］.（2013-06-29）〔2021-02-15〕. http://www.npc.gov.cn/wxzl/gongbao/2013-10/22/content_1811005.htm.

［21］王卓, 刘国伟, 王岩, 等. 数据脱敏技术发展现状及趋势研究［J］. 信息通信技术与政策, 2020（4）:18-22.

［22］罗长银, 陈学斌. 基于数据模糊化处理的数据脱敏研究［J］. 软件, 2019, 40（10）: 6-10.

［23］U. S. Department of Health & Human Services. HIPAA for Individuals［EB/OL］.（2017-06-17）〔2021-02-21〕. https://www.hhs.gov/hipaa/for-individuals/index.html.

［24］谷丽华, 徐玲, 孟群. 欧美国家健康信息隐私保护立法情况探析及对我国立法的启示［J］. 中国卫生信息管理杂志, 2013, 000（6）:520-524.

［25］蔡宏伟, 龚赛红. HIPAA法案健康信息隐私保护借鉴研究［J］. 中国社会科学院研究生院学报, 2017（5）:114-121.

［26］中华人民共和国中央人民政府. 关于印发互联网诊疗管理办法（试行）等3个文件的通知［EB/OL］.（2018-07-17）〔2021-02-15〕. http://www.gov.cn/zhengce/zhengceku/2018-12/31/content_5435436.htm.

［27］中华人民共和国中央人民政府. 第二章：公民的基本权利和义务［EB/OL］.（2005-06-14）〔2021-02-14〕. http://www.gov.cn/ziliao/flfg/2005-06/14/content_6310_4.htm.

［28］中华人民共和国国家互联网信息办公室. 中共中央网络安全和信息化委员会办公室. 中华人民共和国网络安全法［EB/OL］.（2016-11-07）〔2021-02-24〕. http://www.cac.gov.cn/2016-11/07/c_1119867116_2.htm.

［29］中华人民共和国国家互联网信息办公室. 中共中央网络安全和信息化委员会办公室. 国家网信办修订《互联网用户公众账号信息服务管理规定》发布施行［EB/OL］.（2021-01-22）〔2021-02-15〕. http://www.cac.gov.cn/2021-01/22/c_1612887880107681.htm.

［30］DERSE AR, MILLER TE. Net effect: professional and ethical challenges of medicine online［J］. Cambridge quarterly of healthcare ethics, 2008, 17:453-464.

［31］任桂英, 邹余粮, 刘庆, 等. 互联网＋远程医疗服务开展情况及制约因素和伦理问题分析［J］. 中国医学伦理学, 2019, 32（11）:1417-1421.

［32］中华人民共和国中央人民政府. 国务院关于积极推进"互联网＋"行动的指导意见［EB/OL］.（2015-07-04）〔2021-02-15〕. http://www.gov.cn/zhengce/content/2015-07/04/content_10002.htm.

［33］全国人民代表大会. 中华人民共和国民法典［EB/OL］.（2020-06-02）〔2021-04-04〕. http://www.npc.gov.cn/npc/c30834/202006/75ba6483b8344591abd07917e1d25cc8.shtml.

［34］Council for International Organizations of Medical Sciences，International ethical guidelines for health-related research involving humans：4th Edition［EB/OL］.［2021-02-18］. https：// cioms.ch/wp-content/uploads/2017/01/WEB-CIOMS-EthicalGuidelines.pdf.

［35］朱胜涛，温哲，位华，等. 注册信息安全专业人员培训教材［M］. 北京：北京师范大学出版社，2019.

［36］程炼. 伦理学导论［M］. 北京：北京大学出版社，2008.

［37］刘瑞爽，冯瑶，李晓洁，等. 关于健康医疗大数据优良实践的伦理共识（第一版）［J］. 中国医学伦理学，2020，33：8-11.

第十章　公众健康信息教育

第一节　公众健康信息素养教育

健康信息素养（health information literacy，HIL）是公众健康信息学的重要组成部分，是健康素养的关键点。同时，健康信息素养的水平还是各项健康信息能力的最终体现。个体的健康信息能力不同，影响健康素养水平的因素也多种多样，通过开展具有针对性的公众健康信息教育来提高公众健康信息素养水平、促进全民健康，是现今公共卫生和健康信息学领域的重点。本章主要从健康素养和健康信息素养的概念出发，围绕这两个概念展开探讨健康信息能力的构成、公众健康信息素养的理论和核心内容，以及公众健康信息素养教育的发展与现状。

一、健康素养与健康信息素养

"健康素养"一词首次出现于1974年，由美国密歇根大学健康教育学教授Scout K.Simonds 在文章中提出。随后，2004年原美国医学研究所（Institute of Medicine），即现在的美国国家医学院（National Academy of Medicine）出版的标志性出版物中将健康素养定义为个人应相关健康环境的影响，获取、处理和理解所需的基本健康信息和服务并做出合理决定的能力。后来世界卫生组织将健康素养的定义拓宽为人们为了维持和促进良好的健康状态，去认识、获取、理解健康信息和服务，并且利用这些做出正确判断和决定，促进自身、家人和整体健康的能力。健康素养同时也被认为是一种赋权手段，其最终的结果是赋予居民在改善自身健康方面发挥积极作用的基础，参与社区健康促进活动，并推动政府履行其在健康及健康公平上的责任。虽然各地区各机构使用的健康素养的定义不同，但是这些定义共同强调健康素养不仅是指个人能够阅读和理解医学信息手册的内容，知道如何预约挂号看病，读懂食品标签或者遵从医嘱，其意义更多是在于让人们掌握的一种认知和社会技能，这种技能能够驱动人们去获取、理解和利用相关的健康信息和服务。提升健康素养不仅是个人的责任，政府和医疗系统也有同样义务为不同人群呈现清晰、准确、合适以及可及的健康信息来提升健康素养。

美国图书馆协会（American Library Association，ALA）将信息素养定义为一系列个人所需的信息技能，包括辨别信息需求，定位、评估和高效使用所需信息的能力。与健康素养不同的是，信息素养更侧重信息的可找到与可利用能力，而健康素养更强调公众与健康相关的信息、服务和服务之间的互动交流。健康信息素养相对来说是一个比较新的概念，一开始仅描述像医学生或者健康科学领域的专业人士对健康信息的认知和寻求的能力。但随着信息时代的发展，健康信息素养涵盖的人群也从医学生和专业人士扩大到公众甚至社会层面。健康信息素养的概念最早于2003年由美国医学图书馆协会（Medical Library Association，MLA）提出，并将其定义为个人认识到健康信息的需求，熟悉可能的信息源，检索相关信息，评价信息的质量，以及在某一具体情况下的实用性，分析、理解并在日常生活中利用信息做出合理健康决策的能力。目前对于健康信息素养的理解、研究和分析大多基于美国医学图书馆协会提出的概念。2015年，中华人民共和国国家卫生和计划生育委员会办公厅印发的《中国公民健康素养——基本知识与技能（2015年版）》提出了中国对健康信息素养的理念，强调健康信息素养是个体获取、理解、甄别、应用健康信息的能力。相比2008年发布的试行版，该版内容除了强调健康信息的获取、理解和应用外，还首次将真伪健康信息的甄别纳入主要衡量指标。

健康信息素养是一种与健康相关的信息行为，也是一种能够通过后天培养训练和实践获得的技巧和能力。它可以被理解为人们对健康信息的发现与反思、对健康信息来源和价值的理解、对健康信息的沟通和接收，并将所获取的健康信息转化为自己的知识后应用到生活或工作中。无论是健康素养还是健康信息素养，都是需要公众与医疗卫生专业人士之间有双向的沟通和互动。综上所述，从定义来看，健康信息素养是将健康素养和信息素养两个概念融合渗透，既包含信息素养中的信息寻找、获取和利用，同时又具有健康素养中的健康信息需求意识和健康决策能力。

二、健康信息能力构成

从健康信息素养的定义和内涵来分析，即人们对健康信息的需求认知、寻找、获取、评估甄别、分析理解、利用和健康决策能力，健康信息能力应该由6大主要部分组成，分别是认知能力、寻找和获取能力、评估甄别能力、分析理解能力、利用能力和决策能力。各学者对健康信息能力的构成要素分类虽有差异，但都大同小异。

《中华医学百科全书·医学信息学》从健康信息素养的核心含义将健康信息能力分为健康信息需求认知能力、健康信息获取能力、健康信息评价能力和健康信息利用能力。另一些学者如唐凤等通过文献内容分析得出，构成健康信息素养的6大核心技能分别是识字、健康素养、信息素养，媒体素养、计算机素养、科学素养。美国学者 Terri Ottosen 等则从另一种角度，将健康素养技能分为文化和概念知识、听说读写能力、识数能力、批判性分析能力，以及交流和互动能力。综合以上，本节将以健康信息能力的6大组成部分为主，同时将健康素养技能的模块融会贯通到定义得出的健康信息能力6大部分中，对健康信息能力的构成进行梳理和讲解。

（一）健康信息认知能力

健康信息认知能力是获取、理解、利用健康信息的基础，关系到后续一系列通向健康行为的要素。该能力不仅是指对于健康信息需求的认识，也是对可能获取健康信息资源的途径的了解。健康信息认识能力受个人对健康信息的意识、观念、态度、自我效能及一些外界因素影响（如年龄、环境、经济条件等）影响，并且会进一步关系到个人采取健康行动的意愿程度。从健康传播学的健康信念模型（health belief model）的理论框架来推论，如果一个人对某类健康信息或疾病的危险性不了解并持有无所谓的态度，那么他在这方面的健康信息认知能力和需求意识就会较弱，也就不会倾向于获取和利用健康信息。用新型冠状病毒肺炎疫情举例，一部分人之所以有一定跟疫情相关的健康信息认知能力，可能是因为这部分人对疫情的危险性有认识，同时他们相信通过了解疫情相关信息能够帮助预防疾病、维持自身健康，并且相信自己有获取利用健康信息的能力，从而更加关注疫情相关的健康信息。

（二）健康信息寻找和获取能力

健康信息寻找是指人们查寻健康信息的行为方式。国内外研究者在访谈、调查中总结了不同类型的信息寻找方式，如美国疾病控制与预防中心专家 James B Weaver 等按照查询内容将其分为疾病信息搜索型、健康信息搜索型、组合搜索型和无搜索型；中国学者周晓英和蔡文娟则按照获取方式将其分为偶遇获取型、问题解答型、长期关注型。公众的健康知识水平、对健康问题的情绪和态度都可能影响信息搜寻取向和能力，如对疾病信息不了解但又有需求的人可能更倾向于通过问题解答的方式寻求和获取信息；信息获取能力越强的人可能会使用越多健康信息的来源渠道。

其实在健康信息的寻找和获取之间，还涉及健康信息源的选择能力，也就是确定健康信息的来源途径，例如网络资源、媒体、纸质书籍或其他人群（如医生、家人、朋友等）。另外还有公众使用和适应计算机技术和软件能力，即计算机素养，以及对健康信息资源进行检索和访问。

刘靓靓和任慧玲提出，公众寻找和获取权威可靠的健康信息能力是会被环境及个体因素影响的。环境因素包括健康信息传播方式、速度和渠道，也包括突发公共卫生事件的发生。个体因素除了人口学特征外，还包括个人的意识、态度、情绪、信念感和健康素养水平。

（三）健康信息评估和甄别能力

当得到所需要的健康信息后，接着人们会对信息进行甄别评估。通常人们会通过信息的真伪度、权威性、科学性等来评估和判断健康信息的质量，并形成一系列评估标准。健康信息的评估和甄别能力也与多方因素紧密相连。张秀和李月琳的研究表明，健康信息甄别能力可能会随着年龄的增长而下降，青年人的甄别能力明显高于老年人。在对中国城市居民的健康信息甄别能力调查中发现，除个人因素外，能力还与制度因素如信息监管制度及辅助甄别工具等、社会阶层如收入教育水平和社会关系网，以及信息因素包括信息本身的专业性强度等。

在公共健康危机事件中，辨别信息的真伪显得尤为重要。面临危机事件时，许多人很可能直接采纳、使用或转发未经证实的信息，具备高健康信息素养的公众应当具备评估信息来源与质量是否可靠、去伪存真的能力。新型冠状病毒肺炎疫情期间，大量不实信息在网络上出现，如吃板蓝根、黄连素等可以预防和治疗新冠病毒等。由于网络信息的传播速度快、曝光量大，而公众的健康信息评估和甄别能力参差不齐，一些判断能力不足的人群很可能将不实信息分享转发给家人朋友，导致这些谣言对人们的日常生活造成了极大影响。因此，帮助公众提高健康信息评估和甄别能力，对质量参差不齐的健康信息去伪存真，对于公众能够进一步在互联网信息发展的时代合理利用所获得的健康信息尤为重要。

（四）健康信息分析和理解能力

识字是最基本的素养技能，是包括阅读信息、理解书面意思，以及能正确说出和写出一种语言的能力。个人在医疗环境下的读写识数能力是分析和理解健康信息的前提。在健康信息的识读理解方面，因为一些健康信息涉及专业性强的用语，公众在理解健康信息时可能存在一定难度，这种障碍会对公众在使用已获取的健康信息上造成影响。理论上，具备高健康信息素养的公众应当具备识读理解卫生健康领域一般术语的能力。

通常人们在分析理解后，会将健康信息与自身的健康目标和理念等一系列信息融合，产生新的观念，以备后续使用。

（五）健康信息利用能力

简单来讲，健康信息的利用能力主要体现在对健康信息的应用，实质上指的是在对健康信息评估后，通过合理利用健康信息维持或促进健康并达到自我满足的健康行为。拥有健康信息利用能力的人，能够在对健康信息识读理解的基础上，进行分析和评价，然后用于与人交流分享和互动，或用于做出有关个人健康问题的决策。这里又涉及公众的科学素养，当公众能够充分了解健康研究的过程，并且能有效利用基于科学的在线健康信息时，可帮助其避免错误的医疗决策。

健康信息利用能力是所有健康能力要素中相对核心的部分，也是健康信息素养的核心内涵。健康信息学的学科研究，其最终目标是指导公众对健康信息进行实践应用，从而促进公众健康行为、全面提高公众健康水平。如果没有健康信息利用能力，那么即使对健康信息有需求认识并获取了健康信息，也没有办法将其转化为对自身健康有利的知识，更无法进一步就健康问题做出正确合理的决定。

（六）健康决策能力

在健康信息促进健康行为决策方面，人们根据获得的健康信息形成有助于疾病预防、治疗、健康促进等健康行为的决策。具备较高健康信息素养的公众在获取、评估信息并将信息转化为知识后，利用新知识形成良好的健康习惯、改变不利于自身或他人健康的习惯。

总而言之，健康信息能力的要素之间紧密相连，缺一不可（图10-1）。作为医疗保健和公共卫生领域的专业人才，有责任和义务将复杂难懂的健康信息转换为人们日常生活中容易了解和掌握的知识，并且开展公众健康信息素养教育，从根本上培养公众各方面的健康信息能力。

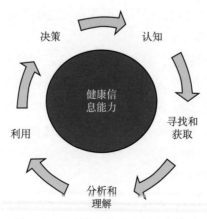

图10-1 健康信息能力6大要素模型

三、公众健康信息素养教育

公众健康信息教育是培养公众健康信息能力的过程，即帮助公众树立健康观念、认识和获取正确健康信息、理解和利用健康知识，以便做出明智的健康决策。不少致力于公众健康信息素养研究的学者认为，健康信息素养是健康教育和促进的重要组成及目标，有益于增加公众对健康与疾病知识的了解，增强预防保健的意识。从目前的研究来看，较低的健康信息素养和健康不良有一定关系，会在一定程度上增加患病者死亡风险、急诊和住院的情况，进一步导致医疗机构负担过重。从另一个角度推论，具有较高健康信息素养的人通常熟悉健康信息的可能获取来源，能够自主检索相关健康信息并对这些信息进行过滤筛选，分析评价信息及其周边相关信息是否适用于自身情况，同时将有用的信息合理并有效地转化为自己的知识加以使用，故健康水平较高。

由于公众的健康信息能力有限，很多时候是在被动地接受信息而非主动寻求信息，在接受信息的利用过程中还有可能会曲解信息的含义。因此，开展公众健康信息素养教育是通过有效地沟通和交流，让人们主动认识、相信、理解和参与到健康方案的制定过程中，这对提升公众对自我健康管理的能力、使人们能够参与到自身健康相关的决策并对疾病预防、健康管理、医患沟通及减少医疗资源过度使用起到积极的作用。世界卫生组织曾提出，健康信息是通向健康的必经之路，而健康信息素养是21世纪促进公众健康的关键要素。同时，作为公民素质的重要组成部分之一，健康信息素养也是反映国家基本公共卫生水平和人民群众健康水平的关键性指标。针对不同目标人群，应该先对他们的需求和影响其健康素养的因素进行调研，再根据需求设计和实施适合该特定人群的健康素养教育或是健康素养促进项目。

（一）健康信息素养的影响因素

在展开讨论公众健康信息素养教育之前，应该先了解影响公众健康信息素养水平的具体因素，这样才能够有针对性地设计和开展公众健康信息素养教育活动。对此，国内外学者就健康信息素养的影响因素做了大量的研究和调查，总结出个人健康信息素养水平同样与年龄、性别、职业、教育、语言、文化背景和生活环境等因素相关。

1. 教育水平　多个国内外研究表明，文化程度与健康信息素养水平有显著的联系，教育水平越高，健康信息素养水平越高。芬兰学者Kristina Eriksson等的研究结果显示，教育水平对健康素养水平有直接且显著的影响。熊娟娟等认为，文化程度可以影响个人获取健康知识和技能的意愿及获取健康信息后的处理和应用能力。

2. 年龄　人群的健康信息素养水平随着年龄的增长呈现先上升、后下降的趋势。换句话说，就是相比儿童和老年人，中青年人群的健康信息素养水平较高。原因是中青年人群对新事物或知识接受能力强、获取信息的渠道更多，相比之下老年人可能因为记忆力减退、阅读理解和应用能力下降、对信息时代的技术不熟悉、健康信息资源获取的渠道较窄等因素的影响，导致健康信息素养能力较低。

3. 性别　Niemel 和 Kristina 都认为女性在健康信息获取方面比起男性更为主动，对健康相关的知识关注度更高。聂雪琼等对中国居民的健康信息素养水平调查发现，女性的健康信息素养水平比男性高。综合考虑，可能是女性在家庭和社会上承担的角色（如母亲这一角色）、生理差异和工作压力等原因致使女性更加关注健康问题，并主动通过一些途径获取健康相关信息。但对农村人群的健康信息素养调查又发现，女性的健康素养水平普遍低于男性，这可能和农村女性的文化程度和居住环境等因素有关。

4. 职业及经济状况　从职业和经济状况方面来讲，由于职业性质的不同和特殊性，不同职业人群的文化程度和经济状况有差距，这些因素都间接影响健康信息资源的获取和利用。例如，医务人员因为受过专业培训及需要经常接触健康信息，他们的健康信息素养水平最高，这基本是毋庸置疑的；家庭经济条件好的人群也可能因为要担心的不是温饱问题而更关注健康问题，所以普遍健康信息素养水平较高。

5. 其他因素　影响健康素养水平的其他因素还有很多，从社会行为学角度看，除了和以上人口学特征有关外，健康素养水平也与个人对健康信息和知识的意识、认知、态度、意图等有一定关系。例如，相较于对健康信息和知识认知度高的人来说，认知度低的人可能健康素养水平较低。

无论如何，这些都说明影响健康信息素养的因素并不是以单一形式存在的，各因素之间可能存在交叉影响的关系，而了解影响健康信息素养的根本原因是进行公众健康信息素养教育的重要前提。

（二）健康信息素养教育的核心要素及内容

公众健康信息素养教育是一项长期且可持续发展的工作，是需要公众和社会共同参与的工作。英国国家医疗服务体系的 Eilean Craig 认为，提高公众健康信息素养水平，一方面需要通过宣传教育提高公众获取健康信息的意识及能力，另一方面需要改善健康信息服务质量。此外，应充分利用信息化手段，关注信息坏境变化，使健康教育策略和措施适应社会信息化进程。

通过健康教育提高公众健康信息素养的核心要素是要抓住重点人群，如年纪较大、患有慢性病、文化程度较低的人群；同时要结合社会现阶段信息传播的特点，可以借助各种网络社交平台来进行健康信息的传播；还要考虑到不同群体对健康信息的理解、甄别、应用能力，提供高质量信息的同时要介绍如何应用相关的健康信息；最后需要考虑性别、地区和职业等特点，有侧重地开展健康教育与健康促进工作。

美国疾病控制和预防中心提出4个有效健康教育的标准：教授功能性的健康知识（必要的基本知识）、形成支持健康行为的个人价值观和信念、形成重视健康生活方式的群体规范、发展必要的基本健康技能，以采用、实践和保持有益健康的行为。

综上所述，健康信息素养教育不仅反映在个人的健康状况，还关系到整个国家的经济发展和社会进步。由于患者和弱势群体在健康信息的获取、理解、接受、分析和使用上能力较弱，健康信息素养教育的重点可以优先放在这部分人群上。另外，公众健康信息素养教育研究及干预项目不应该是以偏概全的，而是应该先对目标人群进行调研后再设计和实施适合该人群的健康信息教育内容和方式。

（三）健康信息素养促进健康水平的理论框架

公众健康信息素养教育促进社会健康水平提高，这一点背后的理论依据，可以通过健康传播和行为学中的理论框架来分析，可参考Berkman等学者提出的健康素养逻辑模型（图10-2）。该模型是基于健康传播和行为学的整合行为模型而建立的，但该逻辑模型只一个假设的理论框架，并不是关系指南，实际的关系图还需要通过测试和调研得到数据支撑。

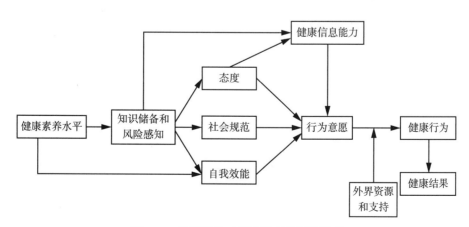

图10-2　健康素养对促进健康的逻辑模型

健康素养水平直接关系到个人对于健康问题的知识储备、风险感知及自我效能，其中自我效能指的是个人对自身在做某件事情上的有效性和对自身在这个行为上的实际能力的信念。对于健康问题的储备又直接影响到个人对健康问题的态度、社会规范、自我效能、还有健康方面的能力，包括健康信息能力。若个人健康信息素养水平提高，将进一步影响模型中的一系列要素，那么个人对做出某种健康行为的意愿可能会更强，因而带动个人自我健康提升的一些健康行为，比如使用健康信息和服务、合理管理自我健康、非必要不去医院等。

（四）公众健康信息素养教育的对象及涉及人群

从现有的研究来看，公众健康信息素养教育对象包括患者、弱势群体、健康人群以及医疗专业人员。加拿大健康教育学教授提出，健康信息素养教育不是公众群体中某一个人的责任，亦不是政府某一个部门的责任，而是涉及许多跨领域和职业的人群，但这些人群又是相互关联的。健康信息素养教育还可能涉及健康信息教育和传播者、学术或政府机构相关人员、健康信息媒体等，他们既可能是健康信息素养教育的提供者，也可能是健康信息素养教育的对象。

（五）公众健康信息素养教育的方式与途径

开展健康信息素养教育的途径主要包括线上和线下两种：线下教育以公共图书馆、社区中心开展健康素养教育讲座和培训活动为主；线上教育包括通过科普文章、课程和网上咨询等多种形式向公众提供健康信息教育及服务。在当今社会的信息化环境下，健康教育方法虽然有传统面对面的培训，但大多数采用信息化技术的手段进行在线教育。

国内外健康教育方式的差异主要体现在以下方面：①国外的健康信息素养教育资源较多，而且几乎全是由权威机构提供，如疾控中心、医学类院校、医院的公共图书馆等，并且各方信息来源连通性强，不仅提供本平台的健康资源，还能以链接的形式提供其他权威网站的资源。但是国内较少提供相关网站的资源链接，一些现有的资源权威性不足，导致公众对于其所提供的健康信息产生不信任；②国外的教育手段方式更加多样，例如美国国立医学图书馆提供了动画视频和互动游戏来增加学习的趣味性；③国外的健康教育网站更人性化且具有包容性，例如苏格兰国民健康服务体系和印度国家卫生门户的网站利用文本语音阅读、字体放大等辅助功能，让特殊人群也能够获取和使用相关的健康信息。

（六）国外公众健康信息素养教育发展及现状

国外开始关注公众健康信息素养教育的时间较早、发展较快、研究较多。例如美国、英国、澳大利亚等国家基本都从21世纪初开始将公众健康信息素养作为国家健康促进的长期性重点目标，同时完善社会上的健康信息服务，例如建立公共图书馆并设立健康信息图书馆员的职位帮助居民获得健康知识，解答健康信息问题等。除了面向公众外，他们还针对公众及医疗卫生保健专业人士开展健康信息素养教育及相关研究。

国外的公众健康信息教育干预项目主要由学术组织和政府机构实施。由政府机构支持和实施的公众健康信息学教育以美国和英国为代表，例如美国的《健康人群》（Healthy people）系列政策文件。在20世纪和21世纪初，健康信息素养低下在美国是一个很严重的问题。据调查显示，2003年健康素养低下的美国成年人约有36%，其中老年人、少数族裔、文化程度低或英语为非母语的人占大多数，所以《健康人群2010》首次提出"填补健康素养的缺口是健康平等和公平性的基础"，此后每10年制订更新的计划均将健康素养以及对公众的健康信息素养教育作为公共卫生发展和研究重点关注的方向；《健康人群2020》将健康信息素养列入健康的关键社会性决定因素。最新发布的《健康人群2030》中，更是有6项健康发展目标都与提升公众健康信息素养有关，同时强调健康素养除了包括个人健康素养，还包括组织健康素养，即卫生部门、健康医疗机构等有责任了解公众的健康信息素养水平并让公众能够公平地获取健康信息资源。为响应英国2007年提出的"健康行动计划"，苏格兰国民健康服务教育委员会（National Health Service Education for Scotland）为医疗卫生保健从业人员、健康行动计划管理者及服务人员，还有公众健康教育对象也就是患者和普通人群这3大类人群开发了定制的线上健康信息素养教育课程，主要包括对健康信息需求的认识、健康信息的寻找、获取、理解、评估、分享、合成和应用等模块。此外，英国还计划建立一个国家的健康信息服务系统，促进健康信息资源流动、提高公众健康信息能力和素养。

除了将健康信息素养教育列入相关的政策内容中，支持和提供公众健康信息教育的还有学术组织，代表之一为美国医学图书馆学会。该学会提出，图书馆有能力也有责任开展好公众健康信息素养教育工作，医院图书馆必须要在提供公众健康信息教育方面发挥积极广泛的作用。因此，越来越多的美国医疗学术组织设立了公众图书馆员的职位，主要为公众提供包括健康知识、健康信息资源和获取渠道等健康信息相关的咨询，并以这样的方式来促进健康信息的公平性及可及性。另外，由美国各大教育学会、公共卫生学会联合组成的国家健康教育标准委员会（Joint Committee on National Health Standards）出版了国家健康教育标准（National Health Education Standards），为学校、家庭、社区和政府提供了健康信息素养教育的框架和具体方法，提高相关群体的公众健康素养水平、促进相关群体的健康行为。

（七）国内公众健康信息素养教育发展及现状

中国的公众健康素养研究和教育发展相对较晚，从2005年开始，中国逐步展开对居民的健康信息素养调查，并实施和推行相对应的健康信息素养教育或促进项目。2008年卫生部首次发布界定公民素养的公告《中国公民健康素养——基本知识与技能（试行）》。该公告分为基本知识和理念、健康生活方式与行为、健康技能3个部分，共66条健康素养知识和技能，目的是引进健康信息素养的基本概念、提高人民群众应对健康问题的能力、促进整体健康水平的提高。2015年底，国家卫生和计划生育委员会办公厅针对近年中国国民的健康状况和医疗卫生问题等对该公告再次改版印发，除了保留原有的健康基本知识的信息外，新版本重点增加了近几年引人注目的健康问题，例如慢性传染性疾病的预防与控制、心理及精神健康问题、妇幼保健、用药健康等，并要求各级部门、医疗卫生机构、社会机构及大众媒体将相关内容以公众能够理解和接受的形式及途径传播给大众，起到教育作用，提高大众的健康素养水平。不仅如此，2012年卫生部办公厅还印发了《母婴健康素养——基本知识与技能（试行）》，旨在贯彻落实国务院颁布的《中国妇女发展纲要（2011—2020年）》和《中国儿童发展纲要（2011—2020年）》，进一步普及母婴保健基本知识与技能，提高孕产妇健康素养，提高我国出生人口素质。虽然中国无论是学术机构还是政府部门针对公众健康信息教育、获取健康知识的服务及资源相对较少也不太成熟，相关研究大多与医学信息学有关，对健康信息素养的分析相对局限和表面，具有权威性的健康信息网络资源也少之又少，但是中国尤其是近几年在健康信息素养教育上的投入越来越多，相关研究和文献呈逐年上升趋势，同时也在随着时代的发展探究健康信息素养教育的形式和方法。

公众健康信息素养教育是提升居民健康水平和促进社会健康发展的要素。每个人都需要具备相应的健康素养能力来更好地保护自己和身边人的健康安全，尤其是当有重大突发公共卫生事件来临时。英格兰公共卫生署发布的报告指出，与一般人群相比，健康信息素养较低的人群在获取紧急医疗服务方面存在更多困难。2019年底至今的新型冠状病毒肺炎疫情，不仅是对公众健康信息素养的考验，更是对今后公共卫生医疗领域重点在公众健康信息素养教育发展上的警示。

第二节　公众健康信息学的专业人才培养

针对公众（包括患者及健康人群）的健康信息素养教育，是提升国家基本卫生水平、促进国家经济和社会发展的关键。作为公众健康信息教育的重要参与者，医疗卫生从业人员也需要接受公众健康信息素养及整个公众健康信息学的相关教育培训，增加对目标人群的健康信息和素养水平的认知。同时应该重视如何采用适合目标人群的交流方式、匹配其信息素养水平等来帮助人们提高健康水平。所以，对于公众健康信息学专业人才的培养，其中一个重要的部分就是提高专业人才包括医生、护士、公共卫生行业从业人员的健康信息素养。

一、国内外公众健康信息学专业教育现状

（一）国外现状

相比中国目前的健康信息学发展情况，一些发达国家如美国在信息技术上发展较早，公众健康信息学领域从20世纪开始至今已经有相对成熟的发展和成果，不仅学科体系和培养机制完善，师资力量雄厚，学科课程也是内容丰富、层次多样。

公众健康信息学专业人才教育和培养主要由一些高等院校医学院、公共卫生学院和信息学院的健康信息学系，或政府权威机构等向学生和专业人士提供，形式包括但不限于线上线下的课程、培训或者研讨会等，旨在培养公共卫生、医疗和信息学新兴领域的优秀人才。

在对英国、美国、加拿大、澳大利亚等50所大学的信息学院的调查统计中发现，有30所高校开设健康信息学类课程共231门，其中一部分院校有侧重于公众健康信息教育方向的课程。总体上看，不同院校开设的公众健康信息学课程内容设置根据开课专业的差异而有所侧重。例如图书馆学专业下开设的公众健康信息学课程教学内容，注重图书馆公众健康信息学的作用；信息学专业开设的课程更偏向健康信息质量、界面、隐私和安全、电子病历等课题；医学院和公共卫生学院下的公众健康信息学更侧重探讨患者和弱势群体健康信息的需求和素养、健康信息传播和交流的方式，以及信息和数字时代下公众健康信息学的发展对临床医疗和卫生服务行业的影响。课程和专业形式也各异，有些是网络和面授课程相结合的形式，而部分院校专业只有网络课程。此外，有的院校的公众健康信息学课程可供本科和研究生选择，有的学校仅为研究生提供相关课程。

因美国提供公众健康信息学课程的学校较多，这里以美国院校为例。如约翰斯·霍普金斯大学医学院健康信息科学系博士项目就有公众健康信息学的方向，同时约翰斯·霍普金斯大学公共卫生学院也给想要了解该主题的专业人士提供相应课程，主要讲的是如何利用健康信息学知识和手段确定公众的健康信息需求。密歇根大学安娜堡分校的信息学学院和公共卫生学院专门为学生开设公众健康信息学课程，课程注重培养学生如何评估目标人群对健康信息的需求并设计和实施适合目标人群的健康信息传播工具等。而华盛顿大学将两门不同的公众健康

信息学课程设置在两个学院不同专业下，一是生物医学信息学与医学教育专业，侧重于公众健康信息学的基础理论，同时结合健康行为学和信息行为学的理论知识来研究和理解公众健康信息学这一新兴学科；二是公共卫生学院公共医疗卫生服务系健康信息与管理专业，侧重管理电子健康档案、提供优质健康信息和讲解护理所需的认证及监管要求等，更偏向培养医疗卫生服务提供者进行信息化管理和技术的学习。总之，大部分学校将公众健康信息学列为硕士和博士学位的选修课。参考彭琰等学者对公众健康信息学课程的探析，表10-1以美国部分大学为例，总结了部分院校公众健康信息学的课程设置。

表10-1　部分院校公众健康信息学课程设置

学　　校	开课学院及专业	课程性质
华盛顿大学	医学院生物医学信息学与医学教育、公共卫生学院公共医疗卫生服务系健康信息与管理专业	硕士、博士学位必修课
密歇根大学	信息学学院信息学专业、公共卫生学院	硕士、博士学位选修课
约翰斯·霍普金斯大学	医学院信息科学系、公共卫生学院	硕士、博士学位选修课
印第安纳大学	护理学院、信息学与计算机学院	硕士学位、认证项目选修课
密苏里大学	医学院健康管理与信息专业	硕士、博士专业课
伊利诺伊大学芝加哥分校	健康信息学	硕士学位、认证项目选修课
曼彻斯特综合医院研究院	跨学科教育	硕士学位课程
威斯康星大学麦迪逊分校	图书馆学和信息科学	继续教育选修课

除了各院校对公众健康信息学人才的培养外，各医学协会、组织机构也有公众健康信息学的培训课程或者学术讨论会议等。在美国，医学图书馆员往往承担着健康素养教育者的重要角色。美国公共图书馆协会面向公共图书馆员开放网络课程及研讨会，培养相关人员根据公众健康信息需求提供帮助的能力，增加对健康素养教育项目的认知，并在完成培训课程后给予证书。美国的预防教学和研究协会是一个促进预防和公众健康教育、培训和研究的会员制协会，鼓励医学、公共卫生和医疗卫生领域教职工及机构设计开发公众健康教育项目。该协会推出过由美国塔夫茨大学医学院的公共卫生和社会医学系教授设计的健康信息素养能力

课程，为医疗卫生专业人士和学生提供公众健康信息学及素养教育的基本理念、信息资源及干预项目设计方法。除此之外，美国医学信息协会专门设立了公众健康信息学的分支，为会员提供培训，并定期举办学术交流会等活动促进公众健康信息学人才之间的知识共享。

（二）国内现状

目前中国还没有专门的公众健康信息学专业分支。中国大陆地区的高校，无论是图书馆学、信息学和医学信息学专业均还没有开设公众健康信息学的相关课程。但在中国香港特别行政区和中国台湾地区有部分院校课程涉及公众健康信息学的内容，如香港大学数码港学院在医疗信息高级证书高级文凭课程计划中将公众健康信息学作为专业课程之一。台湾阳明交通大学的医学信息学课程和卫生信息学课程中有涉及公众健康信息学的内容。

中共中央、国务院印发的《"健康中国2030"规划纲要》中明确提出要"建设健康信息化服务体系"，而健康信息学专业人才培养是帮助建设健康信息化服务体系的重要一步。所以，当务之急是借鉴国外公众健康信息学发展的先进理念和基础，构建符合中国国情的公众健康信息学发展框架、推进"健康中国"的战略、促进公众健康信息学的建设与发展。

二、公众健康信息学人才教育培养要求

从上述内容不难看出，国际上设有健康信息学课程并开设相关专业的院校和科研机构数不胜数，而且理论类课程居多，但提供公众健康信息学课程的学校不多，开设公众健康信息学专业的院校更是少之又少，或者说几乎没有。虽然如此，公众健康信息学本就与健康信息学紧密相关，两个学科的人才教育培养要求应该是大同小异，所以也可以通过一些院校设置的健康信息学专业的要求来探索公众健康信息学人才教育培养的要求。本章节先简单介绍几个提供公众健康信息学课程的院校对课程内容的设置和要求，再以两所专业知名、历史悠久且设有成熟的健康信息教育学专业的院校为例，阐述公众健康信息学人才教育培养的要求，强调公众健康信息学教育认证及职位认证的重要性，为我国在公众健康信息学人才的教育和培养、专业设置和教育体系等方面提供参考。

鉴于公众健康信息学课程多为研究生课程和继续教育课程，其教学方式主要包括学生阅读指定书目、课上讨论和总结分析阅读和课件内容、小组或个人的健康信息学项目设计和案例分析报告等，教师会根据课程设置要求对学生平时作业和考试情况进行评价。国外公众健康信息学本科学位课程更多关注健康信息学的基础理论，学生通过开发和利用医学数据库来学习疾病预防或医疗保险等知识，

大多数课程还需要到医疗机构实践。硕士学位课程则更深入研究数据系统如何与医疗保健服务系统合作，如何收集和管理公众的健康信息，如何评估公众的健康信息需求、优化服务过程，并结合传播学理论设计有效的健康信息传播方式，从而改善整个健康服务体验。

公众健康信息学研究和实践的最终目的是为不同人群提供高质量的健康信息和服务，帮助公众做出有益于他们健康的决策，实现维持或提升健康水平的目标。因此，无论是教授公众健康信息学课程的教师，还是学习公众健康信息学课程的学生，都必须具有很强的为公众服务的意识，不仅要掌握公众健康信息学、医学信息学、传播学和行为学的基础理论知识，还要了解这些学科在医疗卫生上的应用，并且懂得如何评估公众的健康信息需求和健康信息素养教育项目的效果等。部分国外大学的公众健康信息学研究生课程案例和要求见表10-2。

表10-2　部分大学公众健康信息学课程内容及要求

学校	课程内容	课程要求
华盛顿大学	公众健康信息学基础理论、信息行为、健康行为和健康传播理论知识、健康素养、公众健康信息学在临床医学和社交媒体上的应用、移动和远程医疗等	课程共3个月，每星期两节每节1.5小时；每节课前阅读指定书目和文献；根据阅读和讲义内容，课上进行小组讨论并进行总结分析；完成公众健康信息学应用的设计提案书；结合上课内容及公众健康信息学时事，针对提案书进行演讲
密歇根大学	健康行为和健康信息行为的理论及两者对公众健康信息需求和行为的实际应用、评估健康信息需求、设计相应项目、效果评估等	课程近4个月，每星期1节，每节3小时；4项大作业分别是：公众健康信息应用评论文章、需求和知识缺口分析报告、干预项目设计、策划书
印第安纳大学	公众健康信息学概况、健康信息素养、新媒体传播方式和健康信息学与医患关系的改变、公众健康信息系统及工具设计、公众健康信息的法律、伦理及隐私安全性等	每星期1节，每节1小时；每周1篇针对本周阅读和上课内容的反馈讨论小文章；模拟公众健康信息App项目（策划书、文献综述、软件设计展示、项目报告书）、公众健康信息产品评估报告

目前设有成熟的健康信息教育学专业的院校有：①英国谢菲尔德大学信息学院：是较早开设健康信息学专业的院校之一；②美国北卡罗来纳大学教堂山分校：其信息与图书馆学学院的健康信息学居该类专业世界排名前五位，是美国较早开设健康信息学专业的院校。

谢菲尔德大学的健康信息学专业涵盖正规教育与继续教育。正规教育阶段培养学士、健康信息学理学硕士、信息科学博士人才；继续教育阶段设有多种硕士层级的认证证书教育。健康信息学理学硕士主要针对医疗保健领域专业人员和管理人员的继续专业发展，专业人才通常来自英国国家卫生服务系统（National Health Service，NHS）信息部门、健康信息提供者（如临床医生、医疗产品经理等）、医学图书馆员和信息技术专家，该硕士学位专业授课方式为在线课程，完成年限为2～3年。信息科学博士学位教育设置了主攻健康信息学的研究方向，对医疗卫生保健环境中数据和信息进行研究，涉及健康信息分析、健康信息系统评估、健康信息需求和健康信息行为等多个领域。专业人才可以根据自身需求选择3年全日制教育或者6年的在职博士教育。

北卡罗来纳大学教堂山分校的信息与图书馆学学院有专门的公众健康信息教育项目（Consumer Health Informatics Program，CHIP），其学位教育主要包括健康信息学博士、生物医学和健康信息学硕士及在线硕士，以及健康信息学硕士证书等。以健康信息学博士为例，学时一般为5年，每位学生至少需要修满55个学时的课程，必修课不仅包含2门健康信息学核心概念和研究前沿、2门数据利用与技术类课程，还包括1门研究方法类、1门管理类和1门应用科学与研究成果转换的课程。此外，该专业要求每位学生必须在每学年的第一学期参加至少一次健康信息学研讨会以掌握该领域的研究热点以及最新进展。

事实上，接受公众健康信息学的专业教育和培训仅仅是第一步，得到健康信息学职业资格认证是有效运用公众健康信息学专业和实现公众健康目标的前提。在美国，该领域的毕业生就业前通常需要通过考试来取得由健康信息学和信息管理委员会（The Commission of Certification on Health Informatics and Information Management，CCHIIM）提供的从业人员职业资格认证，以此提升自己在行业内的竞争力，来获得更多职位选择和更高的收入。CCHIIM一共提供9种不同的资格认证供该领域不同研究方向的专业人士根据自己未来就业方向选择。

由此可见，国外健康信息学专业体系健全、专业课程涉及范围广且与时俱进。中国在公众健康信息学的专业人才培养上可以根据实际情况，适当借鉴英、美等国家的培养要求，一方面在公共卫生、医学和信息学专业多开设一些涉及信息技术、健康信息需求评估、健康行为、健康传播的公众健康信息学理论基础和实践核心及选修课程；另一方面需要完善公众健康教育学的课程的框架标准、内容及方式。同时也要多组织线上线下公众健康信息学相关的学术交流研讨会，为专业人才提供前沿知识的分享和交流平台。

第三节　公众健康信息教育的发展前沿

公众健康信息学是医学信息学领域里一个较新的分支，目前国外在公众健康信息学领域研究相对较多，近十年国内在这方面的研究数量也呈逐步上升的趋势，研究内容不断细化。国内学者杜志银和贺向前通过共词聚类分析法，就公众健康信息研究热点进行了分析，发现不同年龄阶段的公众健康信息素养、公众网络健康信息（不同人群的网络健康信息搜索行为和关键词等）、公众健康信息系统、健康促进和健康教育为出现频率较高的公众健康信息的热点研究课题。通过对国内外相关学术文献进行总结，现将公众健康信息学学科热点与前沿罗列如下，并提出对于该学科未来发展的展望。

一、互联网与公众健康信息行为研究

互联网对公众健康信息行为的影响与联系是近些年公众健康信息学领域的研究前沿课题之一。如《患者使用互联网获取健康信息：如何影响医患关系》的研究中探讨了公众利用互联网搜索医学相关知识的情境，并展望了公众健康信息学发展的前提下，医患关系的方向发展。另外，在社交媒体工具被广泛应用的当代社会，网络和公众健康信息学的研究课题还有公众健康信息学与社交媒体、网络信息行为学研究。这类课题研究主要包括但不限于：①分析使用社交媒体搜索健康信息的人群分布情况；②分析健康信息的热点话题词；③研究社交媒体工具在公众探索健康信息时的作用及其带来的优缺点；④探讨社交媒体对促进目标人群健康的作用，并适当开发能够满足公众需求的社交媒体干预手段。在当今这个互联网信息时代，互联网与公众健康信息学已变得不可分割，探究和开发适用于不同年龄段、不同需求人群的网络信息干预手段，必定是今后及未来公众健康信息学领域的一大重点发展方向。

二、专注于重点人群的健康素养教育

公民的健康素养是在公众健康信息学领域较为突出的研究前沿，尤其是在《中国公民健康素养——基本知识与技能（试行）》发布之后，国内学者和专业人士开始广泛关注这一课题，而重点人群如老年人和患者等的健康素养教育更是研究的重点方向。众多研究发现，无论在发达国家还是发展中国家，较年轻人与城市人口而言，老年人与农村人口健康信息素养不足的状况普遍存在。老年人习惯通过医疗专业人员获取与健康相关的信息，而他们对于互联网这个最受当今公众欢迎的健康信息来源的使用率极低。这种存在于能够获得信息和通信技术的人与不具备通信技术的人之间的差距被称为"数字鸿沟"，有效解决"数字鸿沟"、满足患者和老年人健康信息需求并专注于重点人群健康素养教育的研究是近年来公众健康信息学的前沿研究之一。

"数字鸿沟"的存在严重影响特定人群对于现代的、科学的健康信息的有效利用，造成数字健康鸿沟的因素众多，如缺乏上网条件、收入低、年龄大、居住环境偏远等，但往往这些人更加需要获得健康信息和医疗救助服务。那么，如何克服这些数字资源利用的不平等性是亟待解决的问题。近年来，为更好地理解和解决数字鸿沟，防止其无限扩大并阻碍特定人群从新兴的健康信息技术中受益，公众健康信息学相关研究者开始重点关注健康信息素养较差的人群，研究内容常为这类人群的信息素养现状、健康信息获取渠道及健康信息素养教育框架定制等，其目的是采取有针对性的举措来尽量消除数字鸿沟问题，使老年人或其他人充分受益于现代健康信息技术。为让更多人能够充分受益于健康信息技术，未来应持续解决"数字鸿沟"问题，贾伟等认为，一方面应继续加强面向重点人群的健康信息技术教育，另一方面也应当设计新的公众健康信息工具，考虑新工具是否会使健康素养、技术与资金有限的群体，防止扩大现有的数字健康鸿沟。

除了老年人口与农村人口，公众健康信息学相关研究者还关注到了各重点疾病患病人群健康信息的需求，这些重点疾病包括癌症、冠心病、高血压等，通过分析患不同疾病患者信息需求的类型、影响因素、信息支持形式和信息需求评估工具等方面，为医务人员在临床工作中制定个性化信息支持服务提供依据，并为打造针对特定患者群的信息传播服务平台提供基础，体现了现代医学精准化、个性化的发展趋势。

三、突发公共卫生事件下公众健康信息需求与素养

公众健康信息学课题的另一个重要发展方向与突发公共卫生事件有关。从新型冠状病毒肺炎疫情来看，人们对于健康信息的需求、使用和传播已经达到了前所未有的高度。2020年1月31日，世界卫生组织声明将新型冠状病毒肺炎疫情列为"国际关注的突发公共卫生事件"，即世界卫生组织传染病应急机制中的最高等级，并宣布新型冠状病毒肺炎疫情从特征上可称为"大流行"。中国国家卫生健康委员会发布的通知中明确提出"要充分发挥互联网医疗服务优势，大力开展互联网诊疗服务，特别是对发热患者的互联网诊疗咨询服务，进一步完善'互联网＋医疗健康'服务功能"。疫情暴发以来，突发公共卫生事件中的公众健康信息素养建设成为国内外公众健康信息学相关研究者关注的焦点。

突发公共事件往往难以预料，由于事发突然，无法提前进行防范。但其影响范围较广，往往涉及某地区的整个人群，甚至全国乃至全球。较一般卫生事件而言，突发公共卫生事件的后果可能更为严重，产生的原因也更为复杂。事件发生后，缺乏必要准备的公众常伴有惶恐、惊慌、疑虑等情绪。面对复杂且专业的健康信息环境，特别是目前互联网新媒体逐渐成为主流的信息传播途径之一，公众必须要具备一定的健康信息甄别、理解、评估和利用能力。应对突发公共卫生事件时，公众如果能够快速、及时地检索和获取健康信息，准确无误地甄别和理解真实信息，并合理有效地运用，就能够极大地提高自我防护及自我救治能力。开展公众健康信息素养教育不仅可以有效提升公众健康素养、促进健康行为，也能够提高公众健康信息学这门学科在社会发展中的影响力和知名度。所以，无论是现在还是未来，突发公共卫生事件下的公众健康信息学应用及公众健康素养教育，无疑是公众健康信息学学科领域的重要研究内容。

四、公众健康信息能力与素养教育将成为学科发展的重点内容

公众健康信息学虽然还在逐步发展阶段，但其对于提升公众健康信息素养的意义与价值已经被学界认可。培养公众健康信息能力是公众健康信息学研究的一部分，而公众健康素养水平作为公众健康信息能力的表现更是该领域现在及未来发展中的重中之重。一是政府部门和相关机构要投入更多在居民健康素养调查上，并邀请专业人士投入到公众健康信息能力和素养测评内容的开发研究中，制定更加标准化和有效的评估工具来了解不同人群的健康需求、素养水平、缺陷等，通过对调查结果的分析来制定符合不同人群需求和健康目标的健康信息素养教育干预项目；二是图书馆作为面向公众提供服务的重要机构，特别是医学图书馆，要更注重健康信息资源库的开发和建设，发挥自身优势，担起公众健康信息素养教育的责任；三是社区卫生服务中心作为能最直接接触到不同人群的医疗卫生机构，应主要担负起公众健康信息素养教育工作，配合政府的健康信息素养干预项目及政策，在社区积极开设素养教育活动，或在提供上门服务时对重点人群进行有针对性的健康信息素养教育，帮助他们了解获取健康信息的渠道和使用方法。

通过新型冠状病毒肺炎疫情，公众健康信息素养的研究和干预方向也会发生改变，今后的发展方向不仅是要提高不同人群在平时生活中的健康信息素养，还要注重培养公众在面对突发公共卫生事件时对健康信息的获取、理解、筛选和利用能力。

（王　芳　管雪帆）

参 考 文 献

［1］SIMONDS S K．Health education as social policy［J］．Health Education Monographs，1974，2（1）：1-10.

［2］NUTBEAM D．The evolving concept of health literacy［J］．Social science & medicine，2008，67（12）：2072-2078.

［3］World Health Organization．The mandate for health literacy［EB/OL］．［2021-01-20］．https：//www.who.int/healthpromotion/conferences/9gchp/health-literacy/en/．

［4］American Library Association．Information literacy［EB/OL］．［2021-01-20］．https：//literacy.ala.org/information-literacy/．

［5］LAWLESS J，Toronto C E，Grammatica G L．Health literacy and information literacy：a concept of comparison［J］．Reference Service Review，2016，44（2）：144-162.

［6］ERIKSSON-BACKA K，EK S，NIEMELA R，et al．Health information literacy in everyday life：a study of Finns aged 65-79 years［J］．Health Informatics Journal，2012，18（2）：83-94.

［7］国家卫生与计划生育委员会．国家卫生计生委办公厅关于印发《中国公民健康素养——基本知识与技能（2015年版）》的通知［EB/OL］．［2021-01-20］http：//www.nhc.gov.cn/xcs/s3581/201601/e02729e6565a47fea0487a212612705b.shtml.

［8］SIMPSON S．What is information health literacy anyway？［EB/OL］．Johns Hopkins sheridan libraries and university museum Blog，2015［2021-01-20］．https：//blogs.library.jhu.edu/2015/06/what-is-information-literacy-anyway/．

［9］唐凤，方向明．国外消费者健康信息学研究综述［J］．图书情报工作，2018，62（2）：144-152.

［10］OTTOSEN T，MANI N S，FRATTA M N．Health information literacy awareness and capacity building：Present and future［J］．IFLA Journal，2019，45（3）：207-215.

［11］Upenn Medicine．Health behavior and health education–health belief model main constructs［EB/OL］．［2021-01-21］．https：//www.med.upenn.edu/hbhe4/part2-ch3-main-constructs.shtml.

［12］WEAVER J B，MAYS D，WEAVER S S，et al．Health information-seeking behaviors，health Indicators，and health risks［J］．American Journal of Public Health，2010，100（8）：1520-1525.

［13］周晓英，蔡文娟．大学生网络健康信息搜寻行为模式及影响因素［J］．情报资料工作，2014（4）：50-55.

［14］AGARWAL N K，XU Y J，POO D C C．A context-based investigation into source use by information seekers［J］．Journal of the American Society for Information Science & Technology，2011，62（6）：1087-1104.

［15］刘靓靓，任慧玲．突发公共卫生事件下医学图书馆公众健康信息素养教育的实践与思考［J］．图书馆杂志信息素养教育论坛，2020，39（7）：104-113.

［16］张秀，李月琳．年龄梯度视角下网络用户健康信息甄别能力研究［J］．情报学报，2019，38（8）：838-848.

［17］侯琬娇，杨子刚．健康信息甄别能力影响因素研究——基于我国四城市居民的质性分析

［J］. 现代情报，2020，40（4）：86-95.

［18］RAHMAT N A，MAJID S. Information needs and seeking behavior during the H1N1 virus out-break［J］. Journal of Information Science Theory and Practice，2013，1（1）：42-53.

［19］张楠，周兰姝，杜敏霞，等. 健康信息素养研究进展分析［J］. 医学信息学杂志，2020，41（7）：29-34.

［20］成佳. 健康信息素养模型构建初探［J］. 现代职业教育. 2018（3）：137-139.

［21］黄崑，郭淼，郝希嘉，等. 公共健康危机事件下健康信息素养文献综述［J］. 图书馆杂志，2020，39（7）：59-69，82.

［22］熊娟娟，史明惠，薛智超，等. 健康信息素养的研究进展［J］. 医学信息，2019，32（10）：28-31.

［23］范磊，杨一恒，骆金铠，等. 中老年慢性疾病患者健康信息素养现状及影响因素［J］. 医学信息学杂志，2020，41（6）：33-37.

［24］NIEMELA R，EK S，ERIKSSON-BACKA K，et al. A screening tool for assessing everyday health information literacy［J］. Libri，2012，62（2）：125-134.

［25］聂雪琼，李英华，李莉，等. 中国居民健康信息素养水平及其影响因素［J］. 中国健康教育，2015，31（2）：120-124.

［26］罗丹，陈兴智，付连国，等. 安徽省农村社区45～60岁居民健康信息素养现状及影响因素研究［J］. 泰山医学院学报，2016，37（6）：601-604.

［27］CRAIG E. Developing online information literacy courses for NHSScotland［J］. Health Information & Libraries Journal，2007，24（4）：292-297.

［28］魏少明，范欣颐，张欣，等. 北京市服务行业从业人员健康信息素养现状及其影响因素［J］. 中国公共卫生，2020，36（8）：1217-1220.

［29］Center for Disease Control and Prevention. CDC healthy schools：characteristics of an effective health education curriculum［EB/OL］.（2019-05-29）［2021-01-24］. https：//www.cdc.gov/healthyschools/sher/characteristics/index.htm.

［30］BERKMAN N D，SHERIDAN S L，DONAHUE K E，et al. Health literacy interventions and outcomes：an updated systematic review［J］. Evidence Report/Technology Assessment，2011，3（199）：1-941.

［31］MITIC W，ROOTMAN I. An intersectoral approach for improving health literacy for Canada：a discussion paper［R/OL］. Vancouver：Public Health Association of British Columbia，2012［2021-01-25］. https：//nccdh.ca/resources/entry/an-inter-sectoral-approach-for-improving-health-literacy.

［32］魏来，姬玉. 面向社会公众的健康信息素养教育内容框架构建［J］. 数字图书馆论坛，2020（5）：23-29.

［33］陆建玉，周菊芝，周国祥，等. 大数据背景下医学生健康信息素养教育模式的研究与实践［J］. 中国农村卫生事业管理，2015，35（3）：204-206.

［34］Center for Disease Control and Prevention. National center for health statistics. healthy people 2010［EB/OL］.（2015-11-06）［2021-01-24］. https：//www.cdc.gov/nchs/healthy_people/hp2010.htm.

［35］Office of Disease Prevention and Health Promotion. US department of health and human services. health literacy in healthy people 2030［EB/OL］.［2021-01-25］https：//health.gov/our-work/healthy-people/healthy-people-2030/health-literacy-healthy-people-2030.

［36］张士靖，杜建. 健康信息素养应成为中国公众健康素养促进的关键点［J］. 医学信息学杂志，2010，31（2）：45-49.

［37］Center for Disease Control and Prevention. CDC healthy schools：national health education standards.（2019-03-27）［2021-01-25］. https：//www.cdc.gov/healthyschools/sher/standards/index.htm.

［38］卫生部发布《中国公民健康素养——基本知识与技能（试行）》［J］. 上海预防医学杂志，2008（3）：160.

［39］母婴健康素养——基本知识与技能（试行）［J］. 中国社区医师，2012，28（7）：28.

［40］伍丹. 国外iSchools研究生健康信息学课程设置调查与分析［J］. 图书馆理论与实践，2019（12）：66-70.

［41］彭琰，严莉，朱红，等. 美国用户健康信息学教育模式探析［J］. 医学信息学杂志，2011，32（9）：12-15.

［42］Johns Hopkins Bloomberg School of Public Health. Course directory：population and consumer health informatics［EB/OL］.［2021-01-26］. https：//www.jhsph.edu/courses/course/26975/2018/602.731.86/population-and-consumer-health-informatics.

［43］University of Michigan. Consumer health informatics［EB/OL］.［20201-01-26］https：//s3-us-west-1.amazonaws.com/umsi-class/554.pdf.

［44］University of Washington. Consumer health informatics［EB/OL］.［2021-01-26］. https：//canvas.uw.edu/courses/1318195/assignments/syllabus.

［45］University of Washington School of Public Health Department of Health Service. Consumer health informatics［EB/OL］.［2021-01-26］. http：//depts.washington.edu/hserv/courses/391.

［46］University of Washington. Biomedical informatics and medical education curriculum［EB/OL］.［2021-1-26］. http：//bime.uw.edu/curriculum/.

［47］University of Washington. Master of health informatics and health management degree［EB/OL］.［2021-01-26］. https：//www.health-informatics.uw.edu/academic-experience/courses/.

［48］University of Michigan. Health informatics core courses［EB/OL］.［2021-01-26］. https：//www.si.umich.edu/programs/master-health-informatics/curriculum/core-courses.

［49］University of Indiana-Purdue University. Indianapolis master of science in health informatics curriculum［EB/OL］.［2021-01-27］https：//soic.iupui.edu/biohealth/graduate/health-informatics/masters/curriculum/.

［50］University of Missouri. Health management and informatics course offerings［EB/OL］.［2021-01-27］. http：//catalog.missouri.edu/courseofferings/hmi/.

［51］University of Illinois Chicago. Health informatics program curriculum［EB/OL］.［2021-01-27］. https：//healthinformatics.uic.edu/health-informatics-programs/curriculum/.

［52］Public Library Association，American Library Association. Putting the consumer health information specialization to work in public libraries［EB/OL］.（2017-11-01）［2021-01-27］. http：//www.ala.org/pla/education/onlinelearning/webinars/ondemand/chis.

［53］KURTZ-ROSSI S. Health literacy competency-based curriculum for health professionals：8

steps for developing a competency-based health literacy curriculum. Association for Prevention Teaching and Research［EB/OL］.［2021-01-27］https：//cdn.ymaws.com/www.aptrweb.org/resource/resmgr/health_literacy/Health_Literacy_Curriculum_D.pdf.

［54］American Medical Informatics Association. Informatics areas-consumer health informatics［EB/OL］.［2021-01-27］. https：//www.amia.org/applications-informatics/consumer-health-informatics.

［55］中华人民共和国中央人民政府. 中共中央国务院印发《"健康中国2030"规划纲要》［EB/OL］.（2016-10-25）［2021-01-27］. http：//www.gov.cn/zhengce/2016-10/25/content_5124174.htm.

［56］闫慧，余章馗，姜怡婷. 国内外消费者健康信息学研究进展［J］. 图书情报工作，2017，61（6）：134-141.

［57］Indiana University–Purdue University Indianapolis. School of informatics and computing. INFO 644：consumer health informatics［EB/OL］. https：//soic.iupui.edu/syllabi/INFO-B644-Fulton.pdf?04212021.

［58］张衍，贾诗威，姜碧玉. 英国谢菲尔德大学的健康信息学教育设置［J］. 图书馆论坛，2019，39（9）：148-155.

［59］伍丹. 北卡罗莱纳大学教堂山分校健康信息学教育发展及启示［J］. 图书馆学研究，2019（14）：7-13.

［60］陈旖旎，周晓英，岳丽欣. 美国健康信息学教育认证对图书情报领域健康信息学教育的影响［J］. 图书情报知识，2020（6）：77-87.

［61］杜志银，贺向前. 基于共词聚类的消费者健康信息研究热点分析［J］. 医学信息学杂志，2015，36（1）：48-52，66.

［62］陈怡帆，任慧玲，孙奇. 国外公众健康信息学发展研究［J］. 生物信息学，2014，12（2）：145-150.

［63］ZHAO Y H，ZHANG J. Consumer health information seeking in social media：a literature review［J］. Health Information and Libraries Journal，2017，34（4）：268-283.

［64］GIBBONS M C. Personal health and consumer informatics. The impact of health oriented social media applications on health outcomes［J］. Yearb Med Inform，2013，8：159-161.

［65］LAU A Y，SIEK K A，FERMANDEZ-LUQUE L，et al. The role of social media for patients and consumer health. Contribution of the IMIA Consumer Health Informatics Working Group［J］. Yearb Med Inform. 2011，6：131-138.

［66］陈娟，石习敏，杨均雪，等. 国内外健康信息领域演进路径、热点前沿比较研究——基于科学知识图谱的可视化分析［J］. 现代预防医学，2017，44（1）：110-115.

［67］JEONG S H，KIM H K. Health literacy and barriers to health information seeking：A nationwide survey in South Korea［J］. Patient Educ Couns，2016，99（11）：1880-1887.

［68］HALL A K，BERNHARDT J M，DODD V，et al. The digital health divide：evaluating online health information access and use among older adults［J］. Health Education & Behavior，2015，42（2）：202-209.

［69］贾伟，王思惠，刘力然. 我国智慧养老的运行困境与解决对策［J］. 中国信息界，2014（11）：56-60.

［70］LUSTRIA M L A，SMITH S A，HINNANT C C. Exploring digital divides：an examination of eHealth technology use in health information seeking，communication and personal health information management in the USA［J］. Health Informatics Journal，2011，17（3）：224-243.

［71］医政医管局. 通告公告：国家卫生健康委办公厅关于在疫情防控中做好互联网诊疗咨询服务工作的通知［EB/OL］.（2020-02-06）［2021-01-28］. http：//www.nhc.gov.cn/yzygj/s7653p/202002/ec5e345814e744398c2adef17b657fb8.shtml.

［72］BARBOUR J B，RINTAMAKI L S，RAMSEY J A，et al. Avoiding health information［J］. Journal of Health Communication，2012，17（2）：212-229.

［73］吴建中，陈昭珍，苏德毅，等. 信息素养助力图书馆与社会发展——海峡两岸及港澳地区图书馆员笔谈［J］. 图书馆杂志，2019，38（8）：4-16.

附录　IMIA健康信息从业者伦理准则

一、六项基本伦理原则（fundamental ethical principles）

1. 自主性原则（principle of autonomy）：所有人都有一个基本的自决权（right to self-determination）。

2. 平等正义原则（principle of equality and justice）：所有人都是平等的，都有权得到相应的对待。

3. 有利原则（principle of beneficence）：所有人都有责任促进他人的利益，只要这种利益的性质符合受影响方的基本的和合乎道德的价值观。

4. 不伤害原则（principle of non-malfeasance）：所有人都有义务在不伤害自己的情况下在其权限范围内防止伤害他人。

5. 不可能原则（principle of impossibility）：在已有条件下尽可能去满足这些权利和义务。

6. 正直原则（principle of integrity）：任何有义务的人都有义务尽其所能地履行义务。

二、七项中层一般伦理原则（general principles of informatic ethics）

当以上基本伦理原则应用于信息环境时，有以下七项更具体的伦理原则。

1. 信息隐私与处理原则（principle of information-privacy and disposition）：所有人和群体都享有基本的隐私权，并因此控制关于他们自己的数据的收集、存储、访问、使用、传播、操作、连接和处置。

2. 开放性原则（principle of openness）：个人资料的收集、储存、查阅、使用、传播、操作、连接及处理，必须以适当和及时的方式向数据主体/提供者披露。

3．安全性原则（principle of security）：合法收集的关于个人或群体的数据应受到所有合理的和适当措施的保护，以避免丢失、未经授权的破坏、访问、使用、操作、连接、修改或传播。

4．访问原则（principle of access）：EHRs的主体/提供者有权查阅这些记录，并有权就其准确性、完整性和相关性纠正这些记录。

5．合法侵权原则（principle of legitimate infringement）：个人数据的基本隐私权以及对收集、存储、访问、使用、操作、连接、传播和处置个人数据的控制权，只在两种情况下存在条件限制。一种情况是，在一个自由、负责任和民主社会中产生的，对数据的合法的、适当的、相关的需求；另一种情况是产生了其他与之平等的相互竞争的权利。

6．最小干扰原则（principle of the least intrusive alternative）：对个人或群体的隐私权以及对其数据的控制权的任何侵犯，只能以最小的方式发生，且对受影响方的权利的干扰最小。

7．问责制原则（principle of accountability）：任何对个人或群体的隐私权的侵犯都必须及时以适当的方式向后者证明其正当性。

三、六项HIPs行为规则（rules of ethical conduct for HIPs）

A．以主体（数据提供者，通常指患者或普通公众）为中心的义务

1．HIPs有责任确保数据潜在提供者知道存在旨在收集和/或传播有关数据的系统、方案、协议或设备。

2．HIPs有责任确保适当的程序到位，以便：a.EHRs（electronic health records）的建立、维护、存储、使用、连接、操作或传播，必须经过记录提供者自愿的、有能力的知情同意；并且b.EHRs的提供者应该以适当的时间和方式被告知任何违反A.2.a的情况。

3．HIPs有义务确保EHRs的提供者知悉：a.谁建立和维护记录；b.健康记录中包含什么内容；c.建立健康记录的目的；d.可以获取这些信息的个人、机构或代理，以及他们可能跟谁沟通这些信息；e.保存信息的地方；f.信息被保存的时间长度；g.信息处置的最终性质。

4．HIPs有责任确保EHRs提供者知道其记录中所载数据的来源。

5．HIPs有义务确保EHRs提供者知悉他们在关于他们的EHRs及载入其中的数据方面的任何权利，包括：a.获取、使用和存储；b.传播、连接和操作；c.质量和修改；d.处置。

6. HIPs有义务确保：a.EHRs的存储、访问、使用、连接、操作或传播，仅供出于合法目的的使用；b.根据A.6.a.，已制定了适当的协议和机制来监测EHRs或其中所含数据的存储、访问、使用、连接、操作或传播；c.有适当的协议和机制，在情况需要时根据A.6.b.的资料采取行动；d.记录的提供者知悉这些协议和机制的存在；e.记录的提供者有适当的方式来询问和参与有关的审查协议和机制。

7. EHRs提供者的授权代表和EHRs提供者在记录方面具有同等的权利，HIPs有责任以同等方式对待授权代表，并且授权代表（如果合适的话，包括记录的提供者）知悉这个事实。

8. HIPs有责任确保以公正的（just）、公平的（fair）和平等的（equitable）方式对待所有的EHRs。

9. HIPs有责任确保所有合理和适当的措施到位，以保障EHRs的：a.安全性；b.完整性；c.材料的质量；d.可用性；e.可访问性。

10. HIPs有义务在其权利范围内确保EHRs和其中包含的数据，仅供以下两种情况使用：a.为了所声明的收集数据的目的；或者b.用于其他伦理上站得住脚的目的。

11. 参与eHealth建立、维护或实施的HIPs专业人员有义务：a.采取一切合理的步骤，以确保管理与其有专业联系的eHealth供应商的信息实践和服务的规则、条例和程序，同EHRs提供者的以下信息权相一致：i.eHealth供应商的公司权限，ii.eHealth供应商存储、访问、使用、连接、操作或传播记录的权限，iii.记录提供者接受eHealth供应商的服务权限；b.采取一切合理措施来确保与其有专业联系的eHealth供应商有有效措施来确保接受eHealth供应商服务的个体知悉其信息权利，并有有效的手段处理在这方面可能面临的纠纷或事项；c.采取一切合理措施，确保与其有专业联系的eHealth供应商的有效措施到位，如有必要，定期适当地修改11（a）～11（b）所指明的措施，以确保它们符合eHealth供应商业务领域不断发展的信息标准和法律；d.仅参与那些在运作中遵从上述11（a）～11（c）标准的eHealth供应商的某项专业能力工作。

12. HIPs有义务确保EHRs提供者及时以适当方式了解可能违背上述义务的情况以及违背上述义务的原因。

B. 面向医疗保健专业人员（health care professionals，HCPs）的义务

HCPs依靠HIPs的服务来履行他们以患者为中心的义务。因此，HIPs有义务在与他们对EHRs提供者的主要责任相一致的前提下，以专业能力帮助与其有专

业联系的HCPs。具体来说：

1. HIPs有义务：a.协助获得适当授权参与患者照护或计划的医疗保健人员适当、及时和安全地访问相关的EHRs，并确保这些记录的可用性、完整性和尽可能高的技术质量；b.提供HCPs赖以执行其任务的信息服务。

2. HIPs应该让HCPs知悉其所依赖的信息服务状态，并立即通知他们任何可能与这些信息服务相关，或相关信息服务（经合理预期）可能会出现的问题或困难。

3. HIPs有义务采取一切合理措施来确保：a.在不同的司法管辖范围内，参与eHealth并依赖于HIPs信息服务的HCPs知悉可能影响到HCPs执行他们任务的能力的任何信息权利或标准上差异；b.HCPs所在地域，和与之有联系的患者的所在不同地域的信息设备、协议、工具等，在可用性上可能存在差异，只要HIP能够确认这种差异与HCPs执行其医疗保健任务的能力有关，就应该将此差异告知参与eHealth并依赖于HIPs信息服务的HCPs；c.HCPs所在的地域，和与之有联系的患者的所在不同地域的信息设备、协议、工具等，在质量标准上可能存在差异，HIPs能够意识到他们所应该能够合理确定的，与HCPs执行其医疗保健任务的能力有关的差异。

4. HIPs应该向在专业上与之打交道的，或他们提供专业服务的HCPs，提出任何可能有损其（HCPs）给出的建议的客观性或可能损害他们（HIPs）为HCPs提供的服务性质或质量的建议。

5. HIP的一般职责是促进医疗保健环境中HCPs所使用的数据，在收集、存储、管理、交流和使用方面保持尽可能高的道德和物质（material）标准。

6. 直接参与EHRs建构的HCPs可能对这些记录的某些形式特征（formal features）拥有知识产权。因此，HIPs有义务保护：a.这些EHRs的形式特征；b.嵌入EHRs的数据收集、检索、存储或使用系统的这些形式特征。其中，HCPs（可能合理预期）拥有一个知识产权权益。

C. 对机构、雇主和代理（agencies）的责任

1. HIPs对与之有专业联系的机构、雇主或代理负有以下责任：a.能力；b.勤奋；c.诚信（integrity）；d.忠诚。

2. HIPs有义务：a.采取一切合理措施确保他们向与他们有专业联系的机构、雇主或代理推荐的信息产品、服务、工具或设备：i. 合适的，ii. 可靠的，iii. 有效的，iv. 质量上是合适的，从而允许后者能够履行其各自的义务；b.采取一切合理措施确保他们推荐或实行的信息协议或程序是：i. 合适的，ii可靠的，iii有效的，iv质量上是合适的，进而允许与他们有专业关系的

机构、雇主或代理人履行其相关的义务；c.采取一切合理措施，以确保与他们有专业联系的机构、雇主或代理在适当的时间以适当的方式知悉任何信息义务的差异，只要这种差异是经HIPs合理预期可能会影响到后者在eHealth情境下的操作，或在跨行政区域的操作；d.采取一切合理措施，以确保与他们有专业联系的机构、雇主或代理在适当的时间以适当的方式知悉在材料和技术资源上的任何差异，只要这种差异是经HIPs合理预期可能会影响到后者在eHealth情境下的操作，或在跨行政区域的操作；e.获得专业资格认知并持续取得专业资格及其认证，从而确保符合机构、雇主或代理的操作领域内的最高现行专业标准。

3．HIPs有义务：a.在他们从业环境中培养具有道德敏感性的安全文化；b.在他们可能工作的环境中，促进计划与实施最佳和最适当的数据安全措施；c.在他们专业工作的各个领域内，在数据收集、存储、检索、处理、访问、传输、连接和利用中，实施并保持最高的质量和道德标准。

4．HIPs有义务尽其所能地在他们开展工作的环境中或与他们相关的环境中，确保适当的措施到位，这些措施用于评估数据收集、存储、检索、处理、访问、传输、连接和利用中的技术的、法律的和伦理的可接受性。

5．HIPs有义务在适当的时候、以适当的方式提醒与他们有密切关系的机构或其提供专业服务的雇主中的相关（appropriately placed）决策者，有关数据产生、存储、方位、处理、连接和传输系统、程序、装置或流程的安全和质量状态。

6．HIPs应该立即向与其有密切联系或其提供专业服务的机构、雇主或代理告知任何经其合理预期可能产生的，与他们履行合同规定服务相关的任何问题或困难。

7．HIPs应立即向与其有密切联系或其提供专业服务的机构、雇主或代理告知可能会影响其建议客观性的情况。

8．除了紧急情况，HIPs应只提供其能力范围内的服务，并应始终诚实和坦率地说明其教育、经历、资质和培训。

9．HIPs在执行其职责时，应仅使用适当的、道德上被认可的，或技术上成熟的工具、协议或设备。

10．HIPs有责任协助与他们有专业关系的机构或代理或他们服务的雇主，去发展和提供适当的以信息为导向的教育服务。

D．对社会的责任

1．HIPs有义务促进在研究中合法使用的，以及在社会范围内规划和提供医疗服务所需的医疗数据被适当的：a.收集；b.存储；c.传输；d.使用；e.连接；f.操作。

2．HIPs有义务尽可能在其能力范围内确保：a.只收集与合法研究或规划需要相关的数据；b.根据收集的合法目的，所收集的数据尽可能去识别化或匿名；c.数据库的连接只能在不侵犯记录提供者基本权利的合法和正当理由下发生；d.只有获得正式授权的人士才可以查阅相关数据。

3．HIPs有责任向公众介绍健康数据的性质、收集、存储、使用、连接和操作中的各种问题，让社会意识到可能与这些数据收集、存储、使用、连接和造作合理相关的任何问题、危险、影响或限制。

4．HIPs将拒绝参与或支持违背人权的实践。

5．HIPs将负责确定他们的服务费用，以及他们对工作条件、福利等的要求。

E.　自我相关责任

HIPs有义务：

1．认识到自己能力的局限性。

2．必要时或适当时寻求咨询。

3．保持能力。

4．为他们的或他们控制或授权下的所有行为负责。

5．避免利益冲突。

6．对完成的工作给予适当的赞扬。

7．诚实、正直、勤奋。

F.　对职业的责任

1．HIPs有义务始终保持以不使行业的声誉受损的方式行动。

2．HIPs有义务协助制定尽可能高的专业能力标准，确保这些标准为公众所知，并确保这些标准以公正和透明的方式得到应用。

3．HIPs将避免质疑同事的声誉，但应向有关当局报告同事的不专业行为。

4．HIPs有义务帮助他们的同事达到最高的技术和职业道德标准。

HIPs有义务促进对健康信息协议和技术的理解、适当利用和合乎道德的使用，并进一步促进健康信息学学科的发展。